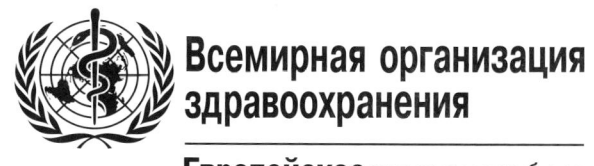

Здоровье-2020:
основы европейской политики
и стратегия для XXI века

Резюме

В сентябре 2012 г. представители 53 стран Европейского региона, собравшиеся на сессии Европейского регионального комитета ВОЗ, утвердили основы новой, построенной с опорой на ценности и фактические данные, региональной политики здравоохранения – Здоровье-2020. Основная цель этой политики – улучшить здоровье для всех и сократить неравенства в отношении здоровья посредством совершенствования лидерства и стратегического руководства в интересах здоровья. Она сосредоточена на важнейших проблемах здравоохранения сегодняшнего дня. В основах политики выделены четыре приоритетных области стратегических мер, она носит инновационный характер благодаря своей направленности на действия по всем уровням и секторам государства и общества. При этом подчеркивается важность развития ресурсов повышения устойчивости сообществ к негативным внешним воздействиям, расширения прав и возможностей граждан и создания благоприятных условий окружающей среды. Детально изложены аспекты, относящиеся к укреплению роли систем здравоохранения и охраны общественного здоровья. Политика Здоровье-2020 была утверждена в двух формах: документ для руководителей и разработчиков политики – «Основы европейской политики в поддержку действий всего государства и общества в интересах здоровья и благополучия», а также более детальная версия – «Здоровье-2020 – основы политики и стратегия». Осуществление политики Здоровье-2020 в странах – это сегодня фундаментальная приоритетная задача Региона.

Ключевые слова

HEALTH POLICY
HEALTH SYSTEMS PLANS
DELIVERY OF HEALTH CARE
REGIONAL HEALTH PLANNING
INTERNATIONAL COOPERATION
PUBLIC HEALTH
EUROPE

ISBN 978 92 890 0037 6

Запросы относительно публикаций Европейского регионального бюро ВОЗ следует направлять по адресу:

Publications
WHO Regional Office for Europe
UN City, Marmorvej 51
DK-2100 Copenhagen Ø, Denmark

Кроме того, запросы на документацию, информацию по вопросам здравоохранения или разрешение на цитирование или перевод документов ВОЗ можно заполнить в онлайновом режиме на сайте Регионального бюро: http://www.euro.who.int/PubRequest?language=Russian.

© Всемирная организация здравоохранения, 2013 г.

Все права защищены. Европейское региональное бюро Всемирной организации здравоохранения охотно удовлетворяет запросы о разрешении на перепечатку или перевод своих публикаций частично или полностью.

Обозначения, используемые в настоящей публикации, и приводимые в ней материалы не отражают какого бы то ни было мнения Всемирной организации здравоохранения относительно правового статуса той или иной страны, территории, города или района или их органов власти или относительно делимитации их границ. Пунктирные линии на географических картах обозначают приблизительные границы, относительно которых полное согласие пока не достигнуто.

Упоминание тех или иных компаний или продуктов отдельных изготовителей не означает, что Всемирная организация здравоохранения поддерживает или рекомендует их, отдавая им предпочтение по сравнению с другими компаниями или продуктами аналогичного характера, не упомянутыми в тексте. За исключением случаев, когда имеют место ошибки и пропуски, названия патентованных продуктов выделяются начальными прописными буквами.

Всемирная организация здравоохранения приняла все разумные меры предосторожности для проверки информации, содержащейся в настоящей публикации. Тем не менее, опубликованные материалы распространяются без какой-либо явно выраженной или подразумеваемой гарантии их правильности. Ответственность за интерпретацию и использование материалов ложится на пользователей. Всемирная организация здравоохранения ни при каких обстоятельствах не несет ответственности за ущерб, связанный с использованием этих материалов. Мнения, выраженные в данной публикации авторами, редакторами или группами экспертов, необязательно отражают решения или официальную политику Всемирной организации здравоохранения.

Дизайн издания и макет обложки: Christophe Lanoux, Париж, Франция

Содержание

Введение 1

**Здоровье-2020:
основы европейской политики в поддержку действий
всего государства и общества в интересах здоровья и благополучия** 5

**Здоровье-2020:
основы политики и стратегия** 29

Введение

Введение

Здоровье-2020 – это стратегическая основа политики, основанная на ценностях и фактических данных, в поддержку здоровья и благополучия жителей Европейского региона ВОЗ. Мы надеемся, что, отобразив современные проблемы и трудности, открывающиеся возможности и пути дальнейших действий, она углубит понимание ситуации и станет источником воодушевления для всех тех, кто стремится воспользоваться этими новыми возможностями для улучшения здоровья и роста благополучия нынешних и будущих поколений жителей Европейского региона. Здоровье-2020 – это политика для всех: не только для руководителей и специалистов, но также и для гражданского общества, общин, семей и граждан.

В чем важность политики Здоровье-2020? В ней представлен социально-экономический императив для действий, четко демонстрирующий, что здоровье и благополучие – это неотъемлемые условия успешного экономического и социального развития. Эта политика включает в себя следующие аспекты: здоровье как одно из прав человека; общегосударственный подход и принцип участия всего общества в деле социально справедливого улучшения здоровья; прочное и активное стратегическое руководство и лидерство в интересах здоровья; механизмы сотрудничества и объединения приоритетов с другими секторами; важность опоры на местные сообщества и отдельных граждан и расширение их прав и возможностей; роль партнерств.

В 2012 г. Европейский региональный комитет ВОЗ утвердил политику Здоровье-2020 в формате двух документов, которые включены в настоящую сводную публикацию. Из документа, озаглавленного *«Основы Европейской политики поддержки государства и общества в интересах здоровья и благополучия»* политические деятели и руководители, занимающиеся вопросами реализации практических стратегий, могут почерпнуть ключевые ценности и принципы, необходимые для претворения в реальную жизнь подходов Здоровье-2020. В нем отражены основные сегодняшние проблемы в области здравоохранения, а также возможности для улучшения здоровья при соблюдении принципа социальной справедливости, приведены веские политические, социальные и экономические аргументы в пользу действий в области здравоохранения, выстроенные в соответствии с ключевыми стратегическими задачами и приоритетами.

В более развернутом документе под названием *«Основы политики и стратегия Здоровье-2020»* гораздо подробнее представлены контекстуальный анализ, основные эффективные стратегии и вмешательства, а также фактические данные и детализация потенциала, необходимого для политики и практики улучшения здоровья и повышения уровня благополучия. Основное внимание уделено вопросам инновационной и научно обоснованной политики и практики в помощь тем, кто занят разработкой и реализацией стратегий на оперативном уровне. *«Основы политики и стратегия Здоровье-2020»* призваны стать непрерывно обновляемым руководством, указывающим на самые последние изменения фактической информации, практики и результатов деятельности.

В своей совокупности оба документа представляют собой опирающуюся на многолетний глобальный и региональный стратегический опыт, гибкую рамочную основу для построения политики и практики в государствах-членах Европейского региона. Политика Здоровье-2020 полностью согласована с процессом реформы ВОЗ, и Европейское региональное бюро ВОЗ будет активно продвигать ее среди государств-членов, которым будет предоставляться комплексная внутристрановая поддержка в контексте их конкретных потребностей и приоритетов. Для решения этих задач ВОЗ должна работать в партнерстве, и все участники разработки политики Здоровье-2020 должны быть активно привержены делу ее претворения в жизнь.

Здоровье-2020: основы европейской политики в поддержку действий всего государства и общества в интересах здоровья и благополучия

Содержание

Предисловие 8

Предисловие 9

Здоровье – это важнейший общественный ресурс 11

Прочная ценностная основа: достижение возможно высшего уровня здоровья 12

Веские социальные и экономические аргументы в пользу необходимости
улучшать здоровье людей 13

Стратегические задачи политики Здоровье-2020: более полное соблюдение
принципов социальной справедливости и совершенствование стратегического
руководства в интересах здоровья 14

Улучшение здоровья для всех и сокращение неравенств по показателям здоровья 14

Совершенствование лидерства и коллективного руководства в интересах здоровья 15

Совместная работа по общим стратегическим приоритетам охраны здоровья 17

Приоритетная область 1. Инвестирование в здоровье на всех этапах жизни
человека и расширение прав и возможностей граждан 18

Приоритетная область 2. Решение наиболее актуальных проблем Европы
в области здравоохранения: неинфекционные и инфекционные болезни 20

Приоритетная область 3. Укрепление ориентированных на человека систем
здравоохранения, потенциала охраны общественного здоровья, а также
готовности к чрезвычайным ситуациям, эпиднадзора и реагирования 21

Приоритетная область 4. Повышение «прочности» местных сообществ
и создание поддерживающей среды 23

Совместная работа: увеличение суммарного вклада благодаря партнерствам 24

Здоровье-2020 – общие цели и общая ответственность 26

Предисловие

Здоровье-2020: основы европейской политики в поддержку действий всего государства и общества в интересах здоровья и благополучия ставит ряд перспективных и смелых задач в деле охраны здоровья людей. Эти основы были приняты всеми 53 государствами-членами Европейского региона ВОЗ в самый важный момент. Приближается 2015 год – контрольный срок для достижения Целей развития тысячелетия, – и новая политика поможет определить место здравоохранения в последующем комплексе глобальных целей.

В основах содержится синтез всего того, что мы в последние годы узнали о роли и значении здоровья. Достижение наивысшего уровня здоровья на всех этапах жизни – это фундаментальное право каждого, а не привилегия избранных. Хорошее здоровье людей является ценным ресурсом и источником экономической и социальной стабильности. Оно играет ключевую роль в сокращении масштабов бедности, а также вносит вклад в устойчивое развитие и одновременно пользуется его плодами. Крайне важным является то, что хорошие показатели здоровья нельзя больше рассматривать как результат работы лишь одной отрасли: устойчивое улучшение здоровья людей при соблюдении принципа социальной справедливости – это итог реализации эффективной совместной политики, охватывающей все компоненты государственного управления, а также коллективных усилий всего общества.

Читатель убедится в том, что эти положения проходят красной нитью через всю стратегию. Перед Регионом стоят серьезные задачи, требующие решения. Несправедливые различия между странами и в самих странах отражают экономические и социальные барьеры, разделяющие людей. По мере усугубления экономического бремени и роста стоимости услуг здравоохранения растет риск социального отчуждения, и слишком часто отверженными оказываются те, чье здоровье больше всего нуждается в помощи. В то же время мы знаем, что общество рассчитывает на получение услуг на основе самых новых и наилучших достижений медицины, что в сочетании с меняющимися характеристиками заболеваемости стареющего населения создает неимоверное давление на бюджеты. Для того чтобы всеобщий охват медико-санитарной помощью стал реальностью для стран Региона, нужны новые подходы и перспективы. В целях обеспечения будущего прогресса необходимо изменить образ мышления руководителей, определяющих политику, работников практического здравоохранения и граждан, переместив основной акцент с контекста преодоления болезней на приоритет укрепления здоровья и повышения уровня благополучия. Достижение успеха требует политической поддержки, технических и организационных инноваций, а также изменения путей распределения и использования финансовых и иных ресурсов.

Основы европейской политики тесно увязаны с Двенадцатой Общей программой работы ВОЗ и являют собой практическое отражение программы реформы ВОЗ, направленной на повышение эффективности Организации в реагировании на нужды государств-членов в условиях стремительно меняющегося мира. В Европейском регионе, как и в других регионах, для достижения итоговых результатов, предусмотренных в основах данной политики, необходимо, чтобы международные организации сотрудничали не только с отдельными профильными министерствами, но и со всеми соответствующими секторами государства, с коллегами в других международных организациях, деятельность которых оказывает влияние на здоровье, а также со структурами бизнеса, научно-академическими учреждениями и гражданским обществом. Данные основы европейской политики указывают путь вперед, к новым подходам к улучшению здоровья и повышению уровня благополучия в интересах людей всего мира.

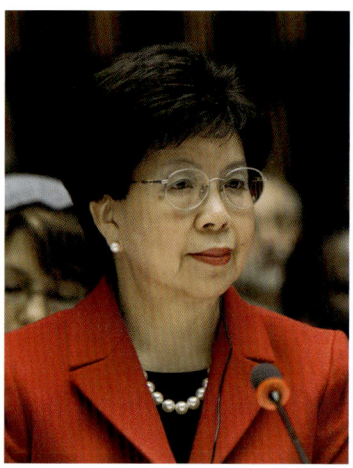

Маргарет Чен
Генеральный директор ВОЗ

Предисловие

Мне доставляет большую радость предложить вашему вниманию основы европейской политики здравоохранения Здоровье-2020. Главы государств и правительств, мэры городов, разработчики политики, специалисты здравоохранения и общественные активисты – для любого из вас в Здоровье-2020 найдутся сведения, которые помогут принимать более обоснованные и мудрые решения с учетом аспектов здоровья, безопасности и экономической целесообразности.

Ландшафт здравоохранения XXI века характеризуется растущей взаимозависимостью на глобальном, региональном, национальном и местном уровнях и все более сложным набором взаимосвязанных факторов, влияющих на здоровье и благополучие людей. Например, одна из общезначимых актуальных задач – проанализировать и свести в единый комплекс множество различных действующих сил и отраслевых услуг (таких как жилищное обеспечение, водо- и энергоснабжение, питание и лечебно-профилактическая помощь), необходимых для поддержания здоровья и благополучия граждан, семей и всего общества. Мы все хорошо знаем, что нездоровье сокращает жизненный потенциал, порождает отчаяние и страдания, ведет к истощению ресурсов. Преодоление этих трудностей на любом уровне – индивидуальном, организационном, коммунальном, муниципальном и национальном – требует продуманных, стратегических и хорошо скоординированных действий. Поэтому 53 государства-члена Европейского региона ВОЗ совместно разработали и приняли Здоровье-2020 как руководящую основу в поддержку таких действий.

Политика Здоровье-2020 – это детально разработанное стратегическое видение системы охраны общественного здоровья как динамичной сети заинтересованных сторон на всех уровнях общества, призванное служить поддержкой для действий с единой целью в масштабе всего Региона. Все рекомендации, вытекающие из положений политики Здоровье-2020, основаны на достоверных фактических данных. В ее разработке приняли активное участие многочисленные эксперты. Мы всемерно стремились к тому, чтобы Здоровье-2020 стало уникальным средоточием наилучших имеющихся фактических данных в области политики общественного здравоохранения.

Опираясь на широкий обзор опубликованных данных, накопленный практический опыт и беспрецедентный по размаху консультативный процесс с вовлечением заинтересованных участников в масштабе всего Региона, работа по созданию политики Здоровье-2020 послужила стимулом для обширного переосмысления современных механизмов, процессов, взаимосвязей и организационных инструментов общественного здравоохранения. В результате Здоровье-2020 теперь может использоваться в качестве уникального регионального ресурса, помогающего всем нам извлекать полезные уроки из опыта, приобретенного на практике, устанавливать новые приоритеты и находить более эффективные пути координации действий по всем секторам общества, направленных на улучшение индивидуального и общественного здоровья и повышение уровня благополучия.

Здоровье-2020 признает и всемерно приветствует широкое разнообразие систем и подходов к охране здоровья, действующих в странах Европейского региона. Цель этой политики – не в приведении всех национальных и местных систем здравоохранения к единому образцу, но в том, чтобы все они стали более совершенными. Принимая политику Здоровье-2020, страны поставили две общие задачи: первая – добиться улучшения здоровья для всех и сократить разрыв по показателям здоровья; вторая – укрепить лидерство и коллективное руководство в интересах здоровья.

Намечая пути решения этих задач, Здоровье-2020 предлагает новые формы стратегического руководства в интересах здоровья, согласно которым забота о здоровье и благополучии граждан рассматривается как сфера ответственности всего общества и всего государства, а также всемерно поддерживает активное участие общественности в формировании и реализации стратегий.

Политика Здоровье-2020 содержит социально-экономическую аргументацию в пользу улучшения показателей здоровья и прочное научное обоснование необходимости инвестиций и практических мер в рамках комплексного подхода к укреплению здоровья, профилактике болезней и повышению уровня благополучия людей. Описаны действия, направленные на социальные детерминанты, которые состоят в разработке подходов к учету интересов здоровья в политике всех секторов в целях улучшения здоровья всех и каждого и, таким образом, сокращения абсолютного воздействия социальных детерминант на все население, а также для осуществления целенаправленных вмешательств, охватывающих наиболее нуждающихся в помощи.

В политике Здоровье-2020 обозначены новые системы коллективного лидерства в поддержку инновационных подходов социальной мобилизации в интересах справедливого, устойчивого и ответственного развития дела охраны здоровья.

Она содержит широкий спектр эффективных новаторских ответов на современные непростые вызовы в области общественного здравоохранения. Предлагается набор стратегий и вмешательств, направленных на преодоление наиболее актуальных проблем здоровья, возникающих на различных этапах жизни человека, включая болезни как неинфекционной, так и инфекционной природы. Политика Здоровье-2020 высвечивает связи между клиническими вмешательствами и действиями, направленными на соблюдение принципа социальной справедливости и на социальные детерминанты здоровья, а также необходимыми ресурсными вложениями в систему здравоохранения – такими как кадровые ресурсы и лекарства более высокого качества, укрепление системы финансирования здравоохранения и оптимизация стратегического руководства в интересах здоровья.

Ставя во главу угла общий набор ценностей, фактические данные и опыт, Здоровье-2020 являет собой платформу для развития партнерства и сотрудничества. Здоровье-2020 призывает к вовлечению всех слоев общества в качестве центрального элемента планирования, разработки, осуществления и мониторинга стратегий здравоохранения на всех уровнях. Политика содержит веские аргументы в пользу расширения прав и возможностей граждан, потребителей и пациентов как важнейшего фактора, способствующего улучшению показателей здоровья. Она также призывает к активному участию самих профессиональных работников здравоохранения.

В чем будет заключаться помощь со стороны ВОЗ? Региональное бюро будет оказывать поддержку странам в адаптации политики Здоровье-2020 по следующим направлениям: анализ ситуации в области общественного здравоохранения; определение имеющихся ресурсов и активов; всемерное содействие формированию политической приверженности на уровне президентов и премьер-министров; предоставление стратегических рекомендаций и мониторинг прогресса; поддержка лидерства и эффективного руководства в интересах здоровья; формулирование предлагаемых механизмов реализации общегосударственного подхода и участия всего общества; помощь в наращивании институционально-кадрового потенциала.

Разработаны два ключевых документа с изложением политики Здоровье-2020. Из документа, озаглавленного *«Основы Европейской политики поддержки государства и общества в интересах здоровья и благополучия»* политики, руководители и практические работники могут почерпнуть ключевые ценности и принципы действий, необходимые для претворения в реальную жизнь подходов Здоровье-2020 с учетом местных условий. Развернутая версия под названием *«Основы политики и стратегия Здоровье-2020»* содержит более детальные сведения, касающиеся фактической аргументации, и предназначена для специалистов, занимающихся вопросами формирования политики и ее реализации на оперативных уровнях.

Я уверена, что политика Здоровье-2020 может внести дополнительный ценный вклад в нашу индивидуальную и коллективную работу, направленную на улучшение здоровья и повышение уровня благополучия людей, послужить уникальным ресурсом для достижения лучшего будущего и процветания отдельных стран и Региона в целом, на благо всех населяющих его народов. Опираясь на ценности и подходы политики Здоровье-2020 и активно сверяя с ними свою ежедневную практику, мы сможем сделать Европу более здоровой – для себя и для наших детей.

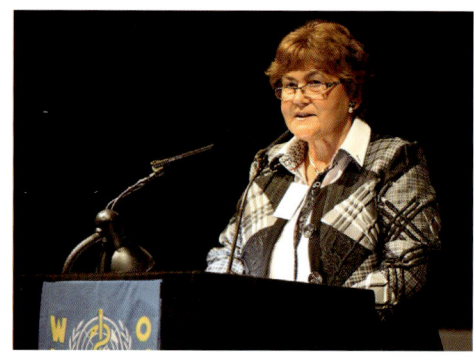

Жужанна Якаб
Директор Европейского регионального бюро ВОЗ

> «Обладание наивысшим достижимым уровнем здоровья является одним из основных прав всякого человека».
>
> Устав ВОЗ

Уважаемые премьер-министр, министр, мэр, депутат парламента!

Здоровье людей лежит в основе социального и экономического развития и способствует более эффективному решению поставленных задач во всех секторах общества. Между тем, экономический и финансовый кризис, с которым столкнулись многие страны, привел к возникновению серьезных проблем и рисков, угрожающих достигнутому прогрессу. Однако в условиях кризиса перед нами также открываются существенные возможности для того, чтобы переориентировать и возобновить усилия, направленные на улучшение здоровья всех людей.

В охрану и укрепление здоровья вносят вклад все сферы и уровни государственного управления. **Ваше лидерство в защите интересов здоровья и благополучия может иметь колоссальное позитивное значение** для жителей ваших стран, провинций, районов и городов, а также для Европейского региона в целом.

Ваша поддержка политики Здоровье-2020 представляет поистине ключевую важность.

> «Мы стремимся к тому, чтобы улучшение здоровья и благосостояния для всех рассматривалось в качестве одного из неотъемлемых прав человека. Однако хорошее здоровье нельзя купить за деньги. Больше шансов на успех имеет взвешенная политика, направленная на обеспечение социальной справедливости. Мы должны бороться с коренными причинами (нездоровья и несправедливостей), используя подход с позиций социальных детерминант, который предусматривает вовлечение всего государства и всего общества».
>
> Маргарет Чен,
> Генеральный директор ВОЗ

Все 53 государства-члена Европейского региона ВОЗ приняли решение о создании новых общих основ политики – **Здоровье-2020. Их общая цель – «значительно улучшить здоровье и повысить уровень благополучия населения, сократить неравенства в отношении здоровья, укрепить охрану общественного здоровья и обеспечить наличие универсальных, социально справедливых, устойчивых и высококачественных систем здравоохранения, ориентированных на человека».**

Здоровье-2020 учитывает все разнообразие стран Региона. Основы политики обращены к различным аудиториям – как в государственных органах, так и вне их – воодушевляя их и предлагая оптимальные пути для решения комплексных задач охраны здоровья в XXI веке. В них находят свое подтверждение ценности политики «Здоровье для всех» и, с учетом фактических данных, изложенных в сопроводительных документах, выделены два ключевых направления и четыре приоритетные области стратегических действий. Опираясь на опыт реализации предшествующих стратегий «Здоровье для всех», Основы призваны служить путеводной нитью как для государств-членов, так и для Европейского регионального бюро ВОЗ.

Здоровье – это важнейший общественный ресурс

Хорошее здоровье людей выгодно всем секторам и всему обществу – это неоценимый ресурс. Здоровье и благополучие являются ключевым фактором экономического и социального развития и имеют важнейшее значение в жизни каждого человека, для каждой семьи и всех сообществ. Нездоровье, напротив, ведет к утрате жизненного потенциала, вызывает страдания людей и истощение ресурсов во всех секторах. Предоставление людям возможностей контролировать свое здоровье и его детерминанты способствует развитию сообществ и повышению качества жизни. Без активного участия самих людей многие возможности для укрепления и защиты их здоровья и повышения уровня благополучия утрачиваются.

Факторы, лежащие в основе процветания и благополучия общества, также определяют здоровье людей – стратегии, учитывающие этот принцип, являются более эффективными. Справедливый доступ к образованию, полноценное трудоустройство, наличие благоустроенного жилья и достойный уровень дохода – все это способствует поддержанию здоровья. В свою очередь, здоровье способствует повышению производительности труда, формированию более продуктивных трудовых ресурсов, более здоровому старению, а также сокращению расходов на пособия по болезни и социальную помощь и уменьшению потерь налоговых поступлений в бюджет. Наиболее надежный путь для обеспечения здоровья и благополучия населения – совместная работа всех секторов государства, направленная на социальные и индивидуальные детерминанты здоровья. Хорошее здоровье людей благоприятствует процессам экономического восстановления и развития.

Эффективность охраны здоровья и экономическая эффективность взаимосвязаны – оптимизация использования ресурсов в секторе здравоохранения имеет ключевое значение. Представляет важность как прямое, так и непрямое воздействие сектора

Рио-де-Жанейрская политическая декларация по социальным детерминантам здоровья (2011 г.)

«Несправедливости в отношении здоровья проистекают из условий в обществе, в которых люди рождаются, растут, живут, работают и стареют и которые называются социальными детерминантами здоровья».

Участники конференции заявили: «Мы вновь подтверждаем, что несправедливости [в отношении здоровья] внутри стран и между странами являются политически, социально и экономически неприемлемыми, а также дискриминационными и в значительной мере предотвратимыми, и что содействие справедливости в отношении здоровья является важным для устойчивого развития и лучшего качества жизни и благополучия для всех, что, в свою очередь, способствует миру и безопасности".

Что такое социальный градиент?

Наличие социального градиента по показателям здоровья означает, что по мере улучшения социально-экономического положения людей и/или сообществ их здоровье также прогрессивно улучшается. Таким образом, проблема социальных несправедливостей в отношении здоровья затрагивает всех и каждого. Данный феномен носит глобальный характер и актуален для всех стран, вне зависимости от уровня доходов.

здравоохранения на экономику: это имеет значение не только в связи с тем, как деятельность сектора влияет на здоровье людей и их экономическую продуктивность, но также поскольку этот сектор является в настоящее время одним из самых масштабных в экономике всех стран со средним и высоким уровнями доходов. Сектор здравоохранения – это крупный работодатель, собственник земельных ресурсов, строитель и потребитель. Он является мощной движущей силой научных исследований и инноваций, а также существенным полем международной конкуренции людей, идей и продукции. Будет продолжать расти его важность и вместе с ней – значение его вклада в достижение более широких общественных целей.

За последние десятилетия здоровье жителей Европейского региона ВОЗ в целом значительно улучшилось – однако не везде и не для всех в одинаковой степени; такое положение дел является неприемлемым. Многие группы населения и географические регионы отстают по показателям здоровья, и нередко, при возникновении экономической нестабильности, неравенства по показателям здоровья углубляются как между странами, так и в самих странах. При этом диспропорционально страдают этнические меньшинства, некоторые категории мигрантов и группы кочующего населения, такие как народность рома (цыгане). Изменение характеристик заболеваемости, демографии и миграции может затормозить прогресс в улучшении показателей здоровья; решение данной проблемы требует совершенствования механизмов управления и стратегического руководства. Стремительный рост хронических заболеваний и психических расстройств, недостаточный уровень социальной сплоченности, экологические угрозы и финансовая неопределенность еще более затрудняют работу по улучшению здоровья и угрожают устойчивости систем здравоохранения и социального обеспечения. Требованием дня являются творческие, инновационные подходы, пользующиеся надежной поддержкой.

Прочная ценностная основа: достижение возможно высшего уровня здоровья

Здоровье-2020 базируется на ценностях, заложенных в Уставе ВОЗ: «Обладание наивысшим достижимым уровнем здоровья является одним из основных прав всякого человека». Страны Европейского региона ВОЗ признают право каждого человека на здоровье и привержены принципам солидарности и всеобщего и равного доступа к услугам в качестве ценностей, лежащих в основе организации и финансирования систем здравоохранения. Их цель – достижение людьми наивысшего уровня здоровья вне зависимости от их этнической принадлежности, пола, возраста, социального положения или платежеспособности. К числу основополагающих ценностей относятся справедливость, устойчивость, качество, прозрачность, подотчетность, защита человеческого достоинства и право на участие в принятии решений.

Веские социальные и экономические аргументы в пользу необходимости улучшать здоровье людей

> **Вкладывать ресурсы в здоровье – имеет прямой смысл**
>
> Увеличение расходов на здравоохранение в 92% случаев коррелирует с ростом валового внутреннего продукта (ВВП). В течение последних трех десятилетий расходы систем здравоохранения в большинстве стран, входящих с Организацию экономического сотрудничества и развития (ОЭСР), начали расти – опережая в среднем на 1% рост реального ВВП в масштабе ОЭСР. В 1950 г. расходы на здравоохранение в Соединенном Королевстве составляли 3% от ВВП. Даже в США в 1970 г. расходы на здравоохранение составляли лишь 7% от ВВП. Средний объем расходов на здравоохранение в странах ОЭСР вырос с 5% ВВП в 1970 г. до 9% в 2010 г.

Трудности, с которыми сталкиваются правительства в связи с расходами на здравоохранение, сегодня больше, чем когда-либо ранее. Во многих странах доля государственного бюджета, расходуемая на здравоохранение, сегодня как никогда высокая, при этом стоимость услуг растет быстрее, чем ВВП. Однако, по крайней мере в некоторых из них, данные демонстрируют отсутствие корреляции между расходами на здравоохранение и конечным полезным результатом в отношении здоровья. Многие системы здравоохранения оказываются не в состоянии сдерживать расходы в условиях, когда финансовые ограничения все больше затрудняют изыскание необходимых средств для охраны здоровья и обеспечения социальной защиты. Расходы увеличиваются, в первую очередь, под влиянием роста предложения со стороны поставщиков; речь идет о новых методах лечения и технологиях и о том, что люди все в большей мере ожидают защиты от рисков для здоровья и доступа к высококачественным услугам здравоохранения. Прежде чем приступать к той или иной реформе системы здравоохранения, необходимо тщательно проанализировать глубоко укоренившиеся экономические и политические интересы, а также возможность общественной и культурной оппозиции. Министерства здравоохранения не могут преодолеть все эти трудности, опираясь лишь на собственные силы – решение таких проблем требует применения межсекторальных подходов.

Принятие действенных стратегий позволяет получить реальный полезный эффект в отношении здоровья при приемлемых расходах и в условиях ограниченности ресурсов. Растущий объем достоверных научных данных по экономическим аспектам профилактики болезней демонстрирует возможности сдерживания расходов на здравоохранение – но только при условии параллельного сокращения неравенств по всему социальному градиенту и оказания поддержки наиболее уязвимым группам населения. В настоящее время правительства тратят лишь незначительную долю бюджета здравоохранения на цели укрепления здоровья и профилактики болезней – около 3% в странах ОЭСР – и многие из них не ведут систематической работы по сокращению неравенств. Эффективное использование социальных и технологических инноваций, особенно в области информации, социального маркетинга и онлайновых сетей общения, открывает реальные возможности для улучшения показателей здоровья.

> **Профилактика эффективна...**
>
> К примеру, опыт Польши показывает, что более здоровое питание и снижение распространенности курения позволяют снизить частоту случаев хронических болезней сердца и уровни общей преждевременной смертности.
>
> Наиболее эффективная политика борьбы с табаком – это повышение налогов на табачные изделия. В странах Восточной Европы и Центральной Азии 10%-ное повышение цены позволит предотвратить от 0,6 до 1,8 млн случаев преждевременной смерти.

Расходы можно сократить путем эффективного использования ресурсов в самом секторе здравоохранения. Европейские системы здравоохранения стоят перед необходимостью улучшения показателей своей деятельности и реагирования на новые вызовы. Реконфигурация услуг, развитие новых функций, внедрение стимулов и схем финансирования – все это может способствовать улучшению результатов применительно к затраченным средствам. Системы здравоохранения, как и другие секторы, должны адаптироваться к меняющимся условиям и развиваться. Эти положения находят свое подтверждение и в документах по политике здравоохранения Европейского союза (ЕС) и ОЭСР.

… во всех секторах…

По расчетным оценкам, повышение налогов на алкоголь в Англии дало такие полезные эффекты, как снижение расходов на здравоохранение и социальное обеспечение на 183 млн евро и сокращение потерь трудоспособности и производительности труда на 405 млн евро; при этом стоимость реализации соответствующих программ составила менее 0,10 евро на душу населения (в целом 3,7 млн евро).

Экономия средств в службах здравоохранения, достигнутая в результате сокращения числа госпитализаций, связанных с алкоголем, составила в первый год, по расчетам, 65 млн евро; при этом было также сэкономлено 118 млн евро благодаря снижению расходов, обусловленных преступностью.

В таких странах, как Российская Федерация, стоимость комплексного пакета профилактических мер не превысила бы 4 долл. США на душу населения в год.

Адаптировано из: *Dahlgren G, Whitehead M. Tackling inequalities in health: what can we learn from what has been tried?* London, King's Fund, 1993.

В глобализованном мире решение многих ключевых задач здравоохранения все в большей мере требует совместной работы стран. Для этого необходимо развитие трансграничного сотрудничества. Данный принцип подчеркнут во многих международных соглашениях, таких как Международные медико-санитарные правила, Рамочная конвенция ВОЗ по борьбе против табака и Дохинская декларация «Соглашение по ТРИПС и общественное здравоохранение» (по вопросам интеллектуальной собственности).

Стратегические задачи политики Здоровье-2020: более полное соблюдение принципов социальной справедливости и совершенствование стратегического руководства в интересах здоровья

В политике Здоровье-2020 констатируется, что деятельность государства может успешно привести к реальному улучшению здоровья при условии совместной работы различных секторов, направленной на решение двух взаимосвязанных стратегических задач:

- улучшение здоровья для всех и сокращение неравенств по показателям здоровья;
- совершенствование лидерства и коллективного руководства в интересах здоровья.

Улучшение здоровья для всех и сокращение неравенств по показателям здоровья

Страны, регионы и города, устанавливающие общие задачи и объединяющие вкладываемые ресурсы для здравоохранения и других секторов, могут значительно улучшить здоровье и благополучие своих жителей. Приоритетные области включают дошкольное образование и качество образования в целом, условия труда и найма, социальную защиту и сокращение бедности. При этом могут использоваться такие подходы, как повышение устойчивости сообществ к негативным внешним воздействиям, социальное приобщение и сплоченность; накопление ресурсов для обеспечения благополучия; всесторонний учет гендерных аспектов и развитие индивидуальных и общественных ресурсов для защиты и укрепления здоровья, таких как индивидуальные навыки и чувство сопричастности. Установление целевых ориентиров по сокращению неравенств в отношении здоровья может служить стимулом для активных действий и является одним из важных механизмов оценки развития здравоохранения на всех уровнях.

Сокращение социальных неравенств вносит значительный вклад в здоровье и благополучие. Причины социальных неравенств имеют комплексный характер и глубоко коренятся в различных периодах жизни человека, усугубляя неблагополучие и уязвимость людей. Здоровье-2020 подчеркивает растущую озабоченность в связи с проблемами неудовлетворительного здоровья как среди

… но также должна быть направлена на сокращение неравенств в отношении здоровья

В странах имеются существенные неравенства по ключевым показателям образа жизни, включая распространенность курения, ожирение, уровень физической активности и хронические болезни, ограничивающие жизнедеятельность.

Кроме того, 20 % населения с наименьшим доходом, по всей вероятности, откладывают обращение за медицинской помощью из-за страха перед финансовой катастрофой в связи с необходимостью оплаты услуг из собственного кармана.

Образование и здоровье идут рука об руку

Убедительные фактические данные доказывают, что образование и здоровье взаимосвязаны. По результатам исследований, число оконченных классов школьного обучения – это один из наиболее важных факторов, коррелирующих с уровнем здоровья.

В *Докладе о развитии человека* за 2003 г. (Программа развития ООН) записано:

«Образование, охрана здоровья, питание, а также водоснабжение и санитария взаимно дополняют друг друга, вследствие чего инвестиции в одну из этих областей способствуют улучшению результатов на остальных направлениях».

жителей отдельных стран, так и в масштабе Региона в целом. В Европейском регионе ВОЗ максимальный разброс в значениях показателя ожидаемой продолжительности жизни при рождении составляет 16 лет, с существенными различиями для мужчин и женщин, а уровни материнской смертности в некоторых странах Региона в 43 раза выше, по сравнению с другими. Такие глубокие неравенства в отношении здоровья также связаны с поведенческими факторами, включая употребление табака и алкоголя, характер питания и физической активности, а также с психическими расстройствами, что, в свою очередь, отражает состояние стресса и недостаточную социальную защищенность людей.

Воздействие на социальные и экологические детерминанты здоровья позволит успешно сократить многие неравенства. Результаты научных исследований свидетельствуют о том, что для эффективных вмешательств требуются такие условия проведения политики, которые позволяют преодолевать границы между секторами и осуществлять интегрированные программы. Так, например, фактические данные четко указывают на то, что комплексные подходы к обеспечению благополучия детей и их развития в раннем возрасте дают более благоприятные и социально справедливые результаты как в отношении здоровья, так и образования. Важнейшее значение имеет городское планирование и благоустройство, проводимое с учетом детерминант здоровья, при этом мэры городов и муниципальные органы власти играют все более важную роль в содействии укреплению здоровья и повышении уровня благополучия. Участие всех заинтересованных сторон, подотчетность и устойчивые механизмы финансирования повышают эффективность таких местных программ.

Совершенствование лидерства и коллективного руководства в интересах здоровья

Функция лидерства, выполняемая министерствами здравоохранения и учреждениями охраны общественного здоровья, сохраняет жизненную важность для сокращения бремени нездоровья в масштабах Европейского региона и нуждается в дальнейшем укреплении. Сектор здравоохранения отвечает за следующие направления деятельности: разработка и реализация национальных и субнациональных стратегий здравоохранения; постановка целей и задач по улучшению здоровья; оценка влияний на здоровье, обусловленных деятельностью других секторов; предоставление высококачественной и эффективной медицинской помощи; обеспечение основных функций общественного здравоохранения. Необходимо также учитывать влияние стратегических решений в сфере здравоохранения на другие секторы и заинтересованные стороны.

Министерства здравоохранения и органы охраны общественного здоровья все в большей мере выступают в качестве инициаторов межсекторальных взаимодействий в здравоохранении и действуют как представители и защитники интересов здоровья. При этом они выдвигают на первый план экономические, социальные и политические преимущества, которые дает хорошее здоровье, а также подчеркивают неблагоприятные последствия плохого здоровья и неравенств в отношении здоровья для

Общегосударственный подход

Общегосударственные меры носят многоуровневый характер, от местного до глобального масштаба, и в них все в большей мере вовлекаются группы, не входящие в систему государственного управления. Непременными условиями реализации этого подхода являются развитие атмосферы доверия, общие этические принципы, культура согласованных действий и новые навыки. В нем подчеркивается необходимость улучшения координации и интеграции, ориентированной на поставленные государством всеобъемлющие социальные цели.

В странах с федеральными системами управления или где региональные и местные органы являются политически автономными, укрепление общегосударственного подхода можно обеспечивать путем широких консультаций между различными уровнями государственного управления. Общим требованием для всех уровней и всех систем является обеспечение подотчетности.

Учет интересов здоровья во всех стратегиях

Принцип «Учет интересов здоровья во всех стратегиях» направлен на то, чтобы стратегическое руководство в интересах охраны здоровья и благополучия стало приоритетом не только для сектора здравоохранения, но и для других секторов. Данный принцип работает в обоих направлениях, обеспечивая, с одной стороны, чтобы все секторы осознавали свою роль в охране здоровья и действовали сообразно этой роли, а с другой – учет влияния здоровья людей на деятельность соответствующих секторов.

деятельности любого сектора, всего государства и всего общества. Выполнение такой лидирующей роли требует навыков дипломатии, привлечения фактических данных, умения аргументировать и использовать средства убеждения. Сектор здравоохранения также выступает в качестве партнера других секторов, когда укрепление здоровья может внести вклад в достижение их целей. На Совещании высокого уровня ООН по профилактике и борьбе с неинфекционными заболеваниями и на сессии Всемирной ассамблеи здравоохранения все страны одобрили такие подходы к сотрудничеству, которые получили название общегосударственного подхода (whole-of-government approach) и принципа участия всего общества (whole-of-society approach).

Органы власти на всех уровнях рассматривают возможности для создания формальных структур и механизмов, обеспечивающих согласованность усилий и межсекторальное решение проблем. Это может укрепить координацию и компенсировать имеющиеся дисбалансы в распределении властных полномочий. Все в большей степени подтверждаются стратегические выгоды от принятия принципа учета интересов здоровья во всех стратегиях (health in all policies). Этот подход направлен на повышение приоритетности вопросов здоровья на повестке дня политики, развитие стратегического диалога по проблемам здоровья и его детерминант, а также обеспечение подотчетности по итоговым показателям здоровья. Ценными инструментами для определения потенциального влияния тех или иных стратегий на здоровье и социальную справедливость являются такие методики, как оценка воздействия на здоровье и экономический анализ. Для оценки воздействия на здоровье необходимы сбор и валидация качественных и количественных медико-санитарных данных. Полезный вклад могут также дать исследования по вопросам благополучия, в частности проводимые под эгидой таких организаций, как ОЭСР.

Органы государственного управления также стремятся создавать структуры и механизмы, дающие возможность активного вовлечения более широкого круга заинтересованных сторон. Особенно важно участие граждан, общественных организаций и других групп населения (таких как мигранты), которые составляют гражданское общество. Активные и преданные делу социальные группы объединяют свои силы для решения проблем здравоохранения на всех уровнях стратегического руководства, от глобального до местного. Среди множества примеров их деятельности можно отметить следующие: встречи на высшем уровне под эгидой ООН, посвященные вопросам здоровья; Межпарламентский союз; движение ВОЗ «Здоровые города и сообщества»; глобальные движения по борьбе с бедностью; агитационно-разъяснительная деятельность по борьбе с конкретными болезнями, такими как ВИЧ; национальные инициативы по установлению целевых ориентиров в отношении здоровья; региональные стратегии здравоохранения конкретных организаций, таких как ЕС. Вся эта работа играет важную роль в содействии укреплению здоровья и повышению приоритетности вопросов здравоохранения.

Эффективное лидерство в масштабе всего общества помогает в достижении более высоких результатов в отношении здоровья. Научные исследования демонстрируют прочную взаимозависимость между ответственным руководством, новыми формами

Принцип участия всего общества

Принцип участия всего общества не ограничивается конкретными учреждениями: он оказывает мобилизующее влияние на местную и глобальную культуру и средства массовой информации, сельские и городские общины и все стратегически важные для здоровья секторы политики, такие как образование, транспорт, охрана окружающей среды и даже градостроительное проектирование. Наглядный пример – подход к решению проблемы ожирения с участием глобальной системы продовольственного обеспечения.

Подходы на основе участия всего общества – это форма коллективного руководства, которая может дополнять государственную политику. При этом особое внимание уделяется координации деятельности путем использования общепринятых ценностей и укрепления взаимного доверия среди широкого круга различных действующих сил.

Такой подход, благодаря привлечению частного сектора, гражданского общества, местных общин и отдельных граждан, повышает способность сообществ преодолевать угрозы здоровью, безопасности и благополучию.

Вклад гражданского общества

Гражданское общество является ключевым участником в процессе планирования, содействия и практического достижения позитивных изменений. Европейский регион ВОЗ находится в авангарде формирования инновационных партнерств с гражданским обществом, в том числе с группами населения, подверженными более высокому риску (например с людьми, живущими с ВИЧ), и с неправительственными организациями, отстаивающими интересы таких групп и предоставляющими им различную помощь. Создан ряд общеевропейских сетей и организаций, объединяющих растущее число людей, живущих с ВИЧ.

лидерства и широким участием всех заинтересованных сторон. В XXI веке в качестве лидеров в интересах здоровья могут выступать как множество отдельных граждан, так и секторы и организации. Лидерство реализуется в многочисленных формах и требует творческого подхода и новых навыков, особенно по устранению конфликта интересов и поиску новых путей решения труднопреодолимых комплексных проблем. ВОЗ, вместе с государствами-членами, несет особую ответственность за реализацию такого лидерства и оказание поддержки министерствам здравоохранения в достижении их целей.

Расширение прав и возможностей граждан, потребителей и пациентов имеет ключевое значение для улучшения здоровья, деятельности систем здравоохранения и повышения уровня удовлетворенности пациентов услугами здравоохранения. Голос гражданского общества, включая отдельных граждан, ассоциации пациентов, молодежные организации и пожилых людей, крайне важен для привлечения внимания к условиям среды, факторам образа жизни или продуктам, которые разрушительным образом действуют на здоровье, а также к пробелам в качестве и условиях оказания медицинской помощи. Он также имеет ключевое значение для генерирования новых идей.

Совместная работа по общим стратегическим приоритетам охраны здоровья

Основы политики Здоровье-2020 включают четыре приоритетные области стратегических действий:

- инвестирование в здоровье на всех этапах жизни человека и расширение прав и возможностей граждан;
- решение наиболее актуальных проблем Региона, относящихся к неинфекционным и инфекционным болезням;
- укрепление ориентированных на человека систем здравоохранения, потенциала охраны общественного здоровья, готовности к чрезвычайным ситуациям, эпиднадзора и реагирования;
- повышение «прочности» местных сообществ и создание поддерживающей среды.

В духе согласованности и последовательности эти четыре приоритетные области строятся на «категориях для установления приоритетов и программ ВОЗ». Эти категории были приняты государствами-членами на глобальном уровне и скорректированы с учетом специальных требований и опыта Европейского региона. Они также опираются на соответствующие стратегии и планы действий ВОЗ на региональном и глобальном уровне.

Четыре приоритетные области взаимосвязаны, взаимозависимы и дополняют друг друга. Так, например, действия на всех этапах жизни и расширение прав и возможностей людей помогут сдержать эпидемию неинфекционных заболеваний, и равным образом этому будет способствовать возросший потенциал общественного здравоохранения, что, в свою очередь, позволит более эффективно бороться со вспышками инфекционных болезней. Правительства достигают более существенного позитивного влияния на здоровье, когда они взаимоувязывают стратегии, инвестиции

Главные целевые ориентиры политики здоровье-2020

Всеобъемлющая задача политики Здоровье-2020 – добиться ощутимого улучшения здоровья жителей Региона. В этой связи государства-члены совместно сформулировали следующие региональные цели:

1. К 2020 г. сократить преждевременную смертность среди населения Европейского региона.
2. Повысить показатели средней ожидаемой продолжительности жизни для населения Европейского региона.
3. Сократить масштабы неравенств в отношении здоровья в Европейском регионе.
4. Повысить уровень благополучия населения Европейского региона.
5. Обеспечить всеобщий охват услугами и право на наивысший достижимый уровень здоровья.
6. Установить национальные цели и ориентиры в отношении здоровья в государствах-членах.

Для мониторинга хода достижения национальных целевых ориентиров в области здравоохранения может использоваться набор добровольно применяемых индикаторов, одобренных государствами-членами.

Процесс здоровье-2020 осуществляется при поддержке со стороны систем медико-санитарной информации

Во всех государствах-членах Европейского региона ВОЗ необходимо повысить уровень развития систем и услуг информационного обеспечения здравоохранения. Европейское региональное бюро ВОЗ оказывает содействие государствам-членам в проведении оценки и обеспечении технического совершенствования таких систем и предоставляет странам информацию по вопросам здравоохранения по следующим каналам:

и услуги и сосредоточивают внимание на сокращении социальных неравенств. Европейское региональное бюро ВОЗ будет усиливать свою роль в качестве ресурса для разработки политики на основе фактических данных и примеров применения таких интегрированных подходов. Мониторинг регионального прогресса в осуществлении политики Здоровье-2020 будет проводиться с использованием главных целевых ориентиров.

Реализация этих четырех приоритетов требует применения комплексных подходов стратегического руководства, способствующих повышению уровня здоровья, социальной справедливости и благополучия. Разумное руководство (smart governance) направлено на внедрение позитивных изменений, содействует инновациям и ориентировано на вложение ресурсов в укрепление здоровья и профилактику болезней. Новые подходы включают руководство путем сотрудничества, путем вовлечения граждан, с использованием сочетания нормативных мер и убеждения, а также с привлечением независимых агентств и экспертных органов. Растет необходимость применения объективных данных для обоснования политики и практики, соблюдения этических норм, расширения принципов транспарентности и укрепления подотчетности в таких областях, как защита конфиденциальности личной жизни, оценка рисков и оценка воздействия на здоровье.

Здоровье-2020 признает, что страны имеют различные стартовые позиции, находятся в различных условиях и обладают различными потенциальными возможностями. Решения в области политики здравоохранения нередко приходится принимать в условиях неопределенности и несовершенства знаний. При этом для многих аспектов реформы здравоохранения невозможно полностью предсказать более широкие системные эффекты. С особыми трудностями сопряжено решение комплексных проблем, таких как ожирение, сочетанная патология и нейродегенеративные болезни. Растущую важность приобретает использование результатов социологических, поведенческих и политологических исследований, включая такие направления, как социальный маркетинг, поведенческая экономика и наука о нервной деятельности. Исследования демонстрируют ценность реализации небольших по масштабу, но всесторонних вмешательств на местном и общинном уровнях для накопления полезного опыта и последующей адаптации. Сотрудничество в масштабах Европейского региона может способствовать более интенсивной наработке экспертных знаний: каждая страна и сектор могут и учиться друг у друга, и вносить свой ценный вклад.

Приоритетная область 1. Инвестирование в здоровье на всех этапах жизни человека и расширение прав и возможностей граждан

Поддержка здоровья на протяжении всей жизни ведет к росту ожидаемой продолжительности здоровой жизни и приносит дивиденд долголетия; и то и другое дает значительный благотворный эффект в экономическом, социальном и индивидуальном плане. Происходящие в странах демографические сдвиги требуют эффективной стратегии, охватывающей все этапы жизни,

- сотрудничество с международными партнерами для обеспечения стандартизации, повышения уровня международной сравнимости и качества данных по вопросам здравоохранения;
- сотрудничество с сетью учреждений и агентств, непосредственно занимающихся вопросами информации и фактических данных по вопросам здоровья;
- активный сбор, распространение и предоставление удобного доступа к медико-санитарным данным и результатам научных исследований.

Стратегическое руководство в интересах здоровья обычно требует сочетания различных механизмов

В принятой в 2011 г. Московской декларации по здоровому образу жизни и борьбе с неинфекционными заболеваниями записано:

«Мы… признаем, что для решения проблемы НИЗ необходима смена парадигмы, поскольку НИЗ вызываются не только биомедицинскими, но также поведенческими, средовыми, социальными и экономическими факторами, которые могут служить их причиной или оказывать на них сильное воздействие».

Разработан комплекс научно обоснованных затратно-эффективных стратегий, направленных на сокращение масштабов употребления табака; он включает Рамочную конвенцию ВОЗ по борьбе против табака и шесть стратегий MPOWER для содействия в реализации Конвенции на уровне стран:

1. мониторинг потребления табака и эффективности профилактических мер (Monitor);
2. защита людей от табачного дыма (Protect);
3. предложение помощи людям, желающим бросить курить (Offer);
4. предупреждение об опасностях, связанных с табаком (Warn);

которая отдает приоритет новым подходам к укреплению здоровья и профилактике болезней. Улучшение здоровья и обеспечение социальной справедливости в отношении здоровья начинается с беременности и развития ребенка в раннем детском возрасте. Здоровые дети лучше успевают в школе; здоровые взрослые более продуктивно работают; здоровые люди пожилого возраста продолжают активно вносить полезный вклад в жизнь общества. Поддержка здорового и активного старения – это стратегический приоритет и одно из важнейших направлений научных исследований.

Программы укрепления здоровья, базирующиеся на принципах ответственного участия всех заинтересованных сторон и расширения их прав и возможностей, приносят реальную пользу. Они включают: создание более благоприятных условий для укрепления здоровья, повышение медико-санитарной грамотности, поддержку самостоятельной жизни и облегчение выбора в пользу более здорового образа жизни. В частности, речь идет о таких направлениях работы, как обеспечение безопасной беременности и здорового начала жизни, укрепление безопасности и благополучия детей и подростков, содействие охране здоровья на рабочем месте, поддержка здорового старения. В условиях распространяющейся в Европе эпидемии ожирения приоритетным является также обеспечение здоровых пищевых продуктов и условий для здорового питания на протяжении всей жизни.

Убедительные фактические данные свидетельствуют о том, что экономически эффективные пути построения политики могут прямым образом способствовать улучшению здоровья и благополучия населения. В масштабах всего Европейского региона растет объем накопленного практического опыта и объективных данных по реализации программ укрепления здоровья и национальных стратегий по ключевым группам болезней, таким как сердечно-сосудистые заболевания и диабет. Эти данные свидетельствуют о том, что сочетание государственного лидерства, поддерживающей среды и подходов, стимулирующих осознание активной сопричастности и расширение прав и возможностей людей, может приводить к успеху. Расширение научных исследований по социально-поведенческим проблемам способствует укреплению научно-доказательной базы для этого направления деятельности.

Весьма актуальными являются программы укрепления психического здоровья. Каждый четвертый житель Европейского региона в какой-либо период своей жизни переносит тот или иной тип нарушений психического здоровья. Особенно актуальную, но трудную задачу представляет собой совершенствование ранней диагностики депрессии и предупреждение самоубийств путем реализации вмешательств на уровне местных сообществ. Данные научных исследований позволяют лучше понимать деструктивную связь между расстройствами психического здоровья и социальной маргинализацией, безработицей, бездомностью, злоупотреблением алкоголем и другими психоактивными веществами. Необходимо учитывать и новые формы психологической зависимости, связанные с распространением онлайновых форм виртуальной реальности.

Особую важность имеет стратегическое внимание к обеспечению здоровых условий жизни для подрастающего поколения и для пожилых людей. Широкий круг заинтересованных участников могут вносить вклад в реализацию программ в поддержку здоровья

5. контроль за соблюдением ограничений в отношении рекламы, стимулирования продажи и спонсорства табачных изделий (Enforce);
6. повышение налогов на табачные изделия (Raise).

Вмешательства в сфере борьбы против табака являются вторым по эффективности, после иммунизации детей, направлением вложения средств в улучшение здоровья.

Аналогичные, объективно обоснованные вмешательства необходимо разрабатывать и внедрять для сокращения других системных факторов риска для здоровья, таких как ожирение. Что касается алкоголя, государства-члены уже приняли как глобальную, так и региональную политику.

Бремя неинфекционных заболеваний

Европейский регион несет самое тяжелое бремя неинфекционных заболеваний в масштабах всего мира. Две группы болезней – сердечно-сосудистые заболевания и злокачественные новообразования – обусловливают почти три четверти смертности в Регионе, а три основные группы болезней – сердечно-сосудистые заболевания, злокачественные новообразования и психические расстройства – составляют свыше половины всего бремени болезней (измеренного с использованием показателя DALY – число утраченных лет здоровой жизни). Значительная часть преждевременной смертности устранима: расчеты показывают, что можно предотвратить не менее 80% случаев ишемической болезни сердца, инсультов и диабета типа 2 и, по крайней мере, одну треть – злокачественных новообразований. Неравномерность в распределении бремени неинфекционных заболеваний внутри стран и между странами указывает на наличие огромного потенциала для улучшения здоровья.

этих групп населения, в том числе в мероприятия, объединяющие представителей разных поколений. Для молодежи речь может идти о коллективном самообразовании по вопросам здоровья среди сверстников («равный равному»), вовлечении молодежных организаций и проведении программ повышения медико-санитарной грамотности на базе школ. Особенно важно включение в такие программы аспектов психического и сексуального здоровья. Для улучшения здоровья и повышения качества жизни пожилых людей можно использовать инициативы в поддержку активной и здоровой старости.

Приоритетная область 2. Решение наиболее актуальных проблем Европы в области здравоохранения: неинфекционные и инфекционные болезни

В основах политики Здоровье-2020 предложен набор эффективных комплексных стратегий и вмешательств, направленных на решение наиболее актуальных проблем здравоохранения Региона. Речь идет как об неинфекционных, так и инфекционных болезнях. Обе области требуют сочетания решительных действий в сфере общественного здравоохранения и вмешательств со стороны системы оказания медицинской помощи. Их эффективность находится в прямой связи с решением вопросов социальной справедливости и социальных детерминант здоровья, расширением прав и возможностей граждан и созданием поддерживающей среды.

Для успешного сокращения бремени неинфекционных заболеваний в Регионе необходимо сочетание различных подходов. Становится все более общепризнанным, что действия, влияющие лишь на индивидуальное поведение, имеют ограниченную эффективность. Поэтому политика Здоровье-2020 поддерживает реализацию интегрированных общегосударственных подходов с вовлечением всего общества, которые отражены в других региональных и глобальных стратегиях. Неинфекционная заболеваемость неравным образом распределена в странах и между странами, и ее уровень находится в прямой зависимости от действий, направленных на социальные и экологические детерминанты здоровья.

Здоровье-2020 поддерживает растущие усилия по реализации глобального и регионального мандатов в отношении неинфекционных заболеваний. Можно отметить следующие приоритетные области действий для Региона:

- **Работа в свете ранее принятых деклараций и стратегий.** Политическая декларация ООН (2011 г.) по неинфекционным заболеваниям; Рамочная конвенция ВОЗ по борьбе против табака; Глобальная стратегия по питанию, физической активности и здоровью; Глобальная стратегия и региональный план действий по сокращению вредного употребления алкоголя; План действий по реализации Европейской стратегии профилактики и борьбы с неинфекционными заболеваниями, 2012–2016 гг.; Европейский план действий ВОЗ по охране психического здоровья.

- **Укрепление здоровья.** Как отмечено в Оттавской хартии по укреплению здоровья, это направление деятельности занимает центральное место в вышеуказанных декларациях и стратегиях. Все

Бремя психических расстройств

Психические расстройства – это вторая наиболее существенная причина бремени болезней (по показателю DALY) в Европейском регионе (19%) и наиболее частая причина инвалидности. Старение населения ведет к росту распространенности деменции. Ежегодно от наиболее распространенных психических расстройств (депрессия и тревожные расстройства) страдает каждый четвертый человек. Вместе с тем, около 50% лиц, страдающих психическими расстройствами, не получают никакой медицинской помощи. Основными причинами, почему люди не обращаются за помощью, являются стигма и дискриминация.

Бремя туберкулеза

По расчетным данным, в 2010 г. в Европейском регионе общее число новых и рецидивных случаев туберкулеза составило 420 000, число летальных исходов – 61 000. Подавляющая доля бремени туберкулеза (87% новых случаев и 94% смертности) приходится на восточные и центральные части Региона. В Регионе отмечен самый низкий в мире показатель успешности лечения, что отражает значительный уровень лекарственной устойчивости возбудителя; туберкулез с множественной лекарственной устойчивостью обнаруживается в 13% случаев первично проведенных курсов лечения и в 42% при повторном лечении. Заболевание часто связано с неудовлетвори-тельными социально-экономическими условиями и другими детерминантами, включая бездомность.

они стимулируют правительства на разработку межсекторальных национальных стратегий с целями и ориентирами по решению ключевых задач, связанных с неинфекционными заболеваниями.

Здоровье-2020 поддерживает продолжающиеся интенсивные усилия по борьбе с инфекционными болезнями. Ни одна страна не должна терять бдительность, и каждая должна постоянно стремиться к поддержанию высочайших стандартов. Для Европейского региона предлагаются следующие области приоритетных действий:

- **Наращивание потенциала информационного обеспечения и эпиднадзора:** обеспечить выполнение Международных медико-санитарных правил, улучшать обмен информацией, при необходимости, проводить совместный эпиднадзор и принимать меры борьбы с болезнями в сотрудничестве между органами общественного здравоохранения, ветеринарии, продовольственного обеспечения и сельского хозяйства совершенствовать контроль инфекций, которые могут передаваться от животных человеку, включая вновь возникающие инфекционные болезни, передачу лекарственно-устойчивых микроорганизмов, а также водные и пищевые инфекции.

- **Преодоление серьезных вирусных и бактериальных угроз:** осуществлять региональные стратегии и планы действий; предпринимать меры борьбы с устойчивостью к антимикробным средствам; сдерживать возникновение и распространение лекарственно-устойчивых микроорганизмов и инфекций, путем рационального использования антибиотиков и контроля инфекций; обеспечивать безопасность таких основных предметов потребления, как вода и пищевые продукты; достигать и поддерживать рекомендуемый охват иммунизацией против болезней, предупреждаемых с помощью вакцин, и достичь региональные и глобальные цели ликвидации и элиминации в отношении полиомиелита, кори, краснухи и малярии; взять под полный контроль такие важнейшие болезни, как туберкулез, ВИЧ-инфекция и грипп, обеспечивая доступ всего населения, включая уязвимые группы, к услугам здравоохранения и научно обоснованным вмешательствам.

Приоритетная область 3. Укрепление ориентированных на человека систем здравоохранения, потенциала охраны общественного здоровья, а также готовности к чрезвычайным ситуациям, эпиднадзора и реагирования

Обеспечение высококачественной медицинской помощи и улучшение результатов в отношении здоровья требуют, чтобы системы здравоохранения были финансово жизнеспособны, отвечали своему предназначению, были ориентированы на человека и использовали научно обоснованные методы. Все страны должны адаптироваться к изменениям демографических характеристик и картины заболеваемости, особенно к проблемам нарушений психического здоровья, хронических болезней и состояний, связанных со старением. Это требует переориентирования систем здравоохранения с вынесением на первый план таких направлений работы, как профилактика болезней, непрерывное

Система здравоохранения

«В политических и институциональных рамках каждой страны система здравоохранения – это совокупность всех государственных и частных организаций, учреждений, структур и ресурсов, предназначение которых – улучшать, сохранять или восстанавливать здоровье людей. Системы здравоохранения включают предоставление как индивидуальных, так и общественных услуг, а также действия по оказанию влияния на политику и деятельность других секторов, с тем чтобы в них уделялось необходимое внимание социальным, экологическим и экономическим детерминантам здоровья».

Таллиннская хартия: системы здравоохранения для здоровья и благосостояния

Достижения науки и техники

Работа по проблемам генома человека оказывает существенное влияние на направления научных исследований, политику и практику общественного здравоохранения и способствует многочисленным открытиям в области геномных механизмов здоровья и болезни. Стремительный научный прогресс и новые инструменты изучения генома внесли вклад в понимание механизмов болезни.

Нанотехнологии включают методы манипуляции свойствами и структурами в наномасштабе. Они применяются для более целенаправленной лекарственной терапии с помощью т. н. «умных лекарств» (smart drugs). Эти новые виды лекарственной терапии уже продемонстрировали свои полезные свойства в плане меньшего числа побочных эффектов и более высокой эффективности по сравнению с традиционными методами.

Технологии для пациентов и лиц, осуществляющих уход, такие как инструменты оказание самопомощи, различные приспособления и устройства, позволяющие лучше заботиться о здоровье и лечить хронические болезни на дому, внесут вклад в изменение структуры оказания помощи и позволят сократить расходы.

улучшение качества и комплексное предоставление услуг, обеспечение преемственности и непрерывности в оказании помощи, поддержка возможностей самопомощи и максимальное, с учетом безопасности и экономической эффективности, приближение услуг к месту жительства пациентов. Необходимо провести оценку потенциала персонализированной медицины.

Здоровье-2020 вновь подтверждает приверженность ВОЗ и государств-членов делу обеспечения всеобщего охвата населения, включая доступ к высококачественным и недорогостоящим услугам медицинской помощи и лекарствам. Многие страны добились всеобщего охвата медико-санитарной помощью, однако еще немало предстоит сделать для устранения в Регионе катастрофических и непосильных медицинских расходов, которые порой вынуждены нести люди. Наряду с предоставлением надежной финансовой защиты важно обеспечивать долгосрочную устойчивость к негативным воздействиям экономических циклов, сдерживать рост цен под влиянием предложения и проводить борьбу с непроизводительной тратой ресурсов. Оценка медицинских технологий и механизмы обеспечения качества имеют важнейшее значение для прозрачности и подотчетности системы здравоохранения и являются неотъемлемой частью культуры безопасности пациента.

В основах политики Здоровье–2020 сохраняется приверженность принципу, согласно которому первичная медико-санитарная помощь является краеугольным камнем систем здравоохранения в XXI веке. Первичная медико-санитарная помощь способна ответить на требования сегодняшнего дня путем создания благоприятной среды для развития и укрепления партнерств, а также путем предоставления людям возможностей по-новому участвовать в лечении своих заболеваний и лучше заботиться о собственном здоровье. Всестороннее использование инструментов и инноваций XXI века, таких как коммуникационные технологии (электронные истории болезней, телемедицина и электронное здравоохранение) и онлайновые социальные сети, может вносить вклад в повышение качества и экономической эффективности оказываемой помощи. Важный принцип – относиться к пациентам как к ценному помощнику и надежному партнеру, сохраняя при этом ответственность за результаты лечения.

Для улучшения показателей здоровья необходимо значительно укрепить функции и потенциал общественного здравоохранения. Потенциал и ресурсы общественного здравоохранения различаются в пределах Региона, однако приоритетное инвестирование в развитие организационных механизмов и потенциала общественного здравоохранения, а также наращивание мер защиты и укрепления здоровья и профилактики болезней могут давать существенную и при этом экономически эффективную полезную отдачу. Также могут принести пользу пересмотр и совершенствование нормативно-правовых инструментов общественного здравоохранения в целях модернизации и укрепления функций охраны общественного здоровья. Все большее значение приобретают сотрудничество на глобальном уровне и решение медико-санитарных проблем трансграничного характера, а также улучшение координации в тех странах, где ответственность за общественное здравоохранение децентрализована и передана на территориальные уровни государственного управления.

Общественное здравоохранение

В Европейском регионе ВОЗ используется определение общественного здравоохранения, которое предложил Acheson: «наука и практика предупреждения болезней, продления жизни и укрепления здоровья посредством организованных действий, предпринимаемых обществом». Задачи общественного здравоохранения решаются посредством государственных структур и коллективных действий. Речь идет, в частности, о таких традиционных услугах, как анализ состояния общественного здоровья, эпиднадзор, содействие укреплению здоровья, профилактика, борьба с инфекционными болезнями, защита окружающей среды и санитария, обеспечение готовности и реагирования при бедствиях и медико-санитарных чрезвычайных ситуациях, гигиена труда. Более новые подходы отражают такие аспекты, как социальные детерминанты и социальный градиент здоровья, а также стратегическое руководство в интересах здоровья.

Двадцатилетие деятельности в области окружающей среды и здоровья в европе

В 1989 г., обеспокоенные растущими свидетельствами влияния вредных условий окружающей среды на здоровье, страны Европейского региона вместе с Европейским региональным бюро ВОЗ инициировали первый в истории процесс «Окружающая среда и здоровье», направленный на устранение наиболее серьезных экологических угроз для здоровья человека.

Вехами прогресса в достижении этой цели стала серия министерских конференций, проводимых каждые пять лет под эгидой Европейского регионального бюро ВОЗ. Эти конференции носят уникальный характер, поскольку собирают вместе представителей различных секторов для формирования политики и планирования конкретных мер в области окружающей среды и охраны здоровья в Европейском регионе.

Обновление общественного здравоохранения и перестройка оказания услуг требуют реформирования системы базового обучения и последующей профессиональной подготовки работников здравоохранения. Более гибкие, обладающие разносторонними навыками и ориентированные на коллективную работу кадры – это стержневой компонент систем здравоохранения, соответствующих реалиям XXI века. Это включает: предоставление услуг на бригадной основе, новые формы обслуживания (включая помощь на дому и долгосрочный уход), навыки в оказании поддержки по расширению прав и возможностей пациентов и самопомощи, а также совершенствование навыков стратегического планирования, управления, межсекторального сотрудничества и лидерства. Это также предполагает формирование инновационного стиля работы, с развитием новых форм сотрудничества между работниками общественного здравоохранения и медицинской помощи, так же как и между работниками системы охраны здоровья, социальных служб и других секторов. Мировой кризис кадровых ресурсов здравоохранения требует соблюдения Глобального кодекса ВОЗ по практике международного найма персонала здравоохранения.

Ключевое значение имеют разработка стратегий адаптации, повышение устойчивости структур к неблагоприятным внешним воздействиям и надежное прогнозирование и обеспечение готовности к чрезвычайным ситуациям в области общественного здравоохранения. Важно, чтобы стратегии отражали комплексный характер причинно-следственных связей и давали возможность оперативного реагирования, с применением инновационных методов, на непредвиденные события, например на вспышки инфекционных болезней. Международные медико-санитарные правила требуют от стран соблюдения межсекторального трансграничного подхода и учета множественных угроз при планировании готовности к чрезвычайным ситуациям в области общественного здравоохранения, а также создания необходимого потенциала для эффективного управления медико-санитарными аспектами чрезвычайных ситуаций и гуманитарных бедствий.

Приоритетная область 4. Повышение «прочности» местных сообществ и создание поддерживающей среды

Повышение устойчивости к внешним негативным воздействиям рассматривается как ключевой фактор в защите и укреплении здоровья и благополучия как на индивидуальном уровне, так и в сообществе. Возможности людей сохранять свое здоровье тесно связаны с условиями, в которых они рождаются, растут, трудятся и стареют. Важное значение имеет систематическая оценка влияний на здоровье, связанных со стремительным изменением условий окружающей среды (особенно в отношении технологий, труда, энергетики и урбанизации), по результатам которой следует предпринимать соответствующие меры, обеспечивающие полезный эффект для здоровья. Стойкие сообщества способны к проактивному реагированию на новые или неблагоприятные ситуации: они проявляют готовность к экономическим, социальным и экологическим сдвигам и более эффективно противостоят кризисам

Стратегическое руководство в интересах здоровья

Стратегическое руководство в интересах здоровья предполагает создание условий для совместных действий сектора здравоохранения и других секторов, государственных и частных структур, а также самих граждан во имя общих интересов. Для него требуются взаимоусиливающие стратегии, многие из которых относятся к секторам за пределами здравоохранения или вообще не входят в систему государственного управления, и эти стратегии должны опираться на структуры и механизмы, облегчающие сотрудничество.

Данная концепция дает прочное обоснование легитимности действий министров и министерств здравоохранения и служб общественного здравоохранения, выходящих за пределы своего сектора, и выполнения ими новых функций в процессах формирования стратегий, направленных на укрепление здоровья и благополучия.

Согласованность с глобальными процессами в области здравоохранения

Здоровье-2020 полностью согласовано с требованиями и инициативами глобальных процессов здравоохранения. Основы политики содержат глобальное видение, суть которого – помощь людям в достижении более высокого уровня здоровья, что находит свое отражение в процессе реформы ВОЗ.

и преодолевают трудности. Движение ВОЗ «Здоровые города и сообщества» дает множество примеров достижения такой стойкости, в частности путем вовлечения граждан и создания атмосферы общественной сопричастности к решению вопросов охраны здоровья. Аналогичный опыт демонстрируют и другие сети по различным типам средовых условий, такие как сети школ и рабочих мест, содействующих укреплению здоровья.

Сотрудничество между секторами экологии и здравоохранения имеет ключевое значение для защиты здоровья человека от рисков, связанных с опасной или загрязненной окружающей средой, и для обеспечения благоприятных условий социальной и физической среды. Вредные факторы окружающей среды являются одной из важнейших детерминант здоровья; многие нарушения здоровья связаны с экологическими факторами, такими как загрязнение атмосферы и изменение климата, и эти факторы, в свою очередь, взаимодействуют с социальными детерминантами здоровья. Благоприятные эффекты для здоровья, связанные с низкоуглеродной экономикой, а также дополнительная польза для здоровья при осуществлении экологических стратегий рассматриваются в контексте Рио+20 – Конференции ООН по устойчивому развитию. Страны начали разрабатывать стратегии, которые одновременно дают положительный эффект как для здоровья планеты, так и для здоровья людей, и признают, что объединенные усилия обоих секторов имеют ключевое значение для защиты здоровья человека от рисков, связанных с опасной или загрязненной окружающей средой.

Расширение междисциплинарного и межсекторального сотрудничества между такими областями, как здравоохранение, экология и ветеринария, повышает эффективность охраны общественного здоровья. Речь может идти, в частности, о следующем: принятие мер, направленных на полнообъемное соблюдение многосторонних экологических соглашений, а также рекомендаций Европейского процесса по окружающей среде и здоровью; активное расширение базы научных знаний; оценка воздействия на здоровье стратегий различных секторов, особенно тех, которые влияют как на здоровье, так и на окружающую среду; обеспечение непрерывного развития и адаптации услуг по охране окружающей среды и здоровья; стимулирование усилий по повышению уровня экологической ответственности в деятельности самого сектора здравоохранения.

Совместная работа: увеличение суммарного вклада благодаря партнерствам

Цели политики Здоровье-2020 будут достигнуты путем сочетания индивидуальных и коллективных усилий. Непременные условия для успеха – наличие общей задачи и широкие совместные усилия в масштабах всего общества в каждой стране: в них должны участвовать правительства, неправительственные организации, гражданское общество, частный сектор, наука и академическая сфера, работники здравоохранения, местные сообщества и все отдельные граждане.

Ключом для успеха политики Здоровье-2020 станет совместная работа государств-членов и ВОЗ с активным вовлечением

Здоровье-2020: основы европейской политики

Вклад ВОЗ

ВОЗ находится в процессе реформы, задача которой – внести вклад в улучшение здоровья и укрепление согласованности охраны здоровья в общемировом масштабе, нацелив Организацию на достижение целей совершенства, эффективности, отзывчивости, транспарентности и подотчетности.

Общая задача – осуществить переход от Организации, решающей частные задачи путем реализации серии технических программ, к Организации, которая обеспечивает получение конечного полезного эффекта, в тесном сотрудничестве с национальными органами, с помощью совместных и координированных усилий страновых офисов, региональных бюро, штаб-квартиры и ее удаленных подразделений, работающих как единая взаимосвязанная сеть.

Общее видение основ политики здоровье-2020

В нашем представлении Европейский регион ВОЗ должен быть таким регионом, где всем людям создаются возможности и предоставляется поддержка для полной реализации потенциала здоровья и достижения благополучия и где страны, по отдельности и сообща, принимают меры к сокращению несправедливостей в отношении здоровья как в масштабе Региона, так и за его пределами.

других партнеров. Важнейшее значение имеет тесное сотрудничество между Европейским региональным бюро ВОЗ, штаб-квартирой ВОЗ и другими регионами. В качестве фактора поддержки выступает вовлечение более широких региональных сетей и структур, таких как СНГ, Евразийское экономическое сообщество, страны Юго-Восточной Европы и ЕС.

Европейское региональное бюро ВОЗ выполнит свою уставную роль – действовать в качестве направляющего и координирующего органа для международной работы в сфере охраны здоровья в Европейском регионе. Бюро будет развивать и поддерживать эффективное сотрудничество с многочисленными партнерами и предоставлять техническую помощь странам. Оно будет привлекать широкий круг заинтересованных сторон, повышать согласованность политики, вносить вклад в разработку и реализацию общих стратегических платформ, обеспечивать обмен медико-санитарными данными, объединять силы в осуществлении эпиднадзора, а также поддерживать развитие новых типов сетевого и онлайнового сотрудничества. Региональное бюро будет действовать в качестве общеевропейского ресурса для консультативной поддержки и хранилища фактических данных об эффективных решениях, а также развивать и внедрять новые типы стратегий сотрудничества со странами.

Сотрудничество с ЕС обеспечивает прочную основу, открывает широкие возможности и приносит дополнительную пользу. В 27 странах ЕС, входящих в состав Региона, проходит процесс интеграции и кооперации по вопросам охраны здоровья на основе стратегии здравоохранения ЕС, политики по различным направлениям и юридических и финансовых механизмов для их реализации. Страны-кандидаты на вступление в ЕС, потенциальные кандидаты и страны, сотрудничающие в рамках Инструмента европейской политики соседства и партнерства, также активно приводят свое законодательство и практику в соответствие с правилами ЕС. Эти процессы могут сыграть важную роль в реализации политики Здоровье-2020. Одним из важных шагов в укреплении партнерства с ЕС явилось принятие совместной декларации Европейской комиссии и ВОЗ, содержащей шесть «дорожных карт» развития сотрудничества.

Также укрепляется сотрудничество между ВОЗ и другими международными организациями, активно действующими в Европейском регионе. Среди них такие структуры, как учреждения ООН, ОЭСР, Совет Европы, агентства и фонды в поддержку развития и ведущие неправительственные организации. Различные страны Региона вносят свой вклад и получают пользу от сотрудничества с международными организациями, что является ценным ресурсом в поддержку целей как политики Здоровье-2020, так и других секторов и организаций.

Важный источник поддержки – развитие связей с новыми типами партнерств в интересах здоровья, которые проводят активную деятельность на различных уровнях стратегического руководства в масштабах Региона. Инновационные механизмы сотрудничества, такие как Сеть здравоохранения Юго-Восточной Европы, «Северное измерение», Европейская сеть ВОЗ «Здоровые города», национальные сети «Здоровые города» и «Регионы за здоровье», субрегиональные сети в пределах СНГ и сети ВОЗ по укреплению здоровья в различных средовых условиях, включая школы, рабочие места, больницы и пенитенциарные учреждения

> **Дополнительная информация**
>
> Для обеспечения научной обоснованности аналитических заключений и предложений по конкретным действиям, представленных в Основах политики Здоровье-2020, по поручению ВОЗ проведен ряд научных исследований и проанализирован опыт стран. Результаты представлены в следующих документах:
>
> - Kickbusch I, Gleicher D. *Governance for health in the 21st century*. Copenhagen, WHO Regional Office for Europe, 2012.
> - *Report on social determinants of health and the health divide in the WHO European Region*. Copenhagen, WHO Regional Office for Europe (готовится к публикации).
> - McDaid D, Sassi F, Merkur S, eds. *Promoting health, preventing disease: the economic case*. Maidenhead, Open University Press (готовится к публикации в 2013 г.).
> - McQueen D et al., eds. *Intersectoral governance for health in all policies*. Copenhagen, WHO Regional Office for Europe, 2012.
> - Bertollini R, Brassart C, Galanaki C. *Review of the commitments of WHO European Member States and the WHO Regional Office for Europe between 1990 and 2010. Analysis in the light of the Health 2020 strategy*. Copenhagen, WHO Regional Office for Europe, 2012.

в масштабе Региона – все эти партнерства вносят значительный полезный вклад.

Сотрудничество с гражданским обществом позволит более эффективно продвигать в практику идеи политики Здоровье-2020. Многие добровольные организации и группы взаимоподдержки рассматривают решение вопросов, связанных со здоровьем, как существенную часть своей деятельности, многие услуги здравоохранения предоставляются в рамках семейного ухода, поддержки со стороны местного сообщества и самопомощи. Организации гражданского общества действуют на всех уровнях – от местного до глобального – и в значительной мере влияют на формирование повестки дня по вопросам здоровья и его социальных детерминант. Поэтому всемерное содействие их работе имеет важное значение для достижения полезных результатов на всех уровнях.

Поиск путей полезного вовлечения структур частного бизнеса при соблюдении этических принципов. Среди стран и внутри них имеется различное отношение к частному сектору в здравоохранении. Вместе с тем, частные коммерческие структуры все в большей мере влияют на каждый аспект жизни людей. Их влияние может как способствовать охране здоровья, так и подрывать эту деятельность. Важная задача – добиться более прочной приверженности частного сектора интересам охраны здоровья и приветствовать и поощрять проявления социальной ответственности со стороны частных структур.

Здоровье-2020 – общие цели и общая ответственность

Здоровье-2020 – это основа политики, позволяющая адаптацию и обладающая практической направленностью. Она представляет собой уникальную платформу для совместного накопления знаний и обмена экспертизой и опытом между странами. Она признает, что каждая страна уникальна и что страны будут идти к общим целям разными путями. Они будут использовать различные отправные точки и подходы, но объединены общей задачей. Колоссальное значение имеет политическая приверженность этому процессу, нашедшая свое выражение в установленных странами региональных целевых ориентирах.

Во взаимозависимом мире неизмеримо возрастает важность совместных действий стран. Сегодня множество сложных глобальных и региональных воздействий является источником серьезных вызовов для здоровья людей и его детерминант. По сравнению с прошлым, сегодня все больше людей могут рассчитывать на улучшение своего здоровья, однако ни одна страна не в состоянии полностью использовать потенциал инноваций и реформ и решить проблемы здоровья и благополучия, опираясь только на собственные силы.

Будущее процветание отдельных стран и Региона в целом зависит от решимости и способности воспользоваться открывающимися возможностями для улучшения здоровья и повышения благосостояния нынешних и будущих поколений. **Политика Здоровье-2020 призвана служить мощным средством поддержки министерств здравоохранения в их работе по привлечению ключевых заинтересованных сторон к совместным усилиям, направленным на улучшение здоровья жителей Европейского региона.**

Здоровье-2020:
основы политики и стратегия

Содержание

Предисловие ... 33

Здоровье-2020 – введение ... 37

Часть 1. Здоровье-2020: придание нового импульса мерам по обеспечению охраны здоровья и благополучия – общая ситуация и движущие силы ... **43**

Обеспечение широкого охвата: почему охрана здоровья важна для всего общества и для всех органов государственной власти ... 44

Ценности, лежащие в основе политики Здоровье-2020 ... 47

Возникающие движущие силы, демография и эпидемиология, а также социальные, технические и экономические аргументы в пользу необходимости действовать ... 51

Часть 2. Здоровье-2020: применение научно обоснованных стратегий, дающих положительные результаты, и ключевые заинтересованные стороны ... **73**

Введение ... 74

Целевые ориентиры ... 74

Воздействие на взаимодействующие детерминанты здоровья ... 76

Улучшение здоровья для всех и сокращение неравенств в отношении здоровья ... 76

Опора на факты – комплексный подход, предполагающий поиск новых знаний ... 79

Интегрирование нового мышления на основе достижений социальных и поведенческих наук и стратегического социального маркетинга ... 81

Стратегическое руководство в интересах здоровья в XXI веке ... 81

Совместная работа над решением общих приоритетных задач здравоохранения ... 85

Инвестирование в здоровье на всех этапах жизни человека и расширение прав и возможностей граждан ... 86

Принятие мер по снижению бремени основных болезней в Европе ... 109

Укрепление ориентированных на человека систем здравоохранения, развитие потенциала охраны общественного здоровья, а также повышение готовности и совершенствование эпиднадзора и реагирования при чрезвычайных ситуациях ... 132

Безопасность общественного здоровья, Международные медико-санитарные правила, готовность и реагирование при чрезвычайных ситуациях в области общественного здравоохранения ... 153

Обеспечение прочности местных сообществ и создание поддерживающей среды для здоровья ... 156

Часть 3. Здоровье-2020: повышение эффективности реализации – требования, подходы и непрерывное обучение **173**

Введение 174

Реализация намеченного: сложные задачи, стоящие перед руководителями, отвечающими за проведение политики 174

Лидерство, включая укрепление роли министров здравоохранения и сектора здравоохранения 176

Разработка, реализация и оценка национальных и субнациональных программ, стратегий и планов с использованием вклада различных секторов 177

Увеличение суммарного вклада благодаря партнерствам в интересах здоровья 179

Формирование ответственности всего государства и общества за работу по охране здоровья 182

Мониторинг, оценка и приоритетные направления научных исследований в области общественного здравоохранения 194

Охрана здоровья – на перекрестке вызовов XXI века 196

Активная роль, которую призвана играть ВОЗ 197

Взгляд в будущее 198

Библиография 200

Приложение. Глоссарий основных понятий и терминов, использованных в Здоровье-2020: рабочие определения и пояснительные комментарии 217

Предисловие

Мне доставляет большую радость предложить вашему вниманию основы европейской политики здравоохранения Здоровье-2020. Главы государств и правительств, мэры городов, разработчики политики, специалисты здравоохранения и общественные активисты — для любого из вас в Здоровье-2020 найдутся сведения, которые помогут принимать более обоснованные и мудрые решения с учетом аспектов здоровья, безопасности и экономической целесообразности.

Государства-члены Европейского региона ВОЗ в сентябре 2012 г. единодушно утвердили политику Здоровье-2020, изложенную в двух документах (оба включены в данную публикацию). Из документа, озаглавленного «Здоровье-2020: основы европейской политики в поддержку действий всего государства и общества в интересах здоровья и благополучия» политические деятели и ведущие руководители, занимающиеся вопросами реализации практических стратегий, могут почерпнуть ключевые ценности и научно обоснованные стратегические рекомендации, необходимые для претворения в реальную жизнь подходов Здоровье-2020. Развернутая версия под названием «Здоровье-2020: основы политики и стратегия» содержит более детальные сведения, касающиеся фактической аргументации и практической работы по проблемам здоровья и благополучия. Она предназначена для специалистов, занимающихся вопросами формирования политики и ее реализации на оперативных уровнях. Она также призвана служить ценным ресурсом для активистов, отстаивающих интересы охраны здоровья, а также научных и практических работников, которые нуждаются в более детальных сведениях для формулирования рекомендаций для действий в относительно краткосрочном плане. Более того, мы планируем, что эта развернутая версия станет постоянно обновляемым пособием, указывающим на изменения фактических данных и практики с пользой для всех, кто вовлечен в процессы разработки и реализации политики — как в здравоохранении, так и в других секторах.

Для того чтобы собрать воедино все наилучшие объективные данные, Европейское региональное бюро ВОЗ активно сотрудничало с сотнями организаторов здравоохранения, экономистов и других экспертов по широкому кругу академических дисциплин из различных стран Европейского региона и за его пределами. Этим специалистам было предложено не просто описать проблемы, но, что немаловажно, показать на фактических данных, какие методы и подходы «работают», а какие нет при решении сегодняшних нелегких задач в области здравоохранения в различных странах Европейского региона. В центре внимания политики — стремление добиться того, чтобы достижения в плане общего улучшения показателей здоровья, достигнутые в масштабе Европейского региона за последние десятилетия, были в более равной степени распределены между всеми людьми.

В разработке данной научно обоснованной концепции были использованы результаты ряда недавно выполненных заказных исследований — по таким вопросам, как пути сокращения несправедливых различий, социальные детерминанты здоровья, механизмы стратегического руководства, экономические аспекты профилактики болезней и укрепления здоровья. Благодаря этому, основы политики Здоровье-2020 стали уникальным средоточием наилучших имеющихся фактических данных в области политики общественного здравоохранения.

В консультативном процессе по политике Здоровье-2020 приняли участие руководящие органы Европейского регионе ВОЗ, прежде всего Европейский региональный комитет ВОЗ. Принятие этой политики на сессии

Регионального комитета в сентябре 2012 г. стало важной вехой в деле улучшения здоровья в масштабе Региона. В консультациях также участвовали государства-члены Региона — различными путями, с использованием своих многоуровневых механизмов государственного руководства и с привлечением профессиональных и общественных кругов. Важная роль в консультативном процессе принадлежала гражданскому обществу, а также сетям ВОЗ, включая «Здоровые города» и «Регионы за здоровье». Здоровье-2020 четко указывает на горизонтальный, коллективный и сетевой характер современного стратегического руководства в интересах здоровья, и поэтому принимались все меры к тому, чтобы с максимальной полнотой отразить эти принципы в процессе разработки данной политики.

Наша неизменная цель — дать научное обоснование для действий: увлечь и воодушевить всех тех, чье активное участие необходимо сегодня и в будущем. В этом плане предлагаемые основы политики содержат анализ как проблем, так и возможностей и призваны служить инструментом для определения дальнейших путей развития. Слишком часто в разных странах Региона имеющиеся возможности остаются нереализованными, высказываются опасения, что развивающийся экономический кризис создает серьезную угрозу для современных достижений в области общественного здравоохранения. Мы по-прежнему вкладываем слишком мало ресурсов в укрепление здоровья и профилактику болезней по сравнению с лечебной помощью. Политика Здоровье-2020 настойчиво призывает к изменению этого баланса в пользу вмешательств, направленных на первичные, причинные факторы, с тем чтобы предупредить последующее развитие социального и экономического бремени, связанного с поздними стадиями болезней и с инвалидностью.

Политика Здоровье-2020 включает следующие ключевые положения и задачи:

- новые подходы коллективного лидерства в целях объединения усилий различных партнеров и мобилизации широкой политической и общественной поддержки делу охраны и улучшения здоровья людей;
- систематический анализ новых функций и возможностей лидерства для более эффективного налаживания прочных контактов с другими действующими субъектами как в системе государственного управления, так и вне ее, в целях коллективной выработки общих решений;
- пути формулирования экономической аргументации в пользу инвестирования в охрану здоровья, включая объективное обоснование полезности и эффективные подходы к реализации принципа учета интересов здоровья в политике всех секторов;
- пути расширения прав и возможностей граждан и пациентов в качестве ключевых условий для улучшения показателей здоровья, функционирования систем здравоохранения и повышения удовлетворенности качеством услуг;
- эффективные пути использования возможностей, в том числе новых технологий, для сетевого общения, партнерства и коммуникации;
- общий региональный механизм для обеспечения и поддержания единства и согласованности высказываемых положений в пределах сообщества охраны здоровья;
- выявление пробелов в знаниях и определение приоритетных направлений научных исследований;
- создание постоянно действующей платформы коммуникации для обмена практическим опытом среди руководителей, определяющих политику, и поборников общественного здравоохранения в масштабе Региона;

- пристальное внимание к вопросам здоровья и благополучия как важных факторов социально-экономического развития.

Региональное бюро будет всемерно поддерживать процесс адаптации подходов, заложенных в политике Здоровье-2020, на уровне стран по следующим направлениям:

- оказание помощи в анализе медико-санитарной ситуации в странах, выявление ресурсов и потребностей, а также предоставление рекомендаций по приоритетам политики, путям ее внедрения и оценке эффективности;
- активное содействие, на уровне президентов, премьер-министров и всех секторов и заинтересованных деятелей в странах, созданию механизмов для внедрения общегосударственного подхода, принципа участия всего общества и мониторинга прогресса;
- по мере необходимости и наличия запросов, помощь в наращивании институционально-кадрового потенциала в области лидерства, стратегического руководства, вовлечения партнеров и коммуникации.

Здоровье-2020 — это политика ВОЗ и, вместе с тем, политика для всех. В ее основе лежит многолетний глобальный и региональный опыт формирования стратегических основ, и она полностью согласована с процессом реформы ВОЗ. Региональное бюро будет активно продвигать и поддерживать ее внедрение в государствах-членах. Однако, опираясь лишь на свои силы, ВОЗ не сможет добиться того, чтобы основы этой политики стали краеугольным камнем здравоохранения в интересах улучшения здоровья и повышения уровня благополучия — для этого необходимо участие многочисленных партнеров, к сотрудничеству с которыми ВОЗ будет стремиться. Совместными усилиями мы сможем обеспечить более полное соответствие проводимой политики и стратегического руководства современным потребностям в области здравоохранения, во имя здоровья и благополучия нынешнего и будущих поколений.

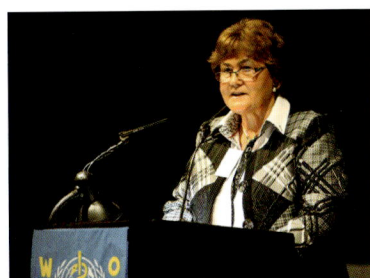

Жужанна Якаб
Директор Европейского регионального бюро ВОЗ

Здоровье-2020 – введение

Все 53 государства-члена Европейского региона ВОЗ приняли единодушное решение о создании новых общих основ политики – Здоровье-2020.

Их общие цели заключаются в том, чтобы

> …значительно улучшить здоровье и повысить уровень благополучия населения, сократить неравенства в отношении здоровья, укрепить общественное здравоохранение и обеспечить наличие устойчивых систем здравоохранения, ориентированных на нужды людей и характеризующихся высоким качеством помощи и соблюдением принципов всеобщего охвата населения, социальной справедливости и устойчивости.

В основах политики Здоровье-2020 учитывается разнообразие стран Региона

Основы политики Здоровье-2020 обращены к различным аудиториям – как в государственных органах, так и вне их – воодушевляя их и предлагая оптимальные пути для решения комплексных задач охраны здоровья в XXI веке. В этих новых основах политики и стратегии определены два главных стратегических направления и соответствующие им четыре стратегические приоритетные области действий. Опираясь на опыт реализации предшествующих стратегий «Здоровье для всех», они обеспечивают направляющее руководство для деятельности как государств-членов, так и Европейского регионального бюро ВОЗ. Настоящий документ представляет собой дополнение к документу «Здоровье-2020: основы европейской политики в поддержку действий всего государства и общества в интересах здоровья и благополучия», который является частью данной публикации.

Здоровье – это важнейший общественный ресурс и ценное достояние

Хорошее здоровье людей выгодно всем секторам и всему обществу – это важнейший ресурс. Здоровье и благополучие необходимы для экономического и социального развития и имеют важнейшее значение в жизни каждого человека, семьи и сообщества. Нездоровье ведет к утрате жизненного потенциала, приводит к отчаянию и истощению ресурсов во всех секторах. Наличие у людей возможностей для контроля за своим здоровьем и его детерминантами способствует развитию сообществ и улучшению здоровья людей. Без активного участия самих людей многие возможности для укрепления и защиты их здоровья утрачиваются. Это делает необходимым использование моделей сотрудничества, основанных на общих приоритетах с другими секторами (например, качество образования, социальная интеграция и сплоченность, гендерное равенство, сокращение масштабов нищеты, а также жизнестойкость и благосостояние общества). Действия, направленные на детерминанты здоровья, представляющие собой показатели деятельности этих секторов, приводят к получению дополнительных социальных благ и соответствующих экономических преимуществ.

Факторы, лежащие в основе процветания и благополучия общества, могут также положительно влиять на здоровье людей

Стратегии, учитывающие этот принцип, являются более эффективными. Справедливый доступ к образованию, хорошей работе, наличие благоустроенного жилья и достойный уровень дохода – все это способствует поддержанию здоровья. Хорошее состояние здоровья способствует повышению производительности труда и эффективности трудовых ресурсов, более здоровому старению и сокращению расходов на пособия в связи с потерей трудоспособности и на социальную помощь. Наиболее надежный путь для обеспечения здоровья и благополучия населения – совместная работа всех секторов государства, направленная на социальные и индивидуальные детерминанты здоровья. Хорошее состояние здоровье может способствовать экономическому подъему и развитию.

Эффективность здравоохранения и экономическая эффективность взаимосвязаны

В целом, в Европейском регионе ВОЗ за последние десятилетия произошло значительное улучшение состояния здоровья населения, однако это было достигнуто не везде и не для всех в одинаковой степени. Многие группы и географические регионы остались позади, и во многих случаях по мере снижения экономического роста разрывы по показателям здоровья углубляются как между странами, так и в пределах самих стран. Отдельные группы населения, такие как рома (цыгане) и некоторые сообщества мигрантов, страдают в непропорционально большей степени. Изменение характеристик заболеваемости, демографии и миграции может существенно затормозить прогресс в области здравоохранения и благосостояния, если оставить этот вопрос без внимания. Экспоненциальный рост хронической заболеваемости и психических расстройств, недостаточный уровень социальной сплоченности, экологические угрозы и финансовая неопределенность еще больше затрудняют работу по улучшению здоровья и угрожают устойчивости систем здравоохранения и социального обеспечения. Необходимы решительные и инновационные ответные меры.

Прочная ценностная основа: достижение возможно высшего уровня здоровья

Политика Здоровье-2020 базируется на ценностях, заложенных в Уставе ВОЗ: «Обладание наивысшим достижимым уровнем здоровья является одним из основных прав всякого человека» *(1)*. Страны Региона признают право на здоровье и привержены принципам всеобщего и равного доступа и солидарности как ценностям, лежащим в основе организации и финансирования их систем здравоохранения. Их цель – достижение людьми наивысшего уровня здоровья вне зависимости от их этнической принадлежности, пола, возраста, социального положения или платежеспособности. Они также придерживаются таких принципов, как справедливость и устойчивость, качество, прозрачность и подотчетность, право на участие в принятии решений и защита человеческого достоинства.

Веские социальные и экономические причины в пользу действий

Трудности, с которыми сталкиваются правительства в связи с расходами на здравоохранение, сегодня больше, чем когда-либо ранее. Во многих странах как никогда велика доля государственного бюджета, расходуемая на здравоохранение, при этом расходы на медико-санитарную помощь растут быстрее, чем национальный доход. Однако данные во многих странах указывают на отсутствие корреляции между расходами и конечными результатами в отношении здоровья. Многие системы оказываются не в состоянии сдерживать расходы в условиях, когда финансовое давление на секторы здравоохранения и социального обеспечения все больше затрудняет поддержание должного баланса в интересах охраны здоровья. Многие статьи расходов увеличиваются также под влиянием роста предложения со стороны поставщиков; речь идет о новых методах лечения и технологиях и о том, что люди все в большей мере ожидают защиты от рисков для здоровья и доступа к высококачественным услугам здравоохранения. Любое реформирование этих систем должно учитывать наличие глубоко укоренившихся экономических и политических интересов, а также социальной и культурной оппозиции. Министры здравоохранения не могут разрешить все эти трудности, опираясь лишь на собственные силы.

Реальные преимущества и новые возможности

Благодаря принятию эффективных стратегий можно получить реальную пользу для здоровья людей при умеренных расходах и в условиях ограниченности ресурсов. Растущий объем научных данных об экономических аспектах профилактики заболеваний демонстрирует возможности сдерживания расходов на здравоохранение – но только при условии одновременного сокращения неравенств в отношении здоровья по всему социальному градиенту и оказания поддержки людям, которые находятся в наиболее уязвимом положении. В настоящее время правительства расходуют лишь незначительную долю бюджета здравоохранения на профилактику болезней – около 3 % в странах Организации экономического сотрудничества и развития (ОЭСР) – и не ведут систематической работы по сокращению неравенств. Во многих странах бюджеты и стратегии вне сектора здравоохранения в настоящее время не уделяют должного внимания вопросам охраны здоровья или обеспечения справедливости. С другой стороны, социальные и технические достижения, особенно в области информации, коммуникации и средств социального общения, открывают новые важные возможности для улучшения показателей здоровья.

Расходы можно сократить путем эффективного использования ресурсов в самом секторе здравоохранения

Европейские системы здравоохранения стоят перед необходимостью улучшения показателей своей деятельности и реагирования на новые вызовы. Реконфигурация услуг, сфер ответственности, изменение стимулов и схем финансирования, а также обеспечение рентабельности капиталовложений могут позволить получить большую отдачу от вложенных средств. Системы здравоохранения, как и другие секторы, должны адаптироваться к меняющимся условиям и развиваться. Это находит свое подтверждение в документах по политике здравоохранения таких организаций, как Европейский союз (ЕС) и ОЭСР.

В глобализованном мире страны должны все в большей мере работать совместно над решением многих ключевых задач здравоохранения

Это требует сотрудничества, выходящего за пределы национальных границ. Данный принцип подчеркивается во многих международных соглашениях, таких как Международные медико-санитарные правила, Рамочная конвенция ВОЗ по борьбе против табака и Дохинская декларация по интеллектуальной собственности и общественному здравоохранению.

Здоровье как одно из основных прав человека

Впервые право на здоровье было провозглашено в 1948 г. в преамбуле Устава ВОЗ *(1)*, а затем в этом же году в статье 25 Всеобщей декларации прав человека *(2)*. В 1976 г. вступил в силу Международный пакт об экономических, социальных и культурных правах *(3)*, в Статье 12 которого было подтверждено право каждого человека на обладание наивысшим достижимым уровнем здоровья в соответствии с международным правом.

Уровень здоровья, ведущий к социально активной и экономически продуктивной жизни

В мае 1977 г. государства-члены ВОЗ определили, что главной целью правительств и ВОЗ в социальной сфере должно быть достижение к 2000 г. всеми гражданами мира «такого уровня здоровья, который позволит им вести социально активную и экономически продуктивную жизнь» *(4)*. После этого в 1978 г. была принята Алма-Атинская декларация о первичной медико-санитарной помощи *(5)*. В рамках этого глобального движения государства-члены Европейского региона ВОЗ на тридцатой сессии Европейского регионального комитета, которая состоялась в сентябре 1980 г. в г. Фес (Марокко), утвердили первую общую политику здравоохранения – Европейскую стратегию достижения здоровья для всех.

В мае 1981 г. на Тридцать четвертой сессии Всемирной ассамблеи здравоохранения государства-члены ВОЗ приняли эту цель, которая была включена в Глобальную стратегию по достижению здоровья для всех *(6)* и в которой подчеркивалась необходимость достижения всеми странами наивысшего возможного уровня здоровья как одного из основных прав человека и важное значение соблюдения этических принципов при выработке политики здравоохранения, проведении научных исследований в области здравоохранения и оказании медицинских услуг.

В 1998 г. Всемирная ассамблея здравоохранения приняла Всемирную декларацию по здравоохранению *(7)*, в которой заявила:

> Мы, государства-члены Всемирной организации здравоохранения (ВОЗ), вновь подтверждаем нашу приверженность принципу, провозглашенному в ее Уставе, который гласит, что обладание наивысшим достижимым уровнем здоровья является одним из основных прав каждого человека, и, действуя таким образом, мы подтверждаем достоинство и ценность каждого человека, а также равные права, равные обязанности и равную ответственность всех в отношении здоровья.

Пересмотр и обновление политики

Эта приверженность соблюдению права на здоровье, проявляемая на глобальном и региональном уровне, связана с благородным идеалом. Для того чтобы успешно преодолеть нынешние трудности и воспользоваться новыми благоприятными возможностями, настало время всесторонне и критически пересмотреть существующие механизмы стратегического руководства в интересах здоровья, политику здравоохранения, структуры общественного здравоохранения и систему предоставления медико-санитарной помощи. Настало время обновить европейскую политику здравоохранения и решать вопросы обеспечения права человека на здоровье в контексте того, что нам известно и что может быть достигнуто в области укрепления и поддержания здоровья населения. Этими достижениями в максимально возможной степени должны пользоваться все люди. Для их реализации потребуются новые и радикально иные формы и методы лидерства и стратегического руководства в интересах здоровья.

Устойчивое развитие – обеспечение взаимосвязи между решением социальных, экологических и экономических проблем и принятием мер по преодолению неравенств

Основной принцип устойчивого развития состоит в том, что нынешнее поколение не должно ставить под угрозу окружающую среду, в которой будут жить последующие поколения. Этот принцип точно так же относится к здравоохранению, как и к другим секторам. Социальные и экономические неравенства, передаваемые последующим поколениям, приводят к неоправданно продолжительному сохранению неравенств в отношении здоровья. Суть того, чего стремится достичь политика Здоровье-2020, заключается в обеспечении большей справедливости в отношении здоровья, включая как устранение неравенств между поколениями, так и передачи проблемы неравенства следующим поколениям. Стратегии достижения равенства в отношении здоровья и обеспечения устойчивого развития должны осуществляться одновременно, отражая взаимосвязь между социальными, экологическими и экономическими аспектами окружающей среды и соблюдением справедливости по отношению к будущим поколениям.

Эти принципы отражены в принятой в 2011 г. Рио-де-Жанейрской политической декларации по социальным детерминантам здоровья *(8)*, в которой говорится:

> Мы вновь подтверждаем, что несправедливости в отношении здоровья внутри стран и между странами являются политически, социально и экономически неприемлемыми, а также дискриминационными и в значительной мере предотвратимыми, и что содействие справедливости в отношении здоровья является важным для устойчивого развития и лучшего качества жизни и благополучия для всех, что, в свою очередь, способствует миру и безопасности.

Далее настоящий документ разделяется на три части:

- Часть 1. Здоровье-2020: придание нового импульса мерам по обеспечению охраны здоровья и благополучия – общая ситуация и движущие силы
- Часть 2. Здоровье-2020: применение научно обоснованных стратегий, дающих положительные результаты, и ключевые заинтересованные стороны
- Часть 3. Здоровье-2020: повышение эффективности реализации – требования, подходы и непрерывное обучение.

Часть 1

Здоровье-2020: придание нового импульса мерам по обеспечению охраны здоровья и благополучия – общая ситуация и движущие силы

Обеспечение широкого охвата: почему охрана здоровья важна для всего общества и для всех органов государственной власти

В данном разделе подробно рассматриваются цели, на достижение которых направлена политика Здоровье-2020, а также общие условия и детерминанты, определяющие сегодня уровень здоровья и благополучия, и некоторые социальные, технические и экономические движущие силы, тенденции и благоприятные возможности.

Общее видение, цели, стратегические задачи и приоритеты политики Здоровье-2020

Европейское региональное бюро ВОЗ и все пятьдесят три государства-члена Европейского региона выражают совместную приверженность новым общим основам политики Здоровье-2020. Предлагаемое общее видение политики Здоровье-2020 (Вставка 1) согласуется как с концепцией здоровья как одного из прав человека, так и с сокращением существующих в настоящее время неравенств в отношении здоровья. Политика Здоровье-2020 также не противоречит существующим обязательствам, принятым государствами-членами, включая Декларацию тысячелетия Организации Объединенных Наций *(9)* и Цели в области развития (ЦТР), сформулированные в этой декларации *(10)*, которые содержат видение такого мира, где страны трудятся вместе как партнеры с целью улучшения жизни всех людей, особенно тех, кто находится в наиболее неблагоприятном положении.

> **Вставка 1. Общее видение политики Здоровье-2020**
>
> Европейский регион ВОЗ должен быть таким регионом, где всем людям создаются возможности и предоставляется поддержка для полной реализации своего потенциала здоровья и достижения благополучия и где страны по отдельности и сообща принимают меры к сокращению неравенств в отношении здоровья как в масштабе Региона, так и за его пределами

Основы политики Здоровье-2020 могут быть приняты и адаптированы к различным реалиям в странах, образующих Европейский регион. В этом документе описано, как можно повышать, поддерживать и оценивать уровень здоровья и благополучия с помощью таких мер, благодаря которым создаются условия для социальной сплоченности, безопасности, разумного сочетания работы и жизни, хорошего здоровья и хорошего образования. Документ обращен ко многим различным заинтересованным субъектам, действующим как в системе государственного управления, так и вне ее, побуждая их к преодолению комплексных проблем охраны здоровья в XXI веке и направляя эту деятельность. В нем вновь подтверждаются ценности и определяются стратегические направления и необходимые действия, основанные на фактических данных. Основы политики, опирающиеся на опыт предшествующей стратегии «Здоровье для всех», служат руководством к действию для государств-членов и Европейского регионального бюро ВОЗ.

Общее видение соотносится с высоким идеалом. Оно должно быть воплощено в достижимую цель, которая представлена ниже (Вставка 2).

> **Вставка 2. Общие цели политики Здоровье-2020**
>
> Значительно улучшить здоровье и повысить уровень благополучия населения, сократить неравенства в отношении здоровья, укрепить общественное здравоохранение и обеспечить наличие устойчивых систем здравоохранения, ориентированных на нужды людей и характеризующихся высоким качеством помощи и соблюдением принципов всеобщего охвата населения, социальной справедливости и устойчивости

В политике Здоровье-2020 признается, что успешно действующие правительства добьются реальных улучшений в состоянии здоровья и уровне благополучия населения, если будут следовать общегосударственному подходу и обеспечат интегрирование действий в двух основных стратегических направлениях (Вставка 3).

> **Вставка 3. Две основные стратегические задачи политики Здоровье-2020**
>
> - Улучшение здоровья для всех и сокращение неравенств в отношении здоровья
> - Совершенствование лидерства и коллективного стратегического руководства в интересах здоровья

В основах политики Здоровье-2020 предлагаются четыре приоритетные области стратегических действий (Вставка 4).

> **Вставка 4. Четыре приоритетных направления действий политики Здоровье-2020**
>
> - Инвестирование в здоровье на всех этапах жизни человека и расширение прав и возможностей граждан
> - Решение наиболее актуальных проблем Региона, касающихся неинфекционных и инфекционных заболеваний
> - Укрепление ориентированных на человека систем здравоохранения, потенциала охраны общественного здоровья, а также готовности к чрезвычайным ситуациям, эпиднадзора и реагирования
> - Обеспечение устойчивости местных сообществ и создание поддерживающей среды

Здоровье и благополучие – состояние отдельного человека и ресурс общества

Здоровье и благополучие являются общественным благом и ценным достоянием для человеческого развития и имеют важнейшее значение в жизни каждого человека, семей и сообществ. Хорошее состояние здоровья отдельного человека – это динамическое состояние физического, душевного и социального благополучия. Это намного больше, чем просто отсутствие болезней или недугов. Для сообществ хорошее здоровье – это ресурс и потенциал, позволяющий построить сильное, динамично развивающееся общество, в котором раскрываются творческие способности людей (Вставка 3). Здоровье и благополучие включают в себя физические, когнитивные, эмоциональные и социальные аспекты. На них влияет целый спектр биомедицинских, психологических, социальных, экономических и экологических факторов, которые различным образом взаимосвязаны на разных этапах жизни людей.

В последние десятилетия состояние здоровья населения в Европейском регионе ВОЗ значительно улучшилось. Получены новые знания, касающиеся детерминантов здоровья, в сочетании с лучшим пониманием механизмов, посредством которых распределение ресурсов и возможности самоопределения внутри общества влияют на здоровье и неравенства в отношении здоровья и обуславливают их. Происходят изменения в ширине и глубине охвата имеющихся технологий.

Показатели здравоохранительной деятельности и экономические показатели стали взаимосвязанными. Являясь одним из крупнейших экономических секторов во всех странах со средним и высоким уровнями дохода, сектор здравоохранения нуждается в более эффективном управлении его ресурсами. Это имеет важное значение не только в связи с тем, как сектор здравоохранения влияет на здоровье людей, но также с учетом его значимости для экономики отдельных стран и международной экономики. Это один из крупнейших работодателей и землевладельцев, это сектор-строитель и сектор-потребитель. В этих ролях отражаются – и нередко усиливаются – несправедливости, существующие в обществе в целом. Сектор здравоохранения также играет важнейшую роль в области научных исследований и инноваций, и он все в большей степени становится одним из секторов, где происходит конкурентная борьба за людские ресурсы, идеи и продукцию в международном масштабе. Его значимость будет продолжать возрастать, и при этом будет усиливаться уровень его ответственности за внесение вклада в достижение более широких целей общества, включая поддержку мер, призванных оказать положительное воздействие на более широкие детерминанты здоровья, и ведение деятельности, являющейся примером для других.

Благополучие

Начиная с 1990 г. Организация Объединенных Наций регулярно оценивает благополучие стран при помощи «индекса развития человеческого потенциала», чтобы «[переместить] акцент экономики развития с учета национального дохода на стратегии, ориентированные на людей». Начиная с *Доклада о развитии человека 2010 г. (11)* в индекс человеческого развития стали входить три аспекта долгой и здоровой жизни: ожидаемая продолжительность жизни при рождении; доступ к знаниям, среднее число лет обучения и ожидаемое число лет обучения; и достойный уровень жизни, определяемый валовым национальным доходом на душу населения (скорректированным с учетом паритета покупательной способности).

Идея создания социального богатства и обеспечения социального роста вместо направления всех усилий лишь на экономический рост (измеряемого лишь показателями валового национального дохода) уже на протяжении ряда лет стоит в повестке дня международного сообщества. Проведенные в последние годы научные исследования показали, что беспрецедентное экономическое процветание, достигнутое в последние 35 лет, отнюдь не всегда и не всем дает возможность чувствовать себя лучше или счастливее как личностям или как сообществам людей. Объем производства материальных благ в последние десятилетия во многих странах вырос, однако уровни субъективного ощущения благополучия и счастья остались прежними, а неравенство увеличилось.

Само благополучие все чаще становится предметом исследования. Оно фигурирует уже в определении здоровья, которое дала ВОЗ в 1948 г., хотя в своих докладах о состоянии здоровья населения ВОЗ обычно уделяет основное внимание показателям смертности, заболеваемости и инвалидности, что отчасти объясняется большей легкостью получения информации по этим показателям. Однако сегодня стратегии обеспечения благополучия населения рассматриваются как одно из возможных направлений для переориентации целей государственной политики в XXI веке. Принятый в политике Здоровье-2020 целостный подход к здоровью, где основное внимание уделяется потребностям здоровых людей и предлагаются пути мониторинга целевых показателей здоровья в странах Европы, делает исследование вопроса о том, как можно определить и оценить благополучие в контексте здоровья, жизненно важной задачей.

В данной области предпринимаются многочисленные инициативы на международном уровне и на уровне стран, наблюдается рост объемов аналитических исследований, вырабатываются новые знания и приобретается опыт. Например, «Инициатива за лучшую жизнь» ОЭСР направлена на изучение благополучия как в настоящее время (качество жизни и материальные условия жизни), так и в будущем (с точки зрения устойчивости). Проводятся научные исследования в странах Европейского союза (ЕС): проект COURAGE («Совместное исследование проблем старения в Европе») представляет собой исследование, направленное на оценку состояния здоровья и показателей, связанных со здоровьем, у стареющего населения. Базирующаяся в Австралии «Международная группа по изучению благополучия» показала, что использование данных со слов респондентов о субъективном ощущении благополучия дает аналогичные результаты, например в обследованиях индекса благополучия организации Australian Unity. В свою очередь, ВОЗ, стремясь внести свой вклад в эту область публикаций и практического опыта, в настоящее время разрабатывает каталог существующих инициатив и заказывает проведение аналитических работ с целью выработки определения благополучия, его областей, показателей и целевых параметров, а также вариантов форм продолжения этой работы.

Складывается единое мнение о том, что самыми важными характеристиками всеобъемлющей модели оценки благополучия являются ее многомерность и сочетание субъективных и объективных критериев. Для того чтобы благополучие было принято в качестве одной из целей государственной политики и стратегий, нужно, чтобы оно было измеримым. Евростат подчеркивает, что в деле выработки политики очень важно работать с такой моделью благополучия, которая охватывает «все аспекты благополучия, включая критерии конечных результатов, личностные характеристики, факторы внешнего „контекста" и меры того, что люди обычно „делают" с этими характеристиками и „общественными" условиями» *(12)*.

Ценности, лежащие в основе политики Здоровье-2020

Политика Здоровье-2020 базируется на ценностях, заложенных в Уставе ВОЗ, которыми являются обладание наивысшим достижимым уровнем здоровья и здоровье как одно из прав человека. Эти ценности выражены в Уставе следующим образом:

> «Обладание наивысшим достижимым уровнем здоровья является одним из основных прав всякого человека…»

Этот тезис получает все большее признание в качестве ключевого для охраны здоровья населения и является неотъемлемым элементом подхода к стратегическому руководству.

К числу более конкретных ценностей политики Здоровье-2020 относятся безусловное признание и практическое соблюдение права человека на здоровье и принципов солидарности, справедливости и устойчивости. Эти ценности включают ряд других положений, имеющих важное значение в Европейском регионе, а именно: всеобщий доступ, социальная справедливость, право на участие в принятии решений, защита человеческого достоинства, автономность, отсутствие дискриминации, прозрачность и подотчетность.

Важно отметить, что право на здоровье означает, что государство должно создавать такие условия, при которых каждый может обладать максимально возможным уровнем здоровья *(13)*. Диапазон таких действий широк – от обеспечения наличия, приемлемости по стоимости и физической доступности услуг здравоохранения до мер, принимаемых в общественном здравоохранении с целью обеспечения здоровых и безопасных условий труда, адекватного жилья и полноценного питания и других условий для охраны и укрепления здоровья. Граждане, в свою очередь, должны понимать ценность своего здоровья и активно способствовать укреплению здоровья во всем обществе.

Подход к охране здоровья с позиции соблюдения прав человека представляет собой принцип стратегического руководства, которое направлено на реализацию права на здоровье и других прав, связанных со здоровьем, на основе ответственности всего общества и всей системы государственного управления на всех уровнях. Общее понимание подхода с позиции соблюдения прав человека на уровне Организации Объединенных Наций было согласовано в 2003 г., а в 2005 г. на Всемирном саммите государства-члены ООН единогласно приняли решение интегрировать права человека в свою национальную политику *(14)*. При выработке политики здравоохранения необходимо руководствоваться нормами прав человека, включая искоренение всех форм дискриминации и придание гендерным вопросам приоритетности во всех стратегиях и решениях.

Основную ответственность за защиту и обеспечение соблюдения права на здоровье несет государство. Все государства-члены Европейского региона ВОЗ обязались в международных договорах поддерживать, защищать, уважать и соблюдать право на здоровье. В Европейском регионе особое значение для соблюдения права на здоровье имеют два правовых инструмента – Европейская социальная хартия *(15)*, принятая под эгидой Совета Европы, и Хартия Европейского союза об основных правах *(16)*, являющаяся частью Лиссабонского договора. Договорные органы на международном и региональном уровне осуществляют регулярный контроль за соблюдением этих обязательств, принятых государствами. Для мониторинга соблюдения государствами прав, связанных со здоровьем, назначаются также независимые международные эксперты, такие как Специальный докладчик ООН по вопросам права на здоровье и Комиссар Совета Европы по правам человека.

Стержнем системы прав человека является признание того, что они являются всеобщими, что каждый человек имеет право на равное к нему отношение и уважение его достоинства и что все права человека взаимосвязаны, взаимозависимы и неделимы. При подходе к охране здоровья с позиций соблюдения прав человека особый акцент делается не только на цели и конечные результаты, но и на процессы. Нормы и принципы прав человека – такие как участие в жизни общества, равенство, недопустимость дискриминации, прозрачность и подотчетность – должны быть интегрированы во все этапы процесса разработки программ в области здравоохранения, и ими необходимо руководствоваться при формировании политики в этой области.

Одним из требований, предусматриваемых подходом с позиции прав человека, является обеспечение гендерного равенства как нормы прав человека и использование для этого стратегии придания гендерным вопросам приоритетности во всех направлениях политики и решениях, усиливая таким образом соблюдение принципов равенства, участия в жизни общества и недопустимости дискриминации. Для того чтобы система здравоохранения адекватно реагировала на проблемы, создаваемые гендерным неравенством, она должны быть построена таким образом, чтобы с самого начала учитывать гендерные нормы, роли и отношения. Для реализации прав человека важнейшее значение имеют такие методы, как гендерный анализ.

Политика и практика охраны здоровья основываются на социальных ценностях. Ценности – как явные, так и подразумеваемые – формируются и выстраиваются, исходя из конкретных условий. В свою очередь, ценности определяют, как формируются те или иные концепции, как и какие фактические данные генерируются и как цели в области политики формулируются и переводятся в практическое русло через процесс принятия решений и реальные действия. В демократических политических системах совершенно нормально, когда идут дискуссии и даже возникают разногласия, открытые или скрытые, относительно ценностей. Обычно ценности сопоставляются с другими насущными проблемами или друг с другом и между ними достигается определенный компромисс. Такие компромиссные решения часто наблюдаются в процессах выработки политики здравоохранения и установления приоритетов, и это отчасти объясняется тем, что охрана здоровья и его детерминанты представляют собой столь сложный круг вопросов, где пересекаются многие интересы государства, гражданского общества и рынка. Вот почему, когда закладываются основы политики здравоохранения, важно с самого начала прояснить все вопросы, связанные с основополагающими ценностями, и организовать процесс, в ходе которого эти ценности получают поддержку, а затем сохраняются как при формулировании, так и при реализации политики.

У общества и у граждан имеется много целей. Для достижения более высокого уровня здоровья и благополучия необходимо, чтобы между существующими в обществе интересами и партнерами было согласие, но в то же время и здоровье в равной мере может и должно способствовать достижению целей и стремлений других секторов. Путь к здоровью не является улицей с односторонним движением, но без здоровья шансы на достижение других целей существенно уменьшаются.

Социальная справедливость в отношении здоровья

Социальная справедливость в отношении здоровья – это этический принцип, тесно связанный с нормами прав человека, в котором главное место занимает распределение ресурсов и другие процессы, способные создавать устранимые неравенства. Это концепция социального равноправия. Неравенства в отношении здоровья – это систематические неравенства, которые могут считаться несправедливыми или неоправданными. Обеспечение социальной справедливости в отношении здоровья означает сведение к минимуму неравенств в вопросах здоровья и в основных его детерминантах.

Неравенства в отношении здоровья, которые устранимы путем принятия разумных мер, являются неоправданными – в связи с этим для описания социальной цели используется термин «справедливость в отношении здоровья». Здоровье имеет высокую ценность для отдельных лиц и общества в целом. Следует разработать практические меры, направленные на сокращение неравенств в отношении здоровья, и придать им приоритетную значимость. Во многих областях моральные и экономические аргументы в пользу действий неотделимы друг от друга. Инвестиции в меры, направленные на развитие и обучение детей раннего возраста, могут отвечать требованиям как эффективности, так и обеспечения справедливости.

Право на здоровье дополняет концепцию социальной справедливости в отношении здоровья: оно подразумевает, что эталоном для оценки и сопоставления уровней социальной справедливости должна быть та группа населения, у которой имеются оптимальные условия для поддержания здоровья. Решающее значение для наполнения содержанием концепции права на здоровье и для руководства выполнением обязательств государства имеют научные исследования и анализ в области социальной справедливости в отношении здоровья. Гендерная справедливость в вопросах здоровья означает процесс обеспечения справедливого отношения к женщинам и мужчинам с целью уменьшения несправедливых и устранимых неравенств между ними с точки зрения состояния здоровья, доступа к услугам здравоохранения и их вклада в охрану здоровья.

Совместные действия

Откуда приходят здоровье и благополучие? Какие усилия нужно приложить, чтобы достичь этих состояний человека, имеющих универсальную ценность? Сегодня у нас намного больше возможностей дать ответ на эти вопросы. Здоровье и благополучие отражают взаимные влияния и взаимодействия между отдельными людьми, группами населения и обществом, растягивающиеся на большие отрезки времени и целые поколения. Основное внимание в *Европейском обзоре социальных детерминант и различий по показателям здоровья (17)* (далее «Обзор»), который основывается на результатах предыдущих анализов и развивает их далее, уделяется последствиям экономических, социальных, политических и культурных процессов для обеспечения справедливости и тому, как они сочетаются и взаимно усиливают друг друга, приводя к возникновению различного рода факторов уязвимости и социальной изоляции.

Уязвимость в отношении здоровья является следствием различных процессов социального отчуждения, связанных с несоблюдением принципа справедливости в отношении власти, денег и других ресурсов, а также жизненных возможностей. В данном Обзоре рассматриваются процессы, такие как лишение возможностей получения качественного образования, хороших условий жизни и работы, в результате которых люди становятся уязвимы к последующему воздействию неблагоприятных факторов и развитию нарушений здоровья.

Сегодня эти социально-экономические последствия понимаются намного лучше, чем прежде. Совокупность переживаемых состояний здоровья и нездоровья можно разбить на категории в зависимости от социально-экономических условий, а ключевые детерминанты несправедливости в отношении здоровья кроются в ядовитой смеси несовершенных социальных стратегий и программ, низких уровней образования и несправедливых экономических условий. Уязвимость является следствием процессов отторжения, связанных с неравенством в отношении власти, образования, денег и ресурсов и с условиями, в которых рождаются, растут, живут, работают и стареют женщины и мужчины, что в совокупности представляет собой социальные детерминанты здоровья. Эти процессы действуют по-разному внутри всего общества, создают континуум включения в жизнь общества или исключения из нее и систематически поддерживают социальный градиент здоровья. Этот градиент возрастает пропорционально уровню депривации, а не является просто линейным.

Иными словами, чем ниже социальное положение человека, тем хуже его или ее состояние здоровья. Люди в наиболее неблагополучных группах и сообществах, которые подвержены воздействию различного рода процессов социального отчуждения, характеризуются намного более худшим состоянием здоровья, чем лица, испытывающие воздействие какого-либо одного процесса или относящиеся к более благополучной социальной группе. Это может указывать на то, что градиент возрастает пропорционально уровню депривации, а не является просто линейным. Кроме того, в некоторых обществах неблагополучные группы населения могут составлять большинство, а не являться меньшинством, подвергающимся изоляции. Проявления несправедливости накапливаются на протяжении всей жизни и часто передаются из поколения в поколение, приводя к устойчивой нехватке потенциала здоровья и развития у семей и целых сообществ. Процессы отчуждения создают препятствия для высвобождения и усиления индивидуального и коллективного потенциала. Когда такие группы, как народность рома[1], мигранты, люди с ограниченными возможностями и лица преклонного возраста, подвергаются воздействию множества процессов исключения из жизни общества, они становятся особенно уязвимыми, и такая уязвимость пускает глубокие корни.

У отдельных лиц, местных сообществ и стран могут быть активные стратегии социальной адаптации, позволяющие им создавать хорошие условия для расцвета здоровья и благополучия. Эти стратегии строятся на культурных ресурсах и широком спектре позитивных социальных и экологических факторов, и их необходимо всячески оберегать и развивать. Акцент при этом делается на устойчивость к негативным внешним воздействиям и ресурсы, которые защищают от вреда, а также на ослабление или изменение процессов отчуждения. Под ресурсами здоровья понимаются любые факторы (или ресурсы), которые способствуют повышению способности сохранять и поддерживать здоровье и благополучие. Подходы, в основу которых положена мобилизация ресурсов, дают возможность задействовать и развивать защитные факторы, создающие условия для достижения и поддержания хорошего здоровья и благополучия на уровне отдельного человека, группы или всего сообщества. Эти факторы, таким образом, действуют как защитный буфер от жизненных стрессов и позволяют максимально расширить возможности для обеспечения здоровья и благополучия. Они связаны с возможностями отдельных людей и сообществ обеспечивать контроль за своей жизнью, а также с тем, в какой степени их права и возможности позволяют осуществлять такой контроль.

Возникающие движущие силы, демография и эпидемиология, а также социальные, технические и экономические аргументы в пользу необходимости действовать

Возникающие движущие силы в области охраны здоровья: тенденции, возможности и риски

Несмотря на реальное улучшение состояния здоровья населения в странах Европейского региона, трудности, которые задача охраны здоровья создает для правительств, стали больше, чем когда-либо ранее. Люди сегодня рассчитывают на то, что их защитят от угроз здоровью – таких как нездоро-

---

[1] В настоящей публикации, в соответствии с текстом опубликованного Советом Европы *Глоссария по рома и кочевым народностям (18)*, общий термин «рома» относится к представителям различных сообществ, которые сами идентифицируют себя как рома, и других сообществ (таких как ашкали), которые в определенных аспектах схожи с рома, но настаивают на том, что являются отдельной этнической группой.

вые условия окружающей среды или продукты – и что им будет обеспечен доступ к высококачественной медико-санитарной помощи на всех этапах жизни. Однако финансовое давление на системы здравоохранения и социального обеспечения все больше затрудняет принятие мер, отвечающих этим ожиданиям. Во многих странах доля расходов на здравоохранение в государственном бюджете никогда еще не была столь велика, как сегодня, а затраты на медико-санитарную помощь растут быстрее, чем валовой национальный продукт (ВНП). Любая реформа здравоохранения неизбежно вступает в противоречие с глубоко укоренившимися экономическими и политическими интересами, а также с социально-культурными процессами. Задача обеспечения здравоохранения необходимыми ресурсами весьма сложна, и министры здравоохранения в одиночку решить ее не могут, тем более в условиях экономического кризиса.

Рост издержек на медико-санитарную помощь может затормозить развитие правильно выбранных стратегий и технологий. По мере того, как возрастает доля сектора здравоохранения в ВНП и его экономический вес, растет и его ответственность перед другими секторами и перед всем обществом.

Хотя издержки и растут, в результате взаимозависимости, быстрого улучшения возможностей связи, а также технических и медицинских инноваций созданы небывалые новые возможности для повышения уровня здоровья и улучшения качества медико-санитарной помощи. Технический потенциал, которым располагает здравоохранение для того, чтобы понять, предупредить, диагностировать и лечить болезнь, вырос чуть ли не в геометрической прогрессии. Резко возрос объем диагностических, терапевтических и хирургических вмешательств, равно как и медикаментозного лечения. Примерами преобразующего влияния новой информационной технологии являются электронное здравоохранение и телемедицина. На горизонте появляются нанотехнологии.

Накоплен также значительный объем новых знаний, касающихся сложной взаимосвязи между здоровьем и устойчивым развитием человеческого потенциала. Из сугубо затратного сектора, в котором доминируют врачи, каким воспринимается здравоохранение сегодня, оно должно превратиться в фактор, создающий важнейшее общественное благо, приносящий экономические выгоды, обеспечивающий безопасность страны и выполнение основных социальных задач. В настоящее время сложился широкий консенсус относительно того, что здоровье населения является решающим фактором социальной сплоченности и экономического роста и жизненно важным ресурсом развития человеческого потенциала и социального развития.

Силы глобализации[2] бросают вызов всем странам. Однако ни одна страна не в состоянии решить проблемы охраны здоровья и благополучия в одиночку и не может без широкого сотрудничества сполна использовать потенциал инноваций. Охрана здоровья стала вопросом экономики и безопасности глобального значения. В мире, где всё взаимосвязано, страны должны действовать сообща, чтобы обеспечить здоровье своих граждан и стимулировать прогресс. Эти вопросы управления взаимозависимостью занимают все более важное место в повестке дня лиц, формирующих политику на глобальном уровне.

Требуются такие стратегии, которые направлены на обеспечение граждан и пациентов правами принятия решений, защиту их прав человека и реализацию законов, запрещающих дискриминацию. Это включает соблюдение права на здоровье и ставит вне закона дискриминацию по причине како-

---

[2] Глобализация определяется как «процесс, который охватывает причины, направление и последствия транснациональной и межкультурной интеграции человеческой деятельности и деятельности, не относящейся к человеку».

го-либо заболевания или ограниченных возможностей. Жизненно важными условиями являются совместное принятие решений, автономия, независимость и контроль над собственным здоровьем и его детерминантами. Требуются сообщества, в которых люди, в том числе страдающие хроническими заболеваниями или имеющие ограниченные возможности, были обеспечены необходимыми структурами и ресурсами, позволяющими им полностью реализовывать свой потенциал и принимать полноценное участие в жизни общества. Еще одним требованием является доступ к знаниям и к мероприятиям по укреплению здоровья и профилактике заболеваний, а также к услугам, в основе которых лежит уважительное общение между лицами, оказывающими помощь и получающими ее.

Все эти трудности и изменения знаменуют переход к новой парадигме. Кроме этого, все насущнее становится необходимость более рационально использовать ресурсы системы здравоохранения и повышать качество оказываемой помощи. Наконец, произошел важный сдвиг в роли медицинских работников и граждан. У последних сегодня гораздо более высокие ожидания относительно информации и участия в принятии решений о тех услугах, которые они получают. Следует также принимать во внимание проблему медикализации *(19)* и нахождения оптимального баланса между ожиданиями общества и отдельных лиц, с одной стороны, и возрастающими возможностями системы здравоохранения, с другой.

Были разработаны новые важные соглашения и инструменты для решения общих задач в области здравоохранения, такие как Цели в области развития, сформулированные в Декларации тысячелетия ООН, пересмотренные Международные медико-санитарные правила и Рамочная конвенция ВОЗ по борьбе против табака *(20)*. Эти новые формы оказывают большое влияние на региональном и национальном уровнях, и не вызывает сомнения, что будут разработаны новые инструменты такого рода. К другим недавним событиям относится рассмотрение глобальных вопросов здравоохранения на главных внешнеполитических форумах, таких как Генеральная Ассамблея Организации Объединенных Наций, саммиты группы восьми промышленно развитых стран (Группы восьми) и Всемирная торговая организация; участие глав государств в решении проблем здравоохранения; и включение вопросов охраны здоровья в повестку дня встреч лидеров делового мира, таких как Всемирный экономический форум. Все эти события указывают на то, что политический статус глобального здравоохранения повысился. В 2009 г. это серьезное изменение позиции было закреплено резолюцией Генеральной Ассамблеи Организации Объединенных Наций A/RES/64/108 *(21)* о здоровье населения мира и внешней политике, в которой содержался настоятельный призыв к государствам-членам «учитывать вопросы здравоохранения при разработке внешней политики». В 2007 г. ЕС принял новую стратегию в области общественного здравоохранения *Вместе во имя здоровья: стратегический подход ЕС на период 2008–2013 гг. (22)*.

Использование накопленного опыта

Последние тридцать лет были в Европейском регионе временем бурных политических и социальных перемен, однако обеспечение здоровья для всех и важное значение первичной медико-санитарной помощи неизменно оставались ключевыми направляющими ценностями и принципами развития здравоохранения в Регионе. Именно на фундаменте этого опыта и строится политика Здоровье-2020, в которой подробно излагаются подходы к организации процесса установления приоритетов вокруг общих целей и итоговых показателей здоровья и благополучия и которая побуждает к действию не только министров здравоохранения, но и глав правительств, а также другие секторы и другие заинтересованные стороны.

Проведенный в 2005 г. по поручению Европейского регионального бюро ВОЗ всеобъемлющий обзор (23) показал, что основные ценности политики «Здоровье для всех» получили широкое признание. В то же время был сделан вывод о том, что каждая страна приняла собственный подход к выработке политики здравоохранения, и хотя многие страны поставили перед собой задачи, аналогичные задачам политики «Здоровье для всех», между формулированием политики и ее реализацией, систематическим мониторингом и корректировкой сохраняется широкий разрыв.

Таллиннская хартия «Системы здравоохранения для здоровья и благосостояния» (24), принятая в 2008 г., ставила своей целью дальнейшее развитие на основе этого общего набора основных ценностей, и основное внимание в ней уделялось таким общим ценностям, как солидарность, социальная справедливость и участие. В ней подчеркнута важность инвестирования в системы здравоохранения, которые обеспечивают не только медицинскую помощь, но которые призваны также осуществлять меры по профилактике болезней и укреплению здоровья населения и предпринимать усилия для влияния на другие секторы таким образом, чтобы они включали в свои стратегии вопросы здравоохранения. Кроме того, министерства здравоохранения должны содействовать включению интересов и целей охраны здоровья во все стратегии общества.

Демографическая и эпидемиологическая ситуация в Европейском регионе на сегодняшний день[3]

Численность населения в 53 странах Европейского региона ВОЗ достигла примерно 900 миллионов человек (26). Показатели здоровья населения Европы в целом улучшаются, о чем свидетельствуют цифры ожидаемой продолжительности жизни при рождении, которая с 1980 г. увеличилась на 5 лет и в 2010 г. составила 75 лет. Неинфекционные заболевания являются основной причиной смертности и случаев преждевременной смерти. Четырьмя ведущими причинами утраченных лет здоровой жизни, измеряемых показателем DALY, в Регионе являются униполярные депрессивные расстройства, ишемическая болезнь сердца, потеря слуха у взрослых и болезнь Альцгеймера и другие виды деменции. Одной из приоритетных областей работы во многих странах Региона остаются также вновь возникающие и возвращающиеся инфекционные болезни, в том числе ВИЧ-инфекция и туберкулез (ТБ). Особую тревогу во всех странах Региона вызывают глобальные вспышки болезней, такие как вспышка пандемического гриппа H1N1 в 2009 г., и тихие угрозы, такие как рост устойчивости к противомикробным препаратам.

Детерминанты здоровья и неравенства в отношении здоровья

Детерминанты здоровья сложны и включают биологические, психологические, социальные и экологические аспекты. Все детерминанты взаимодействуют между собой и влияют как на индивидуальную подверженность благоприятным или неблагоприятным воздействиям, так и на уязвимость

---

[3] Подробная информация о демографических и эпидемиологических тенденциях в Европейском регионе будет содержаться в *Докладе о состоянии здравоохранения в Европе 2012 г.* (25).

и устойчивость к внешним воздействиям отдельных лиц, групп и сообществ. Поскольку эти детерминанты распределяются неравномерно, это приводит к социальному неравенству в отношении здоровья во всем Европейском регионе, т. е. к различиям по показателям здоровья между странами и к социальному градиенту между людьми, сообществами и территориями в одной и той же стране. Очень важным является то, что многие из этих детерминант поддаются воздействию эффективных мер вмешательства. Действия, предпринимаемые в других секторах, помимо сектора здравоохранения, основной целью которых является решение задач, касающихся этих секторов, нередко оказывают влияние как на социальные детерминанты здоровья, так и на обеспечение справедливости в отношении здоровья. К их числу относятся секторы, занимающиеся вопросами образования, социального обеспечения и охраны окружающей среды.

Отдельные лица, сообщества и страны могут располагать возможностями и ресурсами, которые способствуют укреплению и охране здоровья и основой которых служат культурный потенциал, социальные сети и природные богатства. Важное значение для справедливого и устойчивого развития имеет наличие ресурсов и обеспечение устойчивости к внешним воздействиям. При составлении рекомендаций для действий основное внимание в Обзоре уделяется обеспечению устойчивости к внешним воздействиям и наличию ресурсов для расширения возможностей и согласованности стратегических действий разных секторов, а также защите от нанесения ущерба, снижению вреда или изменению процессов социального отчуждения. Установление и поддержание разумного соотношения между этими аспектами в будущем будет составлять суть всех действий по реализации политики Здоровье-2020.

Социальные и экономические детерминанты

Социальные неравенства являются причиной значительной доли бремени болезней в Европейском регионе. Разница между странами Региона с самой низкой и самой высокой ожидаемой продолжительностью жизни при рождении составляет 16 лет, при этом имеются также различия между продолжительностью жизни мужчин и женщин. По показателю материнской смертности страны с наиболее низким и наиболее высоким уровнем различаются в 42 раза. Такое распределение здоровья и ожидаемой продолжительности жизни в странах Региона свидетельствует о наличии значительных, устойчивых и устранимых различий в возможностях быть здоровым и в риске заболевания и преждевременной смерти.

В основе многих из этих различий лежат социальные детерминанты. К сожалению, социальные неравенства в отношении здоровья в странах и между странами по-прежнему сохраняются, а в большинстве случаев и увеличиваются. Крайние проявления неравенства в отношении здоровья существуют также и внутри стран. Эти неравенства также обусловлены поведением людей в отношении собственного здоровья, в том числе табакокурением и употреблением алкоголя, рационом питания и уровнем физической активности, а также наличием нарушений психического здоровья. С принятием политики Здоровье-2020 страны принимают на себя твердые обязательства по устранению этого совершенно неприемлемого положения дел в секторе здравоохранения и в других сферах жизни. Многие из этих неравенств могут быть устранены с помощью мер воздействия на социальные детерминанты здоровья.

Комиссия по социальным детерминантам здоровья *(27)* сделала вывод, что социальная несправедливость убивает людей в массовых масштабах, и поэтому принятие мер в отношении этих форм несправедливости является морально-этическим императивом. Проявления несправедливости в отношении здоровья позволяют судить о добросовестности и уровне социальной справедливости в данном обществе, что, в свою очередь, свидетельствует об эффективности системы государственного управления. Масштабы и характер проявлений социальной несправедливости в данной стране обусловлены социальными, экономическими, политическими, экологическими и культурными факторами в данном обществе – социальными детерминантами здоровья. На них в значительной степени влияют политические и инвестиционные решения, и их выраженность на протяжении жизни каждого человека может либо возрастать, либо сокращаться. Они также приводят к значительным потерям социального и производственного капитала. Несправедливость в отношении здоровья является серьезной проблемой, препятствующей реализации ценностей здоровья как права человека и подрывающей потенциал развития данной страны.

Имеющие место в рамках социальных систем взаимодействия между четырьмя реляционными аспектами власти – социальным, политическим, экономическим и культурным – и свойственный им неравный доступ к власти и ресурсам приводят к разной подверженности воздействиям в зависимости, например, от пола, этнической и классовой принадлежности, образования и возраста. Эти различия снижают способность людей (биологическую, социальную, умственную и экономическую) защитить себя от таких обстоятельств, в результате чего наносится ущерб здоровью и ограничивается их доступ к медицинским и другим услугам, а также к ресурсам, важным для защиты и укрепления здоровья. Эти процессы порождают социальную несправедливость в отношении здоровья, которая в свою очередь способствует еще большему росту социальной несправедливости с точки зрения подверженности действию неблагоприятных факторов и с точки зрения способности защититься от них и усиливает социальное расслоение.

Участие в экономических, социальных, политических и культурных отношениях имеет внутренне присущую ценность, а ограничение участия негативно влияет на здоровье и благополучие людей. Такие ограничения приводят к другим формам депривации, например, к исключению из рынка труда или участию в нем на неблагоприятных условиях, приводя к низким доходам, что в свою очередь приводит к таким проблемам, как плохое питание или жилье, результатом чего является нездоровье.

Равное участие мужчин и женщин пока не стало реальностью жизни в Европейском регионе. Непропорционально велика доля женщин, работающих неполный рабочий день, женщины получают меньше за равный труд и выполняют большинство неоплачиваемых работ. В 2011 г. женщинам принадлежало 25 % мест в парламентах (от 10 % до 45 % в разных странах).

Эти существующие сегодня неприемлемые различия в состояниях здоровья и нездоровья между странами и внутри стран будут увеличиваться и дальше, если не принять срочных мер для борьбы с несправедливостью в отношении социальных детерминант здоровья и решения этой проблемы.

Экологические детерминанты

Новый XXI век характеризуется многими чрезвычайно важными изменениями в окружающей среде, которые требуют более широкого осмысления детерминант здоровья населения. К таким изменениям относится широкомасштабная утрата капитала природной окружающей среды, которая проявляется в изменении климата, истощении слоя стратосферного озона, загрязнении воздушной среды через его воздействие на экосистемы (например, утрата биоразнообразия, окисление поверхностных вод и воздействие на сельскохозяйственные культуры), деградации систем производства продовольствия, истощении запасов пресной воды и распространении инвазивных видов. Эти изменения начинают подрывать способность биосферы поддерживать жизнь человека в долгосрочной перспективе. Экологическое бремя болезней в Европейском регионе оценивается в 15–20 % всех случаев смерти и в 10–20 % утраченных DALY, при этом сравнительно более высокое бремя наблюдается в восточной части Региона.

Изменения в структуре жилищного сектора, транспорта, производства пищевых продуктов, потребления энергоносителей и экономической деятельности также будут оказывать большое влияние на структуру заболеваемости неинфекционными болезнями. Изменение климата[4] будет иметь долгосрочные последствия для окружающей среды и для взаимодействия между людьми и их окружением. Это вызовет серьезные изменения в распределении и распространенности инфекционных болезней, особенно болезней, передаваемых с водой и пищевыми продуктами, и трансмиссивных болезней.

Усилия, предпринимаемые для сокращения выбросов парниковых газов, и другие стратегии, направленные на смягчение последствий изменения климата, оказывают значительный дополнительный положительный эффект для охраны здоровья. Принятые в настоящее время модели показывают, что сокращение суммарных выбросов углекислого газа в странах ЕС с 3876 млн. тонн в 2000 г. до 2876 млн. тонн в 2030 г. реально привело бы к сокращению вдвое числа лет жизни, утраченных из-за последствий загрязнения воздуха для здоровья.

Факторы образа жизни и поведения

Сегодня здоровье – это, в первую очередь, сами люди, какой они живут жизнью и как заботятся о своем здоровье в своей повседневной жизни. Укрепление здоровья является процессом, позволяющим людям улучшить контроль над своим здоровьем и его детерминантами. Многие возможности укрепления и охраны здоровья утрачиваются без участия людей. Однако люди – существа социальные, поэтому оказание им поддержки в принятии и сохранении здорового поведения требует, чтобы они находились в такой окружающей среде, которая благоприятствует такому поведению. Иными словами, нужна «культура здоровья» как один из благоприятствующих и стимулирующих факторов охраны и укрепления здоровья отдельного человека и сообществ людей. Подход, предусматривающий создание здоровой среды обитания *(29)*, который заложен в Оттавской хартии по укреплению здоровья *(30)*, зарекомендовал себя как один из наиболее популярных и эффективных путей создания окружающей среды, благоприятствующей охране здоровья. Он предполагает использование холистических и междисциплинарных методов, и основное внимание в нем уделяется организационному развитию, обеспечению участия, расширению прав и возможностей, а также соблюдению справедливости. Здоровая среда обитания является таким местом или социальной средой, где люди занимаются повседневной деятельностью и где взаимодействие экологических, организационных и личностных факторов оказывает воздействие на состояние здоровья и благополучие. Обычно среда обитания характеризуется наличием физических границ, группы людей с определенными ролями и организационной структуры. Примерами такой среды могут служить школы, места работы, больницы, рынки, деревни и города.

---

[4] Термин «изменение климата» означает изменение среднего состояния и/или изменчивости климата и его свойств на протяжении длительного периода времени (обычно несколько десятилетий или больше). В статье 1 Рамочной конвенции ООН по изменению климата этот термин определяется как «изменение климата, которое прямо или косвенно обусловлено деятельностью человека, вызывающей изменения в составе глобальной атмосферы, и накладывается на естественные колебания климата, наблюдаемые на протяжении сопоставимых периодов времени» *(28)*.

Процессы, происходящие в обществе, также влияют на подверженность воздействию вредных (равно как и благоприятных) для здоровья условий, уязвимость и жизнестойкость. Такие подверженность и уязвимость обычно распределяются в обществе неравномерно, в зависимости от социально-экономического положения и/или иных признаков социального положения, например, этнической принадлежности. Часто подверженность и уязвимость определяются гендерными нормами и ценностями. На них также в значительной степени влияют ценности общества потребления, широкомасштабный и нерегулируемый маркетинг продукции, а во многих обществах и недостаточное регулирование сбыта вредных товаров. Медико-санитарная грамотность населения стала важнейшим фактором, позволяющим делать здоровый выбор, и она зависит в значительной степени от навыков, выработанных в самые ранние годы жизни *(31)*.

Большинство поддающихся профилактике заболеваний и случаев смерти в Европейском регионе приходится сегодня на группу из четырех заболеваний и их поведенческих факторов риска: сердечно-сосудистые болезни, онкологические заболевания, диабет и хронические респираторные заболевания. Практические шаги по решению таких проблем, как курение, рацион питания, употребление алкоголя и физическая активность, по существу означают принятие мер в отношении их социальных детерминант. Необходимо перенести главные усилия на первичный уровень, на причины различий в образе жизни – причины причин, которые кроются в социальных и экономических условиях жизни.

Потенциал и эффективность работы систем здравоохранения

Наконец, факторами, способствующими здоровью и благополучию, а также получению медико-санитарной помощи, являются доступ к системам здравоохранения и их потенциал. В этом смысле система здравоохранения выступает как мощная социальная детерминанта здоровья. Можно ожидать, что по мере дальнейшего совершенствования во всем спектре технологий укрепления здоровья, профилактики заболеваний, диагностики и лечения и реабилитации, применяемых для каждой категории заболеваний и нозологической единицы, вклад этих факторов будет возрастать.

Роль системы здравоохранения особенно важна именно вследствие проблемы доступа, которая включает в себя различия в подверженности воздействиям и уязвимости и является в значительной степени социально детерминированной. Однако различия в доступе к медико-санитарной помощи не могут определять социальные аспекты потребностей в области здравоохранения и, таким образом, они могут лишь частично объяснять различия в конечных результатах *(32)*. Системы здравоохранения могут непосредственно решать проблемы различий в уровне воздействия и уязвимости с помощью информационно-разъяснительной деятельности, путем расширения межсекторальных действий, направленных на улучшение состояния здоровья, а также подавая пример в обеспечении справедливого доступа к медицинской помощи.

Министры и министерства здравоохранения играют важнейшую роль в формировании механизмов функционирования систем здравоохранения и их вклада в повышение уровня здоровья и благополучия в обществе, а также в вовлечении других секторов в решение проблем здравоохранения и детерминантов здоровья. К сожалению, их возможностей исполнять эту роль слишком часто бывает недостаточно, а организация систем здравоохранения отстает от тех изменений, которые происходят в обществе в разных странах. В частности, относительно слабы службы и потенциал общественного здравоохранения и слишком мало внимания уделяется развитию первичной медико-санитарной помощи, в том числе и прежде всего укреплению здоровья и профилактике заболеваний. Кроме того, обычная иерархическая структура систем здравоохранения подрывает их способность оперативно реагировать на технические инновации и на требования и желание пользователей услуг участвовать в решении вопросов, связанных с оказанием этих услуг. Вследствие действия этих факторов способность систем здравоохранения обеспечивать здоровье населения значительно ниже, чем могла бы быть.

Технический прогресс в сфере медико-санитарной помощи

Технологию здравоохранения можно определять по-разному. Она может означать приемы и способы, оборудование и процессы, посредством которых оказывается медико-санитарная помощь. Сюда входит применение новых научных областей знания, таких как геномика, новых терапевтических и хирургических способов лечения, лекарственных препаратов, медицинских приборов и новых систем поддержки пациентов. Можно дать и более узкое определение этого термина как обозначающего приборы и устройства, используемые для профилактики, диагностики, мониторинга или лечения поражающих человека заболеваний или состояний. Примерами могут служить стенты с лекарственным покрытием, сканеры для магнитно-резонансной томографии (МРТ-сканеры), кардиостимуляторы, минимально-инвазивная хирургия, ведение ран и недержания мочи и приборы, обеспечивающие самостоятельное ведение болезни или ведение болезни в домашних условиях, такие как наборы для анализа крови на сахар, с консультативной поддержкой с использованием информационных технологий.

Типичным примером того, как благодаря технологии с течением времени изменялись лечение и профилактика заболеваний, может служить ведение ишемической болезни сердца. В 70-е годы прошлого века для ведения нарушения ритма сердечных сокращений после инфаркта миокарда стали создаваться кардиологические отделения. Позднее для снижения кровяного давления после инфаркта стали использоваться бета-блокаторы, а затем широкое распространение получили тромболитические средства. Шире стало применяться аортокоронарное шунтирование. В 80-е годы после инфаркта начали использовать антикоагулянты для предупреждения повторного инфаркта, а после стабилизации состояния больного начали применять ангиопластику. В 90-е годы ангиопластика стала шире использоваться для неотложного лечения и восстановления сосудов вместе со стентами для предотвращения сужения кровеносных сосудов. В 2000-х годах начали использоваться более качественные тесты для диагностики инфаркта миокарда и стенты с лекарственным покрытием, были разработаны новые стратегии медикаментозного лечения.

Общеизвестным примером технической инновации являются новые методы визуализации для диагностики и лечения. Такие методы, как компьютерная томография (КТ), сканирование, МРТ и позитронно-эмиссионная томография, совершили революцию в диагностике и клинической практике и дали возможность постановки гораздо более точного диагноза в большем числе случаев, изменив тем самым потенциал и возможности вмешательств.

Еще одним примером технологических разработок, в принципе способных изменить практику и снизить затраты как в профилактике, так и в лечении заболеваний, является нанотехнология, которая связана с манипулированием свойствами и структурами на наноуровне. Нанотехнология используется для более целенаправленной лекарственной терапии или для создания «интеллектуальных лекарств». Эти новые виды лекарственной терапии уже продемонстрировали свои полезные свойства в плане меньшего числа побочных эффектов и более высокой эффективности по сравнению с традиционными методами. В будущем нанотехнология также будет помогать в формировании молекулярных систем, у которых может быть поразительное сходство с живыми системами. Эти молекулярные структуры могут служить основой для восстановления или замены тех частей организма, которые в настоящее время необратимо повреждены в результате инфекции, несчастного случая или болезни. Например, нанотехнология уже используется в качестве основы для создания новых, более эффективных систем доставки лекарственных средств, и начаты исследования с целью разработки нановолокон в качестве каркаса для восстановления нервов. Есть надежда, что инвестиции в эту отрасль наномедицины приведут к прорывам в области выявления, диагностики и лечения различных форм рака.

К числу других примеров относятся телемедицина, электронное здравоохранение и мобильное здравоохранение, которые уже теперь обладают значительным потенциалом повышения уровня участия и расширения прав и возможностей пациентов, а также модернизации систем мониторинга и ухода при одновременном сокращении затрат. Новые возможности поддержания связи с пациентами и новые медицинские приборы позволяют расширить масштабы оказания помощи на дому и дают людям возможность сохранять активность и вносить вклад в развитие общества. Эти новые разработки на базе информационных технологий могут быть соединены с новыми средствами самостоятельного ведения болезни, медицинскими программными приложениями и приборами для пациентов и их помощниками по уходу, чтобы они могли более эффективно поддерживать свое здоровье или вести хронические заболевания в домашних условиях.

Огромное потенциальное значение имеет еще одна технологическая разработка. Работа над геномом человека, которая проводилась в последнее десятилетие, может изменить саму природу и исходы болезни. Эта работа в настоящее время существенным образом меняет направление научных исследований, политику и практику в области здравоохранения, способствуя многочисленным открытиям, касающимся геномной базы здоровья и болезни. Стремительный научный прогресс и получение новых инструментов в области геномики способствует пониманию механизмов болезни. В перспективе открывается возможность охарактеризовать уникальную клиническую, геномную и экологическую информацию каждого человека и получить потенциально новые прикладные средства управления здоровьем человека на протяжении всей жизни. В 2005 г. было сформулировано определение «медико-санитарной геномики» (public health genomics) как «ответственное и эффективное применение достижений геномных исследований и технологии в интересах здоровья человека» *(33)*. Миссия геномики общественного здравоохранения состоит в том, чтобы интегрировать достижения в геномике и биомедицине в научные исследования, политику и программы в области общественного здравоохранения. Эти достижения будут все больше интегрироваться в стратегии, нацеленные на улучшение здоровья населения.

Хотя имеется множество этических вопросов, которые требуют решения *(34)*, представляется вероятным, что современная геномика будет способствовать тенденции к тому, что медицина и медико-санитарная помощь в целом ряде аспектов, включая услуги по укреплению здоровья, профилактике заболеваний, диагностике и лечению, будут носить более персональный и индивидуальный характер. В будущем должны появиться более эффективные инструменты раннего выявления и лечения болезней. Прогресс в системной биологии *(35)* даст возможность обнаруживать развитие болезней с помощью молекулярных маркеров задолго до появления первых симптомов болезни. Ожидается, что эти ранние маркеры будут на уровне экспрессии белков как маркеры генных сетей генома человека.

У всех заболеваний имеется геномный компонент, и геномные факторы хозяина играют важную роль в том, будет ли проявляться заболевание и как именно. При некоторых заболеваниях (таких как кистозный фиброз и синдром Дауна) генетика является единственным фактором, делающим человека больным. Группа заболеваний, определяемых как неинфекционные (включая сердечно-сосудистые заболевания, диабет, ожирение, остеопороз, психические нарушения, астму и рак), имеет в разной степени выраженный генетический фон, однако генетика здесь не является единственным фактором, поскольку с этим генетическим фоном взаимодействуют поведенческие и экологические факторы. Поэтому заболевания этой группы также называют сложными хроническими заболеваниями. Известно, что даже группа заболеваний, которые сегодня называют инфекционными и которые, как было принято раньше считать, вызываются исключительно инфекционными патогенными микроорганизмами, имеет генетический компонент. Поэтому прогнозируется, что в будущем различие между инфекционными и неинфекционными заболеваниями в этом смысле будет уменьшаться и подход к болезням будет целостным, как и в случае концепции здоровья.

Вероятно, для управления рисками, ведения болезни и ведения случаев при неинфекционных заболеваниях, а также для укрепления здоровья и повышения качества жизни будут использоваться в комплексе различные характеристики отдельного человека. К этим характеристикам относятся геномная информация (охватывающая не только генетический уровень, но и информацию на эпигенетическом, экспрессионном и белковом уровнях); факторы образа жизни, включая рацион питания, физическую активность, привычки к физической нагрузке и курению; психические, экономические и социальные факторы, включая дом, работу и общественную жизнь; персональная история болезни и семейный анамнез, а также взаимодействие этих факторов. Еще одна уже существующая область применения – это использование молекулярных маркеров для стратификации заболеваний на подгруппы, подлежащие лечению разными лекарственными препаратами или вмешательствами. Здесь одним из ведущих направлений являются онкологические заболевания, и уже имеется несколько свежих примеров.

Достижение подлинного сдвига парадигмы в использовании технологий зависит от готовности перестроить стратегии и от способности обеспечить необходимую подготовку специалистов общественного здравоохранения. Системам здравоохранения и лицам, формирующим политику, нужно быть готовыми к тому, чтобы своевременно, ответственно и эффективно переносить знания геномики и геномные технологии в практическую плоскость общественного здравоохранения – это остается важнейшей задачей геномики общественного здравоохранения и является важной областью потенциальных инноваций в Европе. Стратегии здравоохранения должны быть подготовлены к тому, чтобы соответствовать этому будущему видению медицины и здоровья. Это значит, что вместо того, чтобы все внимание концентрировать только на биологических детерминантах здоровья или выделять в основном социальные детерминанты, к здоровью нужно будет подходить с позиции всех его детерминант, включая биологические, поведенческие (образ жизни), экологические и социальные факторы и взаимодействия между ними. Представляется вероятным, что в будущем геномика общественного здравоохранения позволит получить необходимые знания и инструменты для интегрирования геномной информации (в составе биологических детерминант здоровья) в системы и стратегии медико-санитарной помощи.

Такие инновации на основе новых технологий уже создали новые благоприятные возможности для улучшения здоровья и качества медико-санитарной помощи. Эти изменения оказывают существенное влияние на повышение совокупных затрат на медико-санитарную помощь, особенно в тех случаях, когда использованию новых технологий благоприятствуют многочисленные организационные и профессиональные факторы. Это иллюстрируется резким ростом затрат на медико-санитарную помощь в последние годы жизни человека. Поскольку технология открывает возможности применения новых или лучших методов лечения, рост расходов может быть связан с повышением уровня покупаемой медико-санитарной помощи, а не с ненужными или напрасными затратами. Некоторые технологии, такие как системы самостоятельного контроля сахара в крови, сначала могут обходиться дорого, но в дальнейшем будут приводить к уменьшению затрат, связанных с осложнениями.

Приведет ли конкретная новая технология к повышению или сокращению расходов на здравоохранение – это зависит от нескольких факторов. Как она влияет на стоимость лечения отдельного человека? Сколько раз используется новая технология? На какой основе может быть обеспечено ее рациональное использование? Позволяет ли новая технология распространить существующие методы лечения на новые заболевания? Обходится ли технология дороже сначала, а потом приводит к экономии затрат? Новые технологии могут увеличивать ожидаемую продолжительность жизни тем, что влияют как на содержание, так и на объем медико-санитарной помощи, которой люди пользуются на протяжении своей жизни. Реальное соотношение затрат и экономии часто поддается оценке только в ходе длительных исследований в области эпидемиологии и экономики здравоохранения.

Макроэкономические аспекты здоровья и благополучия

Здоровье – ключевой фактор производительности, экономического развития и роста

В политике Здоровье-2020 учитываются экономические и финансовые аспекты здоровья и систем здравоохранения. Наибольшие успехи в достижении социального прогресса и стабильности наблюдаются в тех странах, где благодаря сильным государственным службам и устойчивому государственному финансированию гарантируются доступность медицинской помощи и наличие механизмов социальной защиты. Если эти цели достигнуты не будут, это может проявиться в снижении социального капитала гражданских институтов и социальных сетей общества.

Все более широкое признание получает тот факт, что здоровье оказывает значительное влияние как на экономические аспекты жизни общества, так и на его социальную сплоченность. Поэтому необходимо лучше понимать макроэкономические аспекты здоровья и благополучия. За последние 30 лет сектор здравоохранения отошел от своего положения узкоспециализированной отрасли, ориентированной в своей деятельности и в инвестициях главным образом на оказание медико-санитарных услуг, и теперь он сам по себе представляет собой серьезную силу в экономике. Сегодня здравоохранение является одной из самых крупных в мире и наиболее быстро развивающихся отраслей: в большинстве стран с высоким уровнем доходов с нею ассоциирует более 10% валового внутреннего продукта и в ней сосредоточено около 10%

рабочей силы. Эта отрасль охватывает широкий круг коммерческих секторов, служб, производителей и поставщиков, деятельность которых осуществляется на самых разных уровнях – от местного до глобального. Во время недавнего экономического спада во многих странах фактором стабилизации был неуклонный рост медицинской отрасли. Однако объем продукции этой отрасли и эффективность производства в ней явно требуют максимального увеличения.

Некоторым странам трудно выдержать рост расходов на медико-санитарную помощь, который может поставить эти страны и их промышленность в невыгодное положение в конкуренции с другими. Поэтому в дебатах о здравоохранении на первый план вышел вопрос о финансировании здравоохранения, о поиске новых путей обеспечения поступлений на нужды здравоохранения и об отходе от финансирования исключительно за счет прямого налогообложения работников и работодателей. Последнее особенно актуально для систем социального страхования, в которых традиционно используются налоги на фонд заработной платы. В результате начинают размываться границы между системами финансирования за счет налогов и за счет социального страхования, поскольку многие системы, основанные на социальном страховании, используют сочетание разных источников поступлений, в том числе и общие налоги. В связи с этими изменениями возникают вопросы, касающиеся последствий в отношении доступности медико-санитарной помощи и ее качества.

Экономические аргументы в пользу необходимости укрепления здоровья, охраны здоровья и профилактики заболеваний

Расходы на здравоохранение никогда ранее не создавали такой серьезной проблемы для государства. Во многих государствах-членах темпы роста этих расходов превышают темпы экономического роста, что приводит к финансовому бремени, угрожающему долговременной стабильности систем здравоохранения. Тяжелое бремя болезней в Европейском регионе, особенно хронических неинфекционных заболеваний, оказывает резко негативное воздействие на рынки труда и производительность труда. Болезни служат почвой для неравенств в возможностях трудоустройства и в заработной плате, снижают производительность труда и увеличивают невыходы на работу по болезни и спрос на социальные пособия.

Разработка и внедрение дорогостоящих медицинских технологий и методов лечения вызывают рост издержек в связи с ведением хронических заболеваний и увеличением распространенности множественных заболеваний. Эти растущие издержки служат убедительным экономическим аргументом в пользу принятия мер по укреплению здоровья и профилактике заболеваний. Можно добиться реальных выгод для здоровья при вполне приемлемых затратах, если инвестировать средства в укрепление здоровья и профилактику заболеваний. Растет число исследований, посвященных экономическим аспектам профилактики заболеваний, которые показывают, как такие стратегии могут переломить тенденцию роста расходов на здравоохранение и уменьшить неравенства в отношении здоровья, если в них основное внимание уделяется людям, находящимся в наиболее уязвимом положении.

Социальные и технические достижения, особенно в сфере информатики и социальных СМИ, используются недостаточно. Эти достижения сегодня открывают колоссальные возможности добиться выгод для здоровья при вполне приемлемых затратах, а иногда одновременно и снизить расходы на здравоохранение и помочь устранить социальные неравенства в отношении здоровья. Немалой доли бремени болезней и связанных с ним экономических издержек можно избежать, если принимать меры по укреплению здоровья и благополучия и осуществлять действенные профилактические меры в секторе здравоохранения и в других секторах.

Действия государства по стимулированию здоровых форм поведения представляются особенно оправданными, когда наблюдаются негативные внешние эффекты от нездоровых форм поведения или когда поведение основывается на недостаточно полной информации. Наглядным примером действия негативных внешних эффектов являются жертвы пассивного курения и пьяных водителей: такие эффекты можно устранить либо путем введения акцизных сборов на табак и алкоголь, либо с помощью других стратегий, таких, например, как запрет курения в общественных местах и принятие законов об управлении транспортными средствами в состоянии алкогольного опьянения. Недостаточность информации для потребителей оправдывает меры, направленные на стимулирование здоровых моделей поведения путем информирования людей о рисках курения, ожирения и других причинах болезней.

Сложная природа хронических заболеваний, множественность определяющих факторов и путей проявления причинной связи дают основание считать, что для успеха профилактики необходимы широкомасштабные и неослабевающие усилия и комплексные стратегии, предполагающие принятие разнообразных мер и участие разнообразных действующих субъектов. Реальность, однако, такова, что государства в лучшем случае тратят на профилактику лишь малую часть своих бюджетов здравоохранения (в странах, входящих в ОЭСР, около 3% общих расходов на здравоохранение).

Ожидания в отношении выгод профилактики заболеваний должны быть реалистичными. Профилактика может улучшать здоровье и благополучие и при этом иметь такое же или даже лучшее соотношение затрат и эффективности, чем у многих общепринятых форм медико-санитарной помощи. Однако не следует считать снижение затрат на здравоохранение главной целью профилактики, так как многие программы такого эффекта давать не будут. Некоторые формы профилактики также могут не давать большого эффекта в плане сокращения социальных неравенств в отношении здоровья, поскольку желание воспользоваться ими среди наиболее уязвимых групп невелико и, таким образом, они могут непреднамеренно приводить к дальнейшему усилению неравенств. Кроме того, факторы, определяющие развитие многих болезней и форм поведения, развиваются на протяжении всей жизни, а программы нередко предназначены лишь для ведения отдаленных последствий болезней.

Доказательная база

Европейское региональное бюро ВОЗ содействует проведению совместной работы, направленной на то, чтобы представить экономические аргументы в пользу принятия мер в области общественного здравоохранения, особенно по профилактике хронических неинфекционных заболеваний. Эта работа не ограничивается тем, что уже известно об экономических выгодах конкретных мер, предпринимаемых в системах медико-санитарной помощи, таких как вакцинация и скрининг, а предполагает изучение результатов исследований по экономическому обоснованию инвестиций на первичном уровне – то есть до того, как наступают неинфекционные заболевания, и до того, как возникает потребность в медико-санитарных услугах. В этой работе выделяются первоочередные меры, необходимость которых подтверждается тщательным анализом типа «затраты – эффективность» или «затраты – выгоды». В число таких мер входят меры по ограничению рискованных форм поведения, например, употребление табака и алкоголя, по укреплению физического и психического здоровья с помощью здоровых рационов питания и физической активности, по профилактике психических расстройств и по снижению предотвратимого травматизма, например, вследствие дорожно-транспортных происшествий и воздействия опасных факторов окружающей среды. Полные результаты этой работы скоро будут опубликованы *(36)*, но некоторые первые данные представлены ниже.

Имеются убедительные доказательства эффективности программ борьбы против табака с точки зрения соотношения затрат и достигаемого эффекта. Многие из этих программ обходятся недорого и позволяют снижать затраты. К числу таких программ относятся скоординированное повышение налогов с установлением высокого минимального налога (если рассматривать эту меру отдельно, она имеет самое лучшее соотношение затрат и эффективности), поощрение создания среды, свободной от табачного дыма, запрет рекламы и стимулирования продаж и проведение кампаний в СМИ. Для поддержки действенных стратегий нужны адекватные меры по реализации программ и мониторинг, государственная политика, не подверженная влиянию табачной промышленности, и меры по борьбе с коррупцией.

Положительное соотношение затрат и эффективности антиалкогольных стратегий подтверждается значительным объемом серьезных фактических данных, полученных в результате систематических обзоров и метаанализов. К весьма эффективным мерам вмешательства с точки зрения затрат относятся ограничение доступа к алкоголю в розничной продаже; подкрепление правовыми санкциями запрета на рекламу алкоголя, в том числе рекламу в социальных СМИ; повышение налогов на алкоголь; и введение минимальной цены за грамм чистого спирта. Несколько в меньшей степени, но также эффективны с точки зрения затрат такие меры, как обеспечение исполнения законов об управлении транспортными средствами в состоянии алкогольного опьянения путем проверки содержания алкоголя в выдыхаемом воздухе; предоставление коротких консультаций лицам, употребление алкоголя которыми связано с повышенным риском; и предоставление лечения по поводу расстройств, обусловленных алкоголем.

Меры по стимулированию здорового питания имеют особенно благоприятное соотношение затрат и эффективности, когда они осуществляются на популяционном уровне. Одним из малозатратных вмешательств является изменение рецептуры готовых к употреблению пищевых продуктов таким образом, чтобы в них содержалось меньше соли, трансжирных кислот и насыщенных жиров, и его можно осуществлять путем заключения соглашений между несколькими заинтересованными сторонами, что может осуществляться на добровольной основе или же предусматриваться нормативными актами. Недорогими мерами с благоприятным соотношением затрат и эффективности являются также меры в налогово-бюджетной области (в том числе введение налогов и субсидий) и регулирование рекламы пищевых продуктов, ориентированной на детей. Однако осуществимости таких мер могут препятствовать противоположные интересы сторон. Программы по повышению уровня осведомленности и информированности, такие как кампании в СМИ и системы маркировки пищевых продуктов, представляются разумными и рациональными инвестициями, но их эффективность несколько ниже, особенно в группах с низким социально-экономическим статусом.

Относительно недорогой мерой, но очень эффективной в сопоставлении с затратами на ее осуществление является содействие физической активности посредством кампаний в средствах массовой информации. Однако отдача с точки зрения эффекта для здоровья при этом может быть меньше, чем при более целенаправленных вмешательствах, осуществляемых, например, по месту работы. Повысить уровень физической активности могут изменения в транспортной системе и в целом в окружающей среде, однако они требуют тщательной оценки для подтверждения их осуществимости и доступности по затратам, а также того, что эти изменения будут затрагивать лиц, испытывающих наибольшие потребности в медицинской и социальной помощи. Меры, направленные на взрослое население и лиц, входящих в группы повышенного риска, обычно дают более масштабные эффекты за более короткое время.

Имеются достоверные данные об осуществимости и затратоэффективности мер по профилактике депрессии, являющейся основной отдельно взятой причиной ограничения жизнедеятельности людей во всем мире. Депрессия ассоциируется с преждевременной смертностью и ухудшением функционирования семьи, оказывает прямое негативное влияние на индивидуальное поведение людей и влечет за собой чрезвычайно большие экономические издержки, связанные с медико-санитарной помощью и потерями производительности труда, которых отчасти можно избежать с помощью надлежащих методов профилактики и раннего выявления. Фактические данные подтверждают эффективность мер, осуществляемых на протяжении всей жизни, начиная с ранних вмешательств в детском возрасте, направленных на социальное и эмоциональное развитие, выработку навыков психофизиологической адаптации и укрепление привязанности между родителями и детьми – мер, которые могут обусловливать положительные эффекты, сохраняющиеся и во взрослой жизни.

Достоверные экономические данные подтверждают эффективность мер по предупреждению дорожно-транспортных происшествий, таких как изменение конструкции дорог, организация одностороннего движения, снижение интенсивности городских транспортных потоков (включая обязательное ограничение скорости движения с использованием физических средств) и программы контроля соблюдения скоростного режима с помощью видеокамер и радаров, особенно в зонах повышенного риска. Активные меры по обеспечению соблюдения законодательства с целью стимулирования правильного и безопасного поведения на дорогах также могут быть чрезвычайно эффективными с точки зрения затрат.

Данные экономических исследований подтверждают эффективность мер по борьбе с химическими угрозами для окружающей среды. В качестве примеров можно привести комплексную реформу законодательно-нормативной базы, подобную реформе 2007 г., проведенной в соответствии с Регламентом ЕС, касающимся правил регистрации, оценки, санкционирования и ограничения химических веществ (REACH); устранение угроз, связанных с красками на основе свинца; снижение загрязнения ртутью от электростанций, работающих на угле; и снижение выбросов транспортных средств в районах интенсивного дорожного движения, например, путем введения дополнительной платы за въезд как средства борьбы с уличными заторами, используемого во многих крупных городах. Все это может давать экономию затрат на медико-санитарную помощь и других затрат, связанных с астмой, бронхиолитом и другими респираторными заболеваниями в раннем детском возрасте.

Инвестиции в образование являются одновременно инвестициями и в охрану здоровья. Появляется все больше результатов эмпирических исследований, которые свидетельствуют о том, что, когда страны принимают стратегии, направленные на повышение уровня образования, вкладываемые в них средства окупаются также в виде более здорового поведения людей и увеличения продолжительности более здоровой жизни. Например, исследования реформ системы обязательного школьного образования, проведенных в ряде стран Европейского региона, позволяют сделать вывод о том, что реформы не только ведут к увеличению числа лет законченного школьного образования, но и что эти дополнительные годы обучения снижают показатели распространенности курения и ожирения среди населения в целом. Когда страны рассматривают вопрос о рентабельности инвестиций в образование и другие социальные детерминанты здоровья, их анализ должен включать оценку потенциального выигрыша для здоровья.

Основные подходы

Эффективную с точки зрения затрат борьбу с хроническими заболеваниями можно вести путем осуществления вмешательств, направленных на изменение факторов риска, связанных с поведением и образом жизни. Она может привести к уменьшению социальных неравенств в отношении здоровья в странах в долгосрочной перспективе. Однако для того, чтобы добиться перелома в тенденциях распространенности заболеваний, принявших в двадцатом веке масштабы эпидемии, требуются коренные изменения в социальных нормах, регулирующих поведение на индивидуальном и коллективном уровнях. Такие изменения требуют разнообразных и масштабных стратегий профилактики, направленных на многочисленные детерминанты здоровья во всех социальных группах.

Большинство стран прилагают усилия к тому, чтобы улучшить санитарное просвещение и повысить информированность населения. Однако одно предоставление информации редко бывает эффективным (или экономически целесообразным) с точки зрения влияния на поведение людей, а в некоторых случаях может приводить к усилению неравенств. Вместо этого нужно следовать более широкому стратегическому подходу с вовлечением всех систем, чтобы усилить положительное воздействие и результативность принимаемых мер. Нужны стратегии, предполагающие прямое воздействие на факторы, которыми человек может управлять сам, расширяющие права и возможности людей и обеспечивающие ясную стратегическую направленность действий на детерминанты индивидуального или коллективного поведения. Кроме того факторы, которые могут оставаться вне зоны прямого воздействия этих стратегий, требуют направления стратегических усилий на более широкие социальные детерминанты, которые оказывают сильное влияние на индивидуальное поведение. Более жесткие меры, такие как регламентация рекламы или налогово-бюджетные меры, предполагают большее вмешательство в индивидуальный выбор и с большей вероятностью могут породить конфликт между заинтересованными сторонами, однако они могут быть менее обременительными для государственных финансов и быстрее приносить отдачу в виде улучшения показателей здоровья.

Изменение форм поведения населения и стимулирование здорового образа жизни – это сложная задача, но имеется все больше данных о том, какие меры приносят реальный эффект, свидетельствуя о необходимости принятия стратегических и многогранных подходов к укреплению потенциала путем усиления контроля и расширения прав и возможностей. Хотя обычным подходом здесь является попытка повысить информированность населения через информационные кампании, имеющиеся данные указывают на то, что для достижения устойчивых изменений в поведении простого предоставления информации о нездоровом и здоровом поведении недостаточно. Инициативы по распространению медико-санитарной информации и санитарному просвещению должны осуществляться в рамках более широкого комплекса вмешательств, направленных на создание такой социальной и физической среды, которая благоприятствовала бы здоровому поведению. Различные стратегии воздействия на поведение взаимно усиливают друг друга, и действенность поведенческих программ и вмешательств повышается, когда они интегрированы в дополнительные стратегии, направленные на более широкие социальные детерминанты.

Во многих странах все активнее применяется широкий спектр законодательно-нормативных и налогово-бюджетных мер, например для того, чтобы ограничить потребление табака и алкоголя. Установлен минимальный возраст для покупки сигарет и спиртных напитков, на этикетки которых к тому же часто наносятся предупреждения о вреде для здоровья. Резко ограничена реклама, потребление обоих этих видов продукции облагается высокими налогами. Все эти меры способствовали сдерживанию потребления, и работа ВОЗ показала, что большинство из них обладает весьма благоприятными соотношениями затрат и эффективности. Однако налогово-бюджетные меры сложно разрабатывать и подкреплять правовой санкцией, их эффект может быть непредсказуемым, и они могут создавать более тяжелую нагрузку на малообеспеченные категории населения, чем на категории с более высоким уровнем доходов.

Экономический кризис последних лет

Здоровье-2020 – это основа политики, которая подходит и для благоприятной, и для менее благоприятной экономической ситуации. Тем не менее, из экономического спада и финансового кризиса последних лет можно сделать определенные выводы. Секторы здравоохранения и социального обеспечения особенно уязвимы при сокращении бюджета в периоды экономического спада не только в силу их доли в бюджете любого государства, но и вследствие зачастую слабой позиции министерств здравоохранения относительно других ведомств. В Таллиннской хартии *(24)* государства-члены заявили, что «сегодня является недопустимым, чтобы люди оказывались за чертой бедности в результате ухудшения здоровья», однако соблюдение этого положения находится под угрозой, когда правительства в качестве меры политики в ответ на бюджетные проблемы прибегают к перекладыванию бремени финансирования на домашние хозяйства. Экономический кризис чрезвычайно затруднил для государств-членов сохранение приверженности принципам социальной справедливости, солидарности и финансовой защиты, но он же создал возможность отстаивать идею о необходимости инвестировать в здоровье и укреплять системы здравоохранения.

Недавний экономический кризис затронул многие страны Европейского региона и стал серьезным испытанием на верность целям социального обеспечения, включая охрану здоровья и социальную справедливость, которые во времена экономических спадов требуют, чтобы им уделялось еще больше внимания и чтобы меры политики, направленные на преодоление экономического кризиса, отражали общественные приоритеты, а не сиюминутные потребности в сохранении сбалансированного бюджета путем огульного урезания всех статей. В самом деле, уроки, извлеченные из предыдущих экономических потрясений, которые испытывали страны Европейского региона, дают лицам, определяющим политику, глубокие знания о том, как смягчить неблагоприятные последствия для здоровья и социального обеспечения населения: системы здравоохранения, характеризующиеся сильным руководством и хорошо функционирующими структурами управления, более эффективно работают в целом и особенно во время кризиса.

Последствия экономических кризисов для здоровья имеют сложный характер, и в подтверждение этому появляются все новые данные. Вместе со снижением доходов и ростом цен может сократиться число дорожно-транспортных происшествий и распространенность ожирения и может повыситься уровень социальной сплоченности. Однако психосоциальный стресс во времена экономических трудностей возрастает, приводя к росту самоубийств, появлению целого ряда нездоровых форм поведения и возрастанию спроса на медицинские услуги в связи с проблемами физического и психического здоровья.

Хотя данные, подтверждающие ту или иную закономерность, еще нуждаются в дальнейшем изучении, системы здравоохранения должны продолжать функционировать и во время экономического спада и активизировать свою деятельность по оказанию психосоциальной поддержки, особенно людям, живущим в бедности и находящимся в уязвимом положении, чтобы предупредить тяжелые последствия для состояния здоровья. Помимо влияния на здоровье, сокращение бюджетных ассигнований приводит к возрастанию финансового бремени, которое ложится на плечи людей, обращающихся за помощью вообще и за лекарственными средствами в частности. Перекладывание бремени финансирования с объединенных источников государственных средств на плечи отдельных людей, получающих помощь, путем повышения прямых платежей (плата за услуги и соплатежи) может создать для домашних хозяйств повышенный риск обнищания в результате болезни и снизить объем пользования медицинскими услугами. Это может привести в конечном итоге к росту расходов в системе здравоохранения и ухудшению последствий для здоровья отдельных лиц.

Большое влияние на здоровье населения оказывают расходы на социальное обеспечение. Как показывают имеющиеся фактические данные, рост расходов на социальное обеспечение сопровождается снижением смертности, которое в семь раз больше, чем снижение смертности при аналогичном росте валового внутреннего продукта *(37)*. В тех странах, где расходы на социальное обеспечение были сохранены или даже увеличены в период резкого сокращения государственных расходов на здравоохранение, влияние такого сокращения на уровень бедности населения было весьма незначительным.

В 2009 г. Европейское региональное бюро ВОЗ и правительство Норвегии совместно организовали в Осло совещание высокого уровня. Были предложены рекомендации по выработке и осуществлению ответных мер политики, направленных на защиту интересов здоровья и бедных слоев населения, такие как придание приоритетности службам общественного здравоохранения и первичной медико-санитарной помощи, затраты на которые оправдываются достигаемой эффективностью. Участники совещания также признали важное значение обеспечения рационального использования государственных средств (больше здоровья за потраченные деньги), что служит предпосылкой для успешного отстаивания требования о выделении большего объема средств на нужды здоровья. В рекомендациях совещания в Осло приводятся аргументы в пользу введения новых налогов на продукты с высоким содержанием соли и сахара, а также повышения акцизов на алкогольную и табачную продукцию – финансовых мер, которые одновременно являются эффективными вмешательствами в области общественного здравоохранения.

Государства-члены, продолжая курс на улучшение здоровья и защиту населения от финансового бремени, связанного с обращением за медицинской помощью, использовали самые разные средства и методы. Их можно сгруппировать следующим образом:

- *Перспективное мышление*. Одним из возможных вариантов является введение контрциклического государственного финансирования путем накопления резервов в фондах медицинского страхования («экономить средства в хорошие времена, чтобы расходовать их в тяжелые времена») или перераспределение налоговых поступлений на цели здравоохранения во время экономического спада. Эти контрциклические стратегии могут обеспечивать буферную защиту в краткосрочной перспективе и способны уберечь страны от принятия радикальных мер с неблагоприятными последствиями для здоровья населения.

- *Недопущение сокращений бюджета по всем статьям.* Если приходится по фискальным причинам сокращать бюджет, важно не сокращать его по всем статьям, а делать это целенаправленно, для достижения определенных целей. Широко используемый и относительно надежный вариант – отсрочка инвестиций, что может дать сектору здравоохранения возможность сохранить уровень и объем медицинских услуг, в том числе услуг общественного здравоохранения, при условии, что до кризиса инфраструктура поддерживалась в должном состоянии.

- *Более целенаправленное использование государственных средств в соответствии с социальными потребностями и обеспечение защиты таким образом малоимущих и уязвимых групп населения.* Сохранение доступа к медицинским услугам для малоимущих и уязвимых групп населения может уменьшить тяжесть последствий серьезного экономического спада. Ценным инструментом установления приоритетов в системе здравоохранения может быть изменение спектра услуг, включенных в пакет предусмотренных законом страховых льгот, особенно если изменения обосновываются фактическими данными и направлены на то, чтобы способствовать использованию помощи, имеющей высокую ценность (затраты на которую оправдываются ее эффективностью) и избегать использования помощи, имеющей низкую ценность.

- *Меры по повышению экономической эффективности за счет более разумного использования лекарственных средств и технологий.* Для всех стран одним из важных способов смягчения последствий кризиса является повышение эффективности предоставления услуг населению. Ряд стран смогли повысить эффективность, например, за счет улучшения соотношения затрат и эффективности использования лекарственных средств и путем применения методики оценки медицинских технологий для обоснования решений о компенсации расходов на медицинскую помощь. Некоторые страны принимают также меры по сдерживанию затрат, объявляя об общем снижении цен для производителей и добиваясь снижения цен путем переговоров, осуществляя более выгодные закупки лекарственных средств через процедуру открытых торгов, усиливая курс на назначение и применение непатентованных препаратов, снижая норму прибыли для оптовых продавцов и аптек и принимая меры по оптимизации назначения лекарств.

- *Меры по повышению экономической эффективности за счет оптимизации структур предоставления услуг.* Когда уровень финансирования поставщиков медицинской помощи, в частности, больниц, снижается, поставщики могут самостоятельно прибегать к нормированию оказываемых услуг, например, путем отсрочки, отказа в предоставлении и снижения ценности клинических услуг (т. е. экономить на качестве), если не будут приняты трудные структурные решения по повышению экономической эффективности больничного сектора. Кризис дает возможность проводить давно назревшие реформы с целью повышения эффективности, которые до кризиса могли быть политически менее возможными. В краткосрочной перспективе добиться экономии трудно, а риск того, что в переходный период обеспечить людей медико-санитарной помощью надлежащего качества не удастся, высок. Однако при правильном подходе можно получить существенные долгосрочные выгоды.

Министерствам здравоохранения и правительствам в целом принадлежит важная руководящая роль. Хотя предотвратить экономические спады может быть невозможно, правительства могут лучше подготовиться к трудностям, которые будут перед ними возникать. В период экономического роста крайне важно уделять внимание вопросам экономической эффективности и ответственному управлению государственными ресурсами в секторе здравоохранения, в сочетании с рациональной финансовой политикой в государственном секторе в целом, поскольку при наступлении финансового кризиса население в большей мере нуждается в социальной и медицинской помощи, и поэтому для обеспечения справедливого и эффективного всеобщего охвата этими видами помощи необходимо достаточное государственное финансирование. Те страны, которые вошли в период экономического спада, сохранив возможность использовать резервы или выдержать дефицитное расходование, смогли в гораздо большей степени защитить свое население от последствий кризиса. Успешное преодоление кризиса – это поистине общегосударственная обязанность.

«Каверзные» проблемы и системное мышление

Современные проблемы здравоохранения трудно поддаются решению из-за их сложного, многостороннего и многоуровневого характера и быстро меняющихся требований. Экономические, социальные, политические и культурные процессы действуют в течение всей жизни человека, определяя его социальное положение и степень сплоченности общества. Такие проблемы, как ожирение, злоупотребление алкоголем, употребление наркотиков, усиление несправедливостей в отношении здоровья, демографические сдвиги, экологические угрозы, крупные вспышки заболеваний, финансовые затруднения систем здравоохранения и социального обеспечения, а также социальные и технические преобразования, увеличивают потребность в инновационной политике. Термин «каверзные» проблемы (38) обозначает такие проблемы, которые трудно поддаются решению из-за неполноты, нестабильности, противоречивости и изменчивости требований. Каверзными проблемами являются многие вызовы в здравоохранении XXI века. Их атрибуция сложна, т. е. трудно приписать их какой-либо одной причине и определить линейные связи между причиной и следствием. Каверзные проблемы должны рассматриваться и анализироваться как сложные открытые системы.

Перед лицом этих трудностей стратегии должны реализовываться как крупномасштабные эксперименты, в которых мониторинг и оценка их эффективности служат важным механизмом, дающим возможность сообществу людей, вырабатывающих политику, учиться на опыте, приобретаемом в ходе практики, и адаптировать свою политику сообразно с этим опытом. Прекрасным примером каверзной проблемы здравоохранения XXI века является ожирение. Модели риска и поведение, связанные с распространением эпидемии ожирения, сложны и многомерны. Риски существуют на местном уровне (например, отсутствуют игровые площадки или недостаточно велосипедных дорожек), на уровне страны (например, отсутствие требований в отношении маркировки пищевых продуктов) или на глобальном уровне (политика в области торговли и сельского хозяйства). Какие-либо шансы на успех будут иметь только общесистемный подход и множественные вмешательства на разных уровнях стратегического руководства, в которых признается сложный и каверзный характер решения проблемы ожирения (39).

Часть 2

Здоровье-2020: применение научно обоснованных стратегий, дающих положительные результаты, и ключевые заинтересованные стороны

Введение

Вторая часть документа Здоровье-2020 начинается с изложения ряда целевых ориентиров, которые относятся ко всему Европейскому региону ВОЗ и отражают сущность основ политики. Далее подробно описываются научно обоснованные стратегии, которые пригодны для разных точек входа и действующих субъектов. Вторая часть структурирована вокруг двух основных стратегических задач данной политики – улучшение здоровья для всех и сокращение неравенств в отношении здоровья; и совершенствование лидерства и коллективного руководства в интересах здоровья – и четырех общих стратегических направлений действий. Этими направлениями являются: инвестирование в здоровье на всех этапах жизни человека и расширение прав и возможностей граждан; решение наиболее актуальных проблем Европейского региона, касающихся неинфекционных и инфекционных заболеваний; укрепление ориентированных на человека систем здравоохранения, потенциала охраны общественного здоровья, а также готовности к чрезвычайным ситуациям, эпиднадзора и реагирования; и обеспечение устойчивости местных сообществ и создание поддерживающей среды. Дается описание общих приоритетных направлений. Необходимы перемены: новые реалии требуют таких мер политики, при которых министерства здравоохранения должны вовлекать в работу другие секторы.

Целевые ориентиры

Политика Здоровье-2020 включает главные, всеобъемлющие региональные целевые ориентиры, которые будут подкрепляться соответствующими показателями и представляться в отчетах в виде усредненных данных по региону. Предполагается, что эти целевые ориентиры будут носить как количественный, так и качественный характер, в соответствующих случаях, и удовлетворять принципу «SMART»: (т. е. быть конкретными, измеряемыми, достижимыми, реалистичными и иметь определенные временные рамки) (Specific, Measurable, Achievable, Relevant, Time-bound). Каждый из них будет отражать реальный возможный прогресс в отношении процессов, промежуточных и конечных результатов реализации основ политики Здоровье-2020.

Целевые ориентиры разработаны по трем основным областям, которые охватывают две стратегические задачи и четыре стратегических приоритета, лежащих в основе стратегии Здоровье-2020, как показано ниже во Вставке 5. Этими тремя основными областями являются:

- бремя болезней и факторы риска;
- здоровые люди, благополучие и детерминанты;
- процессы, стратегическое руководство и системы здравоохранения.

Использование целевых ориентиров – это не самоцель. Целевые ориентиры способствуют укреплению здоровья и благополучия тем, что повышают эффективность работы и подотчетность. Эти целевые ориентиры являются региональными в том смысле, что они согласованы и будут подвергаться мониторингу на региональном уровне. В зависимости от обстоятельств все государства-члены будут вносить вклад в достижение этих целевых ориентиров и, соответственно, осуществлять мониторинг достигнутого прогресса. Каждое из государств-членов будет принимать решение в отношении характера и темпов их достижения, и им предлагается устанавливать национальные цели и задачи, связанные с охраной здоровья. Целевые ориентиры были разработаны таким образом, чтобы собираемая в плановом характере медико-санитарная информация могла быть использована в максимальной степени и можно было избежать необходимости сбора новых данных. Предлагаемые региональные целевые ориентиры приводятся во Вставке 5.

Вставка 5. Предлагаемые региональные целевые ориентиры на 2020 г.			
Широкие целевые области политики Здоровье-2020	Целевые ориентиры	Связь со стратегическими задачами политики Здоровье-2020	Связь со стратегическими приоритетами политики Здоровье-2020
1. Бремя болезней и факторы риска	1. К 2020 г. сократить преждевременную смертность среди населения Европы	1. Улучшение здоровья для всех и сокращение разрыва по показателям здоровья	2. Решение наиболее актуальных проблем Региона, касающихся неинфекционных и инфекционных заболеваний
2. Здоровые люди, благополучие и детерминанты	2. Повысить среднюю продолжительность жизни в Европе	1. Улучшение здоровья для всех и сокращение разрыва по показателям здоровья	1. Инвестирование в здоровье на всех этапах жизни человека и расширение прав и возможностей граждан 4. Обеспечение устойчивости местных сообществ и создание поддерживающей среды
	3. Сократить несправедливости в отношении здоровья в Европе (ориентир в сфере социальных детерминант)	1. Улучшение здоровья для всех и сокращение разрыва по показателям здоровья	1. Инвестирование в здоровье на всех этапах жизни человека и расширение прав и возможностей граждан 4. Обеспечение устойчивости местных сообществ и создание поддерживающей среды
	4. Повысить уровень благополучия населения Европы	1. Улучшение здоровья для всех и сокращение разрыва по показателям здоровья	1. Инвестирование в здоровье на всех этапах жизни человека и расширение прав и возможностей граждан 4. Обеспечение устойчивости местных сообществ и создание поддерживающей среды
3. Процессы, стратегическое руководство и системы здравоохранения	5. Всеобщий охват и «право на здоровье»	2. Совершенствование лидерства и коллективного стратегического руководства в интересах здоровья	3. Укрепление систем здравоохранения, ориентированных на нужды людей, наращивание потенциала общественного здоровья и обеспечение готовности к чрезвычайным ситуациям
	6. Установление государствами-членами национальных целевых ориентиров	2. Совершенствование лидерства и коллективного стратегического руководства в интересах здоровья	3. Укрепление систем здравоохранения, ориентированных на нужды людей, наращивание потенциала общественного здоровья и обеспечение готовности к чрезвычайным ситуациям

Воздействие на взаимодействующие детерминанты здоровья

В основах политики Здоровье-2020 в целом показаны совершенно реальные проблемы здравоохранения, с которыми сталкиваются все страны Региона. Хотя закономерности проявления этих проблем в каждой стране могут быть разными, ключевые и самые общие вопросы все в большей степени касаются всех стран. Однако политика **Здоровье-2020** не останавливается на простом описании этих вопросов; она заостряет внимание на потенциальных решениях и областях, в которых, как показывают имеющиеся фактические данные, возможно достижение важных результатов, если будут предприняты позитивные меры. Для этого в ней предлагается рамочная основа для действий и подчеркивается важность принятия стратегических подходов, при которых проблемы оцениваются с общесистемной точки зрения.

В основах политики Здоровье-2020 признается, что различные детерминанты здоровья взаимосвязаны между собой и все факторы – биофизические, психологические, социальные и экологические – одинаково важны. Это подчеркивает важность разработки многогранных стратегий, в которых нет места принципу проведения разовых или разрозненных кампаний, а ставится задача мобилизовать усилия по всем направлениям для достижения синергизма и комбинированного воздействия на решаемые проблемы.

Приведенная ниже классическая и хорошо известная модель (рис. 1) помогает проиллюстрировать, как взаимосвязаны между собой различные детерминанты здоровья, и показывает, что важно принимать во внимание как факторы, непосредственно влияющие на индивидуальное и коллективное поведение, так и более широкие социальные детерминанты. Особенно важно учитывать и воздействовать на социальные детерминанты, так как они могут влиять не только непосредственно на здоровье (например, плохие жилищные или санитарные условия), но, что очень важно, и на реальные варианты выбора, которые имеются у людей, на их жизненные возможности и обстоятельства, что, в свою очередь, сказывается на их личных решениях, выборе из возможных вариантов и образе жизни.

Улучшение здоровья для всех и сокращение неравенств в отношении здоровья

Комиссия по социальным детерминантам здоровья *(27)* сформулировала три главных принципа, которыми нужно руководствоваться в действиях:

- Улучшение условий повседневной жизни – обстоятельств, в которых люди рождаются, растут, живут, работают и старятся.
- Преодоление – на глобальном, национальном и местном уровнях – несправедливости в распределении власти, денег и ресурсов, т. е. структурообразующих факторов, которыми определяются условия повседневной жизни.
- Измерение масштаба проблемы, оценка действий, расширение базы знаний, подготовка кадров, обладающих квалификацией в области социальных детерминант здоровья, и повышение информированности общества о значении этих детерминант.

Жизненно важной предпосылкой для укрепления здоровья населения является улучшение политических, социальных и экономических условий и институциональной среды. Межсекторальные стратегии не просто нужны – они жизненно необходимы. Принцип общегосударственной ответственности за охрану здоровья требует, чтобы вся система государственного управления на всех уровнях при выработке всех направлений политики в области законодательного регулирования, в социальной сфере и в экономике самым серьезным образом учитывала последствия для здоровья *(41)*.

Рисунок 1. Взаимодействующие детерминанты здоровья

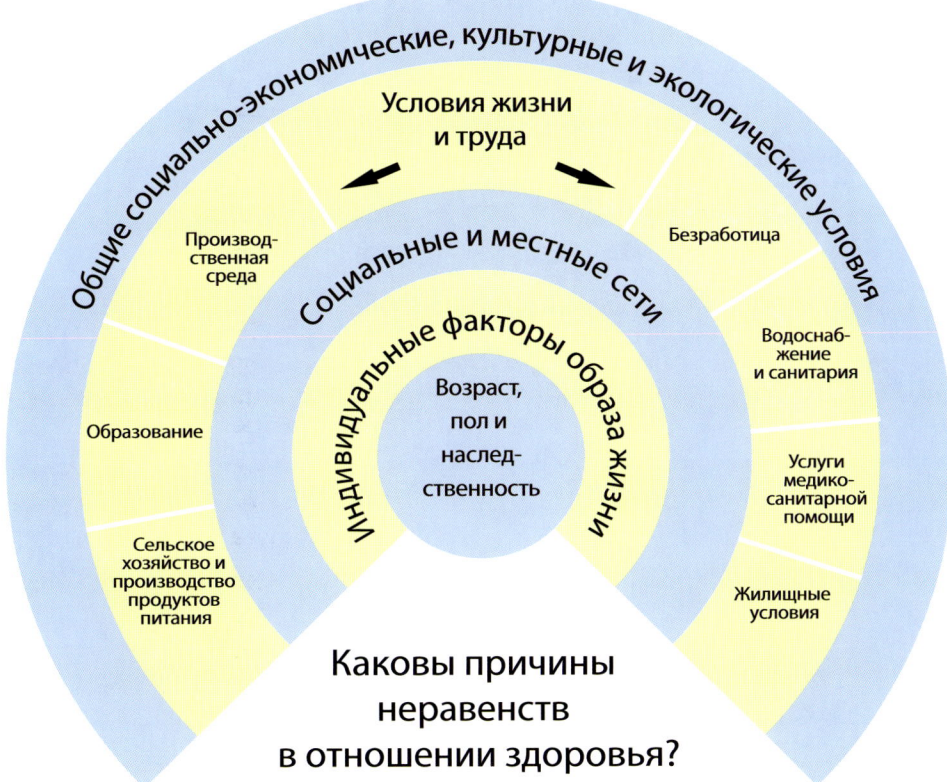

По материалам Dahlgren & Whitehead *(40)*.

Можно значительно улучшить здоровье и благополучие населения, если страны, регионы и города будут ставить общие цели и осуществлять инвестиции совместно силами сектора здравоохранения и других секторов. Приоритетные области включают такие аспекты, как эффективная система образования, условия труда и найма, социальная защита и сокращение бедности. Используемые подходы включают повышение устойчивости сообществ к негативным внешним воздействиям, вовлечение в жизнь общества и укрепление социальной сплоченности, а также содействие развитию ресурсов благополучия, т. е. сильных сторон отдельных людей и сообществ, которые защищают и укрепляют здоровье, таких как индивидуальные навыки и чувство сопричастности. Помочь стимулированию действий может постановка целевых ориентиров на каждый год или уменьшение социальных неравенств в отношении здоровья как один из главных методов оценки развития здравоохранения на всех уровнях. Эти меры должны быть систематическими и постоянными

Решение проблемы социальных неравенств существенно способствует повышению уровня здоровья и благополучия. Уменьшение градиентов здоровья требует постановки комплексной стратегической цели выравнивания шансов на хорошее здоровье всех социально-экономических групп, включая устранение неблагоприятных для здоровья факторов и сужение разрывов в отношении здоровья. Если меры по сокращению такой несправедливости будут осуществляться в масштабах всего общества, они смогут охватить всех, кого она затрагивает. Всеобщая социальная защита снижает уровень бедности и облегчает положение нуждающихся в помощи людей больше, чем узконаправленные целевые программы. Однако социальная несправедливость может быть уменьшена с благоприятным соотношением затрат и результатов только в том случае, если интенсивность принимаемых мер будет соразмерна потребностям каждого человека или группы людей в обществе. В данном контексте под потребностями следует понимать решение тех проблем здоровья и социальных проблем, которые можно преодолеть с помощью мер с использованием разумных средств и с доказанной эффективностью. При таком подходе наиболее интенсивные меры должны приниматься для удовлетворения потребностей самых обездоленных и уязвимых людей, но при этом не ограничиваться исключительно этими категориями.

Меры, принимаемые в отношении социальных и экологических детерминант здоровья, могут реально воздействовать на многие формы неравенства в вопросах здоровья. Сокращения несправедливостей в отношении здоровья невозможно добиться без устранения несправедливостей в отношении причин нездоровья – условий повседневной жизни и распределения власти, денег и ресурсов. Они проявляются, например, в нарушениях принципа справедливости в отношении гендерных и других социальных факторов, неравном воздействии вредных факторов и различных уровнях устойчивости к внешним негативным воздействиям, а также несправедливости в непосредственных, бросающихся в глаза обстоятельствах жизни людей, таких как доступ к медико-санитарной помощи, к школам и образованию, их условия труда и отдыха, жилищные условия, места проживания, города и поселки, а также в их шансах на то, чтобы жить благополучной, здоровой жизнью *(8,27,42,43)*. Устранение этих неравенств означает, что каждому человеку должен быть обеспечен некоторый минимальный уровень здоровой жизни, основанный на материальных условиях, обеспечивающих достойную жизнь и хорошее начало в жизни (всеобщий доступ к высококачественным условиям развития в раннем детстве, образованию и работе); и каждому человеку должны быть обеспечены права и возможности – контролировать свою собственную жизнь, иметь политический голос и возможность участвовать в процессах принятия решений. Полная реализация этих прав человека имеет решающее значение для улучшения здоровья и уменьшения социальной несправедливости, и государства-члены обязаны уважать, защищать и соблюдать эти права *(27,44,45)*.

Предпринимаемые действия должны строиться на принципе всеобщности, но, учитывая социальный градиент здоровья, их интенсивность должна соотноситься с социальными и медико-санитарными потребностями, т. е. всеобщность должна быть пропорциональной *(46)*. Для того чтобы уменьшить социально-экономический градиент и общий разрыв в состоянии здоровья населения, состояние здоровья наименее благополучных социально-экономических групп должно улучшаться более высокими темпами, чем у групп с наиболее высоким социально-экономическим статусом. Соответственно, для уменьшения социально-экономического градиента нужно направлять усилия не только на самые уязвимые группы. Подход с позиции градиента предполагает сочетание широких мер всеобщего характера со стратегиями, направленными на группы высокого риска. Подход, предполагающий принятие мер только по отношению к неблагополучным группам, не позволит изменить распределение детерминант здоровья по всему социально-экономическому спектру общества.

Меры, которые требуется предпринять в этой связи во всем мире, сформулированы в принятой в 2009 г. резолюции Всемирной ассамблеи здравоохранения WHA62.14 об уменьшении несправедливости в отношении здоровья посредством воздействия на социальные детерминанты здоровья *(47)*. На недавно состоявшейся в Рио-де-Жанейро (Бразилия) Всемирной конференции по социальным детерминантам здоровья было принято заявление о действиях, которые необходимо предпринять во всем мире *(8)*, однако для реальных перемен нужны не только декларации, даже когда эти декларации подкреплены убедительными и неопровержимыми фактами и доброй волей. Во исполнение резолюции Всемирной ассамблеи здравоохранения и решений, принятых на указанной конференции, в настоящее время разрабатываются стратегия ВОЗ и глобальный план действий в области социальных детерминант здоровья на период 2012–2017 гг. Для преодоления социально детерминированной несправедливости в отношении здоровья нужны сильная политическая приверженность, комплексные действия, сильный системный подход, эффективные и высокопроизводительные системы и согласованность политики различных государственных секторов, особенно в области здравоохранения, но также и в других областях *(48,49)*.

Подход, основанный на социальных детерминантах здоровья, часто противопоставляется подходу, основанному на возможностях, свободе волеизъявления и личной ответственности за собственное здоровье – например, за поведение, определяющее состояние здоровья. Однако на практике, если анализ высоких показателей смертности (конечных результатов) говорит о том, что они являются следствием условий, в которых люди рождаются, растут, живут, работают и стареют, то вряд ли можно возлагать личную ответственность за здоровье на отдельных людей, если с помощью социальных мер не созданы условия, которые позволят людям контролировать свою жизнь. В действительности спор идет не о том, желательно ли уменьшение социального неравенства в показателях здоровья или нет, а о том, чего можно избежать разумными средствами *(50)*. Для того чтобы они были эффективны, принимаемые меры должны пользоваться общественной и политической поддержкой.

Всем 53 государствам-членам Европейского региона рекомендуется принять ясные стратегии по изменению нынешних моделей и масштабов несправедливости в отношении здоровья, для чего необходимо предпринять решительные меры в отношении социальных детерминант здоровья (Вставка 6) в рамках общесистемного стратегического подхода, который уравновешивал бы подходы, ориентированные на факторы индивидуального или коллективного поведения. Общепризнано, что страны находятся на совершенно разных исходных позициях с точки зрения состояния здравоохранения, социальной справедливости в отношении здоровья и социально-экономического развития. Это может ограничить осуществимость некоторых мер в краткосрочной перспективе и повлиять на сроки решения конкретных вопросов, но не должно влиять на долгосрочные цели стратегии.

Опора на факты – комплексный подход, предполагающий поиск новых знаний

Перед нами стоят немалые трудности, однако появляется все больше фактических данных о том, какие меры позволяют улучшить здоровье и благополучие отдельных людей и сообществ. Учитывая, что на здоровье влияет так много разных факторов, это означает, что понимание и знание того, что приводит к положительным результатам, на практике разбросаны по широкому спектру самых разных научных и профессиональных дисциплин. В частности, подходы и знания в секторе здравоохранения часто формируются под сильным влиянием позиции биофизических и медицинских наук. Это, конечно, чрезвычайно важно, но в изолированном виде такие знания носят ограниченный и одномерный характер. Поэтому растет понимание необходимости лучше интегрировать и использовать знания из других областей, особенно достижения широкого круга социальных и поведенческих наук.

Вставка 6. Области, которые должны быть охвачены стратегиями по уменьшению неравенств в отношении здоровья

Стратегии должны охватывать следующие области:

Этапы жизни

- Адекватная социальная защита и охрана здоровья женщин, будущих матерей и молодых семей.

- Система всеобщего высококачественного и доступного по стоимости образования, воспитания и ухода в раннем детстве.

- Устранение воздействия нездоровых и небезопасных условий труда и усиление мер по обеспечению здоровых условий на предприятиях и в организациях, доступа к трудоустройству и возможности заниматься высококачественным трудом.

- Осуществление согласованных и действенных межсекторальных мер по устранению неравенств в пожилом возрасте, чтобы предупредить и контролировать развитие хронических заболеваний и увеличить продолжительность жизни по всему социальному градиенту.

Все общество

- Повышение уровня и улучшение распределения социальной защиты в соответствии с потребностями для улучшения здоровья и уменьшения неравенств в отношении здоровья.

- Мобилизация и объединение усилий по уменьшению неравенств в отношении местных детерминант здоровья посредством совместных действий и создания партнерств с людьми, затронутыми данной проблемой, с гражданским обществом и различными гражданскими партнерами.

- Принятие мер в отношении социально изолированных групп, которые основаны на уже существующих системах и распространяют их на все общество в целях создания таких систем, которые являются более устойчивыми и обеспечивают сплочение общества и широкое участие.

- Принятие подхода с позиции обеспечения гендерного равенства в целях понимания и устранения социально-экономических неравенств и несправедливости в отношении здоровья между мужчинами и женщинами.

Широкий контекст

- Использование системы налогов и отчислений для усиления справедливости. Увеличение доли бюджета, расходуемую на программы здравоохранения и социальной защиты в тех странах, где она меньше нынешнего среднего уровня по ЕС.

- Планирование на долгосрочную перспективу и защита интересов будущих поколений путем выявления связей между экологическими, социальными и экономическими факторами и всеми стратегиями и практическими действиями.

Системы

- Стратегическое руководство в отношении социальных детерминант здоровья и социальной справедливости в отношении здоровья требует большей согласованности действий всех секторов (политика, инвестиции и услуги) и заинтересованных сторон (население, частный сектор, добровольные организации) на всех уровнях государственного управления (транснациональный, национальный, территориальный и местный).

- Долговременный характер профилактики и лечения заболеваний на принципах социальной справедливости требует комплексных ответных мер в целях достижения устойчивых и справедливых изменений в области профилактики и лечения заболеваний.

- На всех уровнях стратегического руководства, включая транснациональный, страновой, территориальный и местный уровни, должна представляться регулярная отчетность и должны проводиться общественное рассмотрение вопросов неравенства в отношении здоровья и его социальных детерминант.

Интегрирование нового мышления на основе достижений социальных и поведенческих наук и стратегического социального маркетинга

В последние годы понимание факторов, влияющих на человеческое поведение, значительно улучшилось. Это обстоятельство подчеркивает то факт, что для того, чтобы положительно влиять на поведение и выбор людей относительно собственного здоровья, редко удается обойтись одними старыми методами распространения идей, при которых все внимание уделяется подготовке информации и передаче сообщений. Сегодня все чаще практические и часто малозатратные решения разнообразных проблем поведения у разных групп населения подсказывают нам интегрированные знания, получаемые из широкой области наук о социальном поведении людей, среди которых можно назвать стратегический социальный маркетинг, социальную психологию, поведенческую экономику и неврологию. Смещение акцентов в программах здравоохранения и родственных программах от коммуникации на изучение и понимание поведения открывает новые возможности достичь ощутимых и устойчивых изменений в жизни людей благодаря тому, что можно найти способы оказания им практической поддержки в реализации их собственных целей в отношении здоровья. В сочетании со стратегическим акцентом на более широкие социальные детерминанты здоровья это помогает снизить риск ошибок и повысить эффективность вмешательств.

Стратегическое руководство в интересах здоровья в XXI веке

Совершенствование лидерства и коллективного стратегического руководства в интересах здоровья

Функция лидерства, выполняемая министрами здравоохранения и учреждениями охраны общественного здоровья, остается жизненно важной для сокращения бремени нездоровья во всем Европейском регионе и нуждается в дальнейшем укреплении. Эта роль лидерства в деле охраны здоровья населения включает в себя наглядную демонстрацию как экономических, социальных и политических выгод хорошего здоровья, так и негативных последствий нездоровья и несправедливостей в отношении здоровья и его детерминантов для каждого сектора, для всей системы государственного управления и всего общества. В этой связи министрам и министерствам здравоохранения и учреждениям общественного здравоохранения при формировании стратегий, способствующих укреплению здоровья и благополучия, нужно выполнять новые функции – выходить за рамки своих ведомств и продвигать стратегии, способствующие достижению здоровья для всех в партнерствах вне сектора здравоохранения. Выполнение этой роли лидеров требует целого ряда навыков и умений, включая использование приемов дипломатии, привлечение фактических данных и аргументов и умение убеждать.

Тем не менее, новые формы стратегического руководства в интересах здоровья также требуются во всем обществе и во всей системе государственного управления. Существует много определений стратегического руководства. В политике Здоровье-2020 используется следующее определение: «стремление органов государственного управления (правительств) и других действующих субъектов руководить сообществами, целыми странами или даже группами стран в их действиях по достижению здоровья как неотъемлемой составляющей благополучия, применяя для этого как общегосударственный подход, так и подход на основе участия всего общества» *(51)*. В этом определении здоровье и благополучие позиционируются как ключевые атрибуты того, что составляет успешное и нормально функционирующее общество в XXI веке. Для того чтобы ответственность всего общества и общегосударственная ответственность за охрану здоровья соблюдалась и стала реальностью, также требуется сильное руководство. Стратегии, действия и социальная приверженность охране здоровья не могут возникнуть сами по себе. В современном обществе влияния на здоровье настолько разнообразны и настолько рассеяны по всем сферам общества, что для укрепления и улучшения здоровья требуются действия на основе нового мышления и новой парадигмы; традиционные линейные рациональные модели планирования более не достаточны.

В настоящее время происходит процесс перехода от модели стратегического руководства, в центре которой стоит государство, к модели сотрудничества, при которой стратегическое руководство является продуктом совместной деятельности широкого круга субъектов, действующих на уровне государства и на уровне общества, таких как министерства, парламенты, организации, ведомства, комиссии, коммерческие предприятия, граждане, общественные объединения, фонды и СМИ. Такое стратегическое руководство в интересах здоровья рассредоточено по горизонтали. Это способствует осуществлению совместных действий в общих интересах сектора здравоохранения и других секторов.

Правительства на всех уровнях рассматривают вопрос о создании официальных структур и процессов, которые обеспечивали бы согласованность в действиях и решение проблем на межведомственном уровне и устраняли бы дисбаланс сил между секторами. Программы в области здоровья и благополучия, взаимно усиливающие друг друга, должны подкрепляться структурами и механизмами, обеспечивающими сотрудничество. В этом смысле эффективное многоуровневое стратегическое руководство так же важно, как и руководство, рассредоточенное по горизонтали между секторами и основанное на участии широкого круга заинтересованных сторон. Процессы стратегического руководства и выработки политики в интересах здоровья должны быть прозрачными и открытыми и обеспечивать максимально широкое участие в них различных секторов, уровней и групп особых интересов. Адаптивные стратегии должны быть достаточно устойчивыми, чтобы реагировать на комплексный характер ситуации и быть готовыми к неопределенности.

Одной из самых важных задач является формирование осведомленности и способности включить цели здравоохранения в общий процесс социально-экономического развития общества и развития его человеческого потенциала. Потребность в реформировании методов работы и в применении новых форм и методов выработки и реализации политики на глобальном, региональном и местном уровне существует во всех областях политики, не только в здравоохранении. Важно отметить, что здравоохранение – это не единственная сфера деятельности, которая требует принятия мер в других секторах: существуют двухсторонние и многосторонние потребности в синергизме при разработке и реализации политики во всех секторах.

Достижение такой степени взаимодействия внутри системы государственного управления, когда будут осуществляться действия на межведомственном уровне – это, несомненно, трудная задача. Эта трудность объясняется сложностью решаемых вопросов, каверзным характером проблем и изначальным отсутствием гибкости бюрократических организационных систем. Положение также осложняется распределением влияния и ресурсов в обществе, конфликтами интересов внутри системы государственного управления, недостатком стимулов и недостаточной приверженностью на высшем уровне.

Эта новая концепция стратегического руководства в интересах здоровья объединяет и расширяет существовавшие и ранее концепции межсекторальных действий и здоровой государственной политики в рамках более широких и взаимосвязанных концепций ответственности всего общества и общегосударственной ответственности за охрану здоровья. Существенным элементом здесь является принцип учета интересов здоровья во всех стратегиях, который требует вынести вопрос об охране здоровья на более заметное место в политической повестке дня, активизировать диалог на уровне политики по вопросам здоровья и его детерминант и повысить ответственность за конечные результаты для здоровья. Ценными инструментами оценки потенциальных последствий принимаемых стратегий являются оценка воздействия на здоровье и экономическая оценка, которые могут использоваться также для оценки влияния на качество. При таких подходах акцентируется внимание не только на необходимости более эффективной координации и более полной интеграции действий государства в области охраны здоровья, но также и на важности выхода на более широкое взаимодействие с другими действующими субъектами за рамками государственных структур, благодаря чему обеспечивается общий вклад в достижение таких всеобъемлющих целей общества, как процветание, благополучие, социальная справедливость и устойчивость.

Стратегическое руководство здравоохранением

В политике Здоровье-2020 под термином «стратегическое руководство здравоохранением» (health governance) понимают всю совокупность процессов стратегического руководства в самом секторе здравоохранения. Это подразумевает ответственность за следующие направления деятельности: разработка и реализация национальных и субнациональных стратегий здравоохранения; постановка целей и задач в области здравоохранения для улучшения здоровья; предоставление высококачественных и эффективных услуг медицинской помощи; и обеспечение ключевых функций общественного здравоохранения. Это означает ответственность за анализ того, какое влияние оказывают его стратегические решения на другие секторы и заинтересованные стороны.

Стратегическое руководство здравоохранением порождает стимулы к улучшению показателей деятельности, повышению подотчетности и прозрачности, а также к полноценному вовлечению пользователей благодаря такой организационной структуре, которая дает возможность организовать ресурсы, поставщиков услуг и их услуги и направить их на осуществление единой политики и достижение национальных целей в области здравоохранения. Необходимо также добиться единого понимания научно обоснованных средств достижения этих целей.

Министерства здравоохранения все более активно занимаются инициированием межсекторальных подходов к охране здоровья и действуют как посредники и защитники интересов здоровья. Как подчеркивается в Таллиннской хартии *(24)*, сектор здравоохранения должен устанавливать сотрудничество с другими секторами таким образом, чтобы оно приводило к взаимной поддержке и конструктивным партнерствам, обеспечивающим не только предоставление индивидуальных медико-санитарных услуг, но и беспроигрышные варианты достижения общих целей общества в области охраны здоровья населения. Сектор здравоохранения также выступает в качестве партнера других секторов, когда укрепление здоровья может внести вклад в достижение их целей. На Совещании высокого уровня ООН по профилактике и борьбе с неинфекционными заболеваниями и на сессии Всемирной ассамблеи здравоохранения все страны одобрили такие подходы к сотрудничеству, которые получили название общегосударственного подхода и принципа участия всего общества.

Разумное стратегическое руководство

Хотя недостатки можно найти в любом нормативном подходе к стратегическому руководству, принципы и процессы надлежащего руководства рассматривались применительно к странам – например, в ходе реализации проекта Всемирного банка «Глобальные показатели стратегического руководства» *(52)*, в котором демонстрируются важные взаимосвязи между надлежащим стратегическим руководством и здоровьем. Как стратегическое руководство в интересах здоровья, так и стратегическое руководство здравоохранением основываются на системе ценностей и принципов, которая называется надлежащим стратегическим руководством. Разумное стратегическое руководство – это набор механизмов, выбранных для достижения результатов на основании принципов надлежащего стратегического руководства.

Исследования указывают на необходимость комбинировать подходы к стратегическому руководству – иерархический, рассредоточенный и коллективный – в интересах здоровья и благополучия. Можно говорить о пяти типах разумного стратегического руководства в интересах здоровья.

- *Руководство через сотрудничество.* Здесь необходимо думать о процессах сотрудничества, добродетельном круге, объединяющем коммуникацию, доверие, приверженность и понимание, о выборе имеющихся инструментов и механизмов и о необходимости прозрачности и подотчетности

- *Руководство через вовлечение граждан.* По мере того, как руководство становится все более рассредоточенным по всему обществу, работа напрямую с населением может повысить уровень прозрачности и подотчетности. Партнерские отношения с населением и расширение его прав и возможностей также важны для сохранения системы ценностей. Одной из ведущих сил является технология, в частности, объединенные в сети социальные СМИ, которые дают гражданам возможность изменять то, как государственные органы и системы здравоохранения ведут дело. В рамках этих сложных отношений широкое участие заинтересованных сторон, прозрачность и подотчетность становятся двигателями инноваций.

- *Руководство через сочетание регламентирования и убеждения.* Стратегическое руководство становится более подвижным, многоуровневым, с вовлечением большего числа заинтересованных сторон и более адаптивным. Традиционные иерархические средства руководства все больше и больше дополняются другими механизмами, такими как «мягкая власть» и «мягкое право». К числу таких механизмов относятся саморегулирование, руководство через убеждение, альянсы, сети и открытые методы координации. В настоящее время ввиду возрастающего интереса к «стратегиям подталкивания» *(53)* критически анализируются подходы к укреплению здоровья. Одновременно все шире распространяются иерархические многоуровневые нормативные документы, которые охватывают уровни от глобального

до местного, такие как Рамочная конвенция ВОЗ по борьбе против табака; они затрагивают многие аспекты образа жизни, поведения и быта людей.
- *Руководство через независимые учреждения и экспертные органы.* Такие учреждения и органы играют все более важную роль в предоставлении фактических данных, наблюдении за соблюдением границ этики, расширении подотчетности и укреплении демократической подотчетности в вопросах здравоохранения в таких сферах, как неприкосновенность личной жизни, оценка риска, контроль качества, оценка технологий здравоохранения и оценка воздействия на здоровье.
- *Руководство с помощью адаптивных стратегий, устойчивых структур и предвидения.* Общегосударственные подходы должны быть адаптивными и в них должны отражаться сложности причинно-следственных связей, поскольку у сложных и каверзных проблем не бывает простых линейных причинных связей или решений. Децентрализация принятия решений и образование самоорганизующихся или социальных сетей помогают заинтересованным сторонам оперативно и по-новому реагировать на непредвиденные события. Вмешательства должны носить повторяющийся характер и объединять в себе непрерывную учебу, накопление знаний и обмен ими между различными заинтересованными сторонами, а также предусматривать механизмы инициирования дискуссий и автоматической корректировки политики. Крупномасштабные вмешательства в одной области могут вызвать непреднамеренные последствия в другой, и исследования подтверждают целесообразность поддержки и распространения практики, при которой для решения одной и той же проблемы осуществляются разнообразные вмешательства в менее крупных масштабах на местном и общинном уровнях, что способствует приобретению знаний и их адаптации. Руководство по принципу опережения событий, поддерживаемое механизмами коллективного предвидения, может также приводить к повышению устойчивости общества к негативным внешним воздействиям, поскольку при таком принципе руководства акценты в политике могут смещаться с рисков на решение более фундаментальных, системных проблем и могут совместно обсуждаться социальные и основанные на ценностях и науке аспекты государственной политики.

Совместная работа над решением общих приоритетных задач здравоохранения

Основы политики Здоровье-2020 включают четыре приоритетные области стратегических действий, основанные на категориях для установления приоритетов и программ ВОЗ, принятых государствами-членами на глобальном уровне, и скорректированные с учетом особых требований и опыта Европейского региона. Они также опираются на соответствующие стратегии и планы действий ВОЗ на региональном и глобальном уровне:
- инвестирование в здоровье на всех этапах жизни человека и расширение прав и возможностей граждан;
- снижение бремени основных неинфекционных и инфекционных заболеваний в Европе;
- укрепление ориентированных на человека систем здравоохранения, потенциала охраны общественного здоровья, а также готовности к чрезвычайным ситуациям, эпиднадзора и реагирования;
- обеспечение устойчивости местных сообществ и создание поддерживающей среды.

Эти четыре приоритетные области не являются обособленными областями действий; нередко они оказываются взаимозависимыми, и действия в одной из них благоприятно сказываются на положении в другой. Например, инвестирование на всех этапах жизни и расширение прав и возможностей людей так же, как и укрепление потенциала общественного здравоохранения, помогает сдержать распространение эпидемии неинфекционных заболеваний. Правительства достигают значительно лучших результатов для здоровья, когда увязывают воедино различные стратегии, инвестиции и услуги и концентрируют усилия на уменьшении неравенства. Европейское региональное бюро ВОЗ будет усиливать свою роль в качестве ресурса для разработки политики на основе примеров и фактических данных о применении таких интегрированных подходов.

Для решения этих приоритетных задач требуется сочетание различных форм стратегического руководства – иерархической, распределенной и коллективной – что сделает возможным достижение здоровья и благополучия для всех. Такое стратегическое руководство будет предвидеть перемены, поощрять инновации и будет ориентировано на вложение ресурсов в укрепление здоровья и профилактику болезней. Новые подходы к стратегическому руководству включают руководство путем сотрудничества, путем вовлечения граждан, путем сочетания нормативных мер и убеждения, а также посредством независимых агентств и экспертных органов. Последние, в частности, отражают растущее значение функций оценки фактических данных, надзора за соблюдением границ этики, расширения прозрачности и укрепления демократической подотчетности в таких сферах, как неприкосновенность личной жизни, оценка риска, контроль качества, оценка технологий здравоохранения и оценка воздействия на здоровье.

В основах политики Здоровье-2020 также признается, что многие решения, касающиеся политики здравоохранения, приходится принимать в условиях, когда имеющиеся знания неопределенны и несовершенны. До сих пор не ясно, какие меры дают наибольший положительный эффект в борьбе с такими сложными проблемами, как ожирение, наличие множественных болезненных состояний и нейродегенеративные заболевания. Важное значение имеет также контекст, поскольку то, что может работать в одной системе здравоохранения или стране может быть неприменимо в другой без соответствующей адаптации. Также невозможно полностью предвидеть системные эффекты многих аспектов реформ системы здравоохранения. В исследованиях отмечается ценность расширения широкого спектра менее масштабных, но многосторонних вмешательств, сосредоточенных на решении проблем на местном уровне и на уровне общины, для поощрения приобретения знаний и их адаптации.

Инвестирование в здоровье на всех этапах жизни человека и расширение прав и возможностей граждан

Поддержка здоровья и его детерминант на протяжении всей жизни ведет к росту ожидаемой продолжительности здоровой жизни и приносит дивиденд долголетия; и то и другое дает серьезные экономические, социальные и индивидуальные выгоды. Демографические изменения требуют эффективной стратегии, охватывающей все этапы жизни, которая отдает приоритет новым подходам в целях расширения прав и возможностей, обеспечения устойчивости к внешним воздействиям и наращивания потенциала для укрепления здоровья и профилактики болезней. Дети с хорошим жизненным стартом быстрее учатся и живут более продуктивной жизнью; взрослые люди, управляющие своей жизнью, располагают большим потенциалом для участия в экономической и социальной жизни общества и ведения здорового образа жизни; здоровые люди в пожилом возрасте могут продолжать активно участвовать в жизни общества. Здоровое и активное старение, основы которого закладываются с самого момента рождения, – это стратегический приоритет и одно из важнейших направлений научных исследований.

Программы укрепления здоровья, основанные на принципах участия всех заинтересованных сторон и расширения прав и возможностей, приносят реальную пользу для здоровья и его детерминант. К ним могут относиться создание лучших условий для жизни, совершенствование жизненных навыков, повышение санитарной грамотности, поддержка самостоятельной жизни и облегчение выбора более здоровых вариантов. Это означает обеспечение безопасной беременности, предоставление людям возможности хорошего начала жизни, укрепление безопасности и благополучия и обеспечение защиты в детском и подростковом возрасте, содействие повышению качества и охране здоровья на рабочем месте, поддержку активной и здоровой старости. Принимая во внимание рост эпидемии неинфекционных заболеваний и их детерминантов, одной из приоритетных задач является обеспечение здорового питания и безопасной и устойчивой окружающей среды на всех этапах жизни. Инвестирование средств в инициативы по созданию здоровой среды обитания дает уникальные возможности повысить медико-санитарную грамотность.

Здоровые женщины, матери и дети

Анализ ситуации

Репродуктивный период женщин оказывает огромное влияние на их общее состояние здоровья и благополучия, а жизни матери и ее ребенка неразрывно связаны. Безопасное планирование семьи, безопасная беременность и роды, а также грудное вскармливание являются предпосылками здорового роста и развития ребенка, однако для многих женщин беременность и роды все еще являются периодом риска. Хотя за период 1990–2006 гг. коэффициент материнской смертности в Европейском регионе в целом сократился почти в два раза, эти успехи распределяются неравномерно, и как между странами, так и в рамках стран Европейского региона сохраняются поразительные неравенства. Беременность и роды могут приводить к осложнениям: согласно оценкам, во всем мире на одну женщину, которая умирает во время родов, приходится как минимум еще 20 женщин, подвергающихся травмам, инфицированию или инвалидизации *(54)*.

Необходимо расширять права и возможности женщин, чтобы они могли сохранить свое репродуктивное здоровье. Некоторые женщины не могут позволить себе забеременеть и стать матерью, но имеющиеся в таких случаях альтернативы создают свои трудности. Во многих странах существует огромная неудовлетворенная потребность в безопасной и эффективной контрацепции, а уровни искусственного аборта в Европейском регионе выше, чем в любом другом регионе ВОЗ: в некоторых странах небезопасные аборты являются причиной до 30 % случаев материнской смертности *(55,56)*.

Главными непосредственными причинами материнской заболеваемости и смертности являются кровотечение, инфекция, высокое артериальное давление, небезопасный аборт и осложненные роды. Эти причины можно предупредить и устранить простыми, сравнительно недорогими, но эффективными вмешательствами, однако не у всех женщин в Европейском регионе ВОЗ имеется доступ к помощи или услугам, в которых они нуждаются.

Во многих странах Европейского региона снижается возраст начала половой жизни. Во многих случаях небезопасный секс ведет к заражению инфекциями, передаваемыми половым путем, и к незапланированной беременности. Женщины и мужчины планируют и заводят детей в более позднем возрасте, в результате чего повышается риск врожденных пороков развития, бесплодия, необходимости применения вспомогательных репродуктивных технологий, осложненного протекания беременности вследствие наличия хронических заболеваний и других нарушений здоровья *(57,58)*.

В Регионе сохраняются значительные нарушения принципа справедливости внутри стран и между странами в доступе к квалифицированным специалистам при родах, во время дородовой помощи, при планировании семьи и получении других услуг в сфере репродуктивного здоровья. На возможности успешной беременности и ее исход большое влияние оказывают уровень образования матери, ее здоровье и питание, ее социально-экономическое положение, господствующие гендерные нормы и роли, а также качество получаемых ею услуг здравоохранения и социального обеспечения *(59)*.

С 1990 г. коэффициент детской смертности в течение первого года жизни в Регионе тоже снизился более чем на 50 %, но и здесь между странами существуют значительные различия: разница между странами с наиболее высокими и наиболее низкими показателями составляет 25 раз. Например, коэффициент младенческой смертности в течение первого года жизни в республиках Центральной Азии и Казахстане более чем в два раза выше, чем показатель по всему Европейскому региону, и более чем в четыре раза превышает показатель в 15 странах, которые входили в Европейский союз до 2004 г. (ЕС-15). Наиболее высок риск смерти у детей в первые 28 дней жизни, а на первую неделю жизни приходится 75 % неонатальной смертности *(60,61)*.

К главным причинам смерти новорожденных относятся недоношенность и низкая масса тела при рождении, инфекции, асфиксия, родовые травмы и врожденные пороки. На долю этих причин в этой возрастной группе приходится почти 80 % случаев смерти. По своему происхождению и сути они носят социально-экономический характер, будучи связаны со здоровьем матери и с той помощью, которую она получает до, во время и сразу после родов. Обычно доля случаев смерти, относимая на счет недоношенности и врожденных пороков, возрастает по мере снижения коэффициента неонатальной смертности, а доля случаев смерти вследствие инфекций и асфиксии уменьшается по мере улучшения помощи и ухода *(62)*.

Эффективные решения

Важную роль в снижении уровней материнской смертности, смертности новорожденных и детской смертности играют такие внешние факторы, как здоровая окружающая среда, права и возможности женщин, уровень образования и бедность, а также помощь, оказываемая через системы здравоохранения. Хотя снижению материнской смертности способствуют как предоставляемая помощь, так и меры по улучшению внешних условий, уровень материнской смертности по сравнению с детской может в большей степени зависеть от деятельности систем здравоохранения и в меньшей степени от внешних факторов. Там, где внешние факторы особенно неблагоприятны, даже сильные системы здравоохранения могут лишь в ограниченной степени влиять на смертность; и наоборот, там, где существуют благоприятные условия для здоровья, слабая система здравоохранения способна существенно тормозить снижение показателей смертности.

Доступ к половому просвещению, службам планирования семьи и безопасному прерыванию беременности снижает число незапланированных беременностей, а также смертность и заболеваемость вследствие аборта, не влияя при этом на показатель фертильности.

Снижению материнской и перинатальной смертности и уменьшению неравенств способствовало внедрение разработанного ВОЗ учебного курса «Эффективная перинатальная помощь и уход» *(63)*. Было показано, что вместе с внедрением аудита материнской и перинатальной смертности этот курс привел к улучшению практики родовспоможения и к более здоровым родам. Снижение материнской и перинатальной смертности также стало результатом разработки и внедрения в практику национальных клинических руководств и системы направления к специалистам по перинатальной помощи. Кроме того, улучшение регистрации случаев смерти в перинатальный период послужило основой для стратегического планирования.

Принятие общеизвестных и действенных мер медицинского вмешательства во время беременности, при родах и в первую неделю жизни ребенка могло бы предупредить две трети случаев смерти новорожденных, снизить материнскую смертность и обеспечить лучший жизненный старт тем новорожденным, кого удалось спасти. Вмешательства и подходы, помогающие спасать жизнь матерей и детей, дают положительный эффект даже там, где ресурсы невелики. Появляется также все больше фактических данных, свидетельствующих о том, что инвестирование в развитие ребенка в раннем детстве – это одна из самых действенных мер, которые страны могут предпринять для снижения постоянно растущего бремени хронических болезней *(26,64–73)*.

Важным аспектом ухода за детьми грудного и раннего возраста является грудное вскармливание. Оно обеспечивает более качественное питание и улучшает физическое развитие ребенка, снижает восприимчивость к наиболее распространенным болезням детского возраста и повышает сопротивляемость детского организма к этим болезням, а также снижает риск последующего развития некоторых неинфекционных заболеваний и стимулирует эмоциональную связь с лицом, осуществляющим уход за ребенком, и психосоциальное развитие ребенка.

К числу стратегий ВОЗ на глобальном и региональном уровне, которые касаются данного вопроса, относятся стратегии в отношении сексуального и репродуктивного здоровья *(74,75)*, профилактики и борьбы с инфекциями, передаваемыми половым путем *(76)*, и кормления детей грудного и раннего возраста *(77)*. Проводимая ВОЗ деятельность связана с работой по достижению Целей в области развития, сформулированных в Декларации тысячелетия ООН *(69,78)*, в частности, целей снижения детской смертности и улучшения охраны материнства. Цель тысячелетия в области развития 1, касающаяся ликвидации крайней нищеты и голода, предполагает особое внимание к вопросам питания детей грудного и раннего возраста, а Цель 3 предусматривает обеспечение гендерного равенства и расширение прав и возможностей женщин. В 2010 г. в Организации Объединенных Наций был дан старт Глобальной стратегии охраны здоровья женщин и детей, в которой признается, что здоровье женщин и детей является ключом к прогрессу в достижении всех целей в области развития *(79–81)*. Для того чтобы улучшить предоставление информации, надзор и подотчетность в отношении здоровья женщин и детей на глобальном уровне, ВОЗ в 2010 г. учредила Комиссию по информации и подотчетности в отношении здоровья женщин и детей.

Здоровые дети и здоровые подростки

Анализ ситуации

В Европейский регион входят страны, в которых показатели детской смертности одни из самых низких в мире, и большинство детей и подростков в Европейском регионе ВОЗ обладают высоким уровнем здоровья и благополучия. Однако имеются также широкие расхождения: в странах с самой высокой смертностью среди детей в возрасте до пяти лет этот показатель в 20–30 раз выше, чем в странах с самой низкой смертностью

Смертность среди детей в возрасте до пяти лет в Европейском регионе составляет 9,81 на 1000 живорождений. Среди детей в возрасте до 15 лет смертность снизилась во всех группах стран Европейского региона, а смертность среди детей в возрасте до 5 лет в настоящее время является самой низкой среди всех регионов ВОЗ, хотя между странами Региона могут быть существенные различия. Например, показатели детской смертности медленнее снижаются в странах Содружества независимых государств (СНГ)[5], где у родившегося ребенка вероятность умереть до достижения возраста пяти лет в три раза выше, чем у ребенка, родившегося в какой-либо из стран ЕС.

К ведущим причинам смерти детей в возрасте до пяти лет в Европейском регионе относятся неонатальные состояния, пневмония и диарея. Почти половина случаев смерти связана с недостаточным питанием. Риск для детей также создают опасные условия окружающей среды, ожирение и нездоровый образ жизни. Неудовлетворительные условия окружающей среды усугубляют социально-экономическое неравенство в городах. Имеющиеся данные указывают на заметные различия в показателях смертности среди детей в возрасте до пяти лет между городскими и сельскими районами и между домашними хозяйствами с самыми низкими и самыми высокими доходами *(27,69,82–85)*.

Значительное число случаев смерти и инвалидности среди молодежи приходится на долю суицидов и несчастных случаев. Каждый день от причин, которые в значительной мере являются предотвратимыми, в Европейском регионе погибают более 300 молодых людей. Почти 10 % лиц в возрасте 18 лет в Европейском регионе страдают депрессией. Ведущей причиной смерти среди молодых людей является травматизм; дорожно-транспортный травматизм является ведущей причиной смерти и увечий среди молодых людей в возрасте от 10 до 24 лет *(86–90)*. Во всех странах и во всех социально-экономических категориях населения среди молодых людей больше случаев суицида и чаще происходят несчастные случаи *(91)*.

Основу здоровой жизни закладывает здоровое начало жизни. Хорошее начало жизни характеризуется следующим: мать имеет возможность выбора в пользу охраны репродуктивного здоровья, здорова во время беременности, ребенок рождается с нормальной массой тела, испытывает теплое и чуткое отношение в грудном возрасте, имеет доступ к качественной медико-санитарной помощи и образованию с раннего возраста и живет в стимулирующей развитие среде, которая позволяет ребенку в безопасности играть на открытом воздухе. Фактические данные указывают на то, что наличие высококачественных служб охраны здоровья ребенка в раннем возрасте, помогающие родителям в уходе за детьми, может компенсировать влияние неблагоприятных социальных условий на развитие детей раннего возраста.

---

[5] Когда проводился сбор данных, в состав СНГ входили Азербайджан, Армения, Беларусь, Грузия, Казахстан, Кыргызстан, Республика Молдова, Российская Федерация, Таджикистан, Туркменистан, Узбекистан и Украина.

Особое значение для здорового физического и психического развития имеет первый год жизни. Детям и подросткам нужны безопасные и благоприятные условия окружающей среды – чистый воздух, безопасное жилье, питательные продукты, чистая вода и здоровый образ жизни. Им также необходим доступ к услугам, оказываемым доброжелательно и в соответствии с их возрастом. Содействие физическому, когнитивному, социальному и эмоциональному развитию имеет важнейшее значение для всех детей, начиная с самого раннего возраста. У детей, которые получают такой хороший старт в жизни, выше вероятность того, что они будут лучше учиться в школе, получат более высокооплачиваемую работу и будут обладать лучшим физическими и психическим здоровьем во взрослой жизни.

Такие базовые предпосылки благополучия, как навыки решения проблем, эмоциональное регулирование и физическая безопасность, являются позитивными основами здоровья и развития ребенка в раннем возрасте. Выработка этих навыков и оптимизация благополучия в раннем детстве закладывает основу для сохранения благополучия на всех этапах жизненного пути.

У детей, родившихся в неблагоприятных бытовых и семейных условиях, выше риск нарушений роста и развития. Для оптимизации здоровья и благополучия в последующей жизни требуется вкладывать ресурсы в позитивный жизненный опыт и развитие в раннем детстве. Хорошее социальное, эмоциональное и психическое здоровье помогает оградить детей от эмоциональных и поведенческих проблем, насилия и преступности, беременности в подростковом возрасте, а также злоупотребления психоактивными веществами и алкоголем и определяет их успеваемость в школе *(92–100)*.

Многие тяжелые заболевания и формы воздействия факторов риска (таких как употребление табака и нездоровые привычки, касающиеся питания и физической активности) у взрослых берут свое начало в детском и подростковом возрасте. Например, к болезни и преждевременной смерти на последующих этапах жизни могут приводить употребление табака, расстройство психического здоровья, инфекции, передаваемые половым путем, включая ВИЧ, и нездоровые привычки в отношении питания и физической активности. Распространенность избыточной массы тела среди детей младше 16 лет составляет в Европейском регионе от 10 % до 20 %, причем более высокая распространенность отмечается в Южной Европе. Не способствуют здоровью пищевые привычки молодых людей, в том числе потребление фруктов и овощей ниже рекомендуемых уровней и высокие уровни потребления подслащенных напитков. Уровни физической активности в подростковом возрасте снижаются, причем более значительно среди девочек. Распространенность курения в 13-летнем возрасте в Европейском регионе составляет 5 %, а к 15-летнему возрасту повышается до 19 %. Почти две трети 16-летних молодых людей в течение 30 дней, предшествующих опросу, употребляли алкоголь. Процент 15-летних, сообщивших о том, что они вступали в половую связь, в разных странах Европейского региона колеблется от 12 % до 38 % *(58,101–103)*. Применение презервативов и других противозачаточных средств различается как между странами, так и между мальчиками и девочками.

Обычно подростковый возраст – это время хорошего состояния здоровья как у девочек, так и у мальчиков, и время благоприятных возможностей для роста и развития. В настоящее время молодые люди созревают физически и взрослеют в более раннем возрасте, чем в прошлом. Тем не менее, подростковый период также может быть периодом риска, особенно в том, что касается сексуальной активности, употребления психоактивных веществ и несчастных случаев. Поведение, которое формируется у подростков в этом возрасте, часто определяется социальными и экономическими условиями, в которых растут и развиваются подростки *(93)*. Исследования показывают, что между мальчиками и девочками имеются различия в подверженности рискам для здоровья и таким состояниям, как депрессивные расстройства, травматизм, токсикомания, пищевые расстройства, инфекции, передаваемые половым путем, насилие, суицид и самопричиненные травмы, а также в уязвимости перед этими рисками и состояниями *(91)*.

Эффективные решения

Значительную долю заболеваемости и смертности среди детей и подростков можно предупредить. С помощью малозатратных, эффективных мер можно предупредить две трети смертных случаев. Несколько болезней детского возраста можно предупредить с помощью иммунизации и относительно простых, малозатратных мер. Разработанная ВОЗ стратегия «Интегрированное ведение болезней детского возраста» (ИВБДВ) предлагает использовать набор простых, приемлемых по стоимости и действенных вмешательств в целях комбинированного ведения основных болезней детского возраста и нарушений питания, включающий применение антибиотиков, лечение анемии, иммунизацию и поощрение грудного вскармливания *(104,105)*.

В действиях по борьбе против употребления табака и вредного потребления алкоголя особый упор должен быть сделан на защиту детей, для чего необходимы эффективные меры на популяционном уровне и соответствующая нормативно-правовая база, например, запрет рекламы, запрет продажи несовершеннолетним, содействие в создании среды, свободной от табачного дыма, и ценовая политика. Дети уязвимы и не защищены от воздействия приемов маркетинга, но с помощью вмешательств можно уменьшить влияние на детей рекламы пищевых продуктов с высоким содержанием насыщенных жиров, трансжирных кислот, свободных сахаров или соли. Для поощрения физической активности можно принять меры по улучшению окружающей среды, например, с помощью соответствующего подхода к городскому проектированию и планирования времени пребывания в школе.

Особенно большое значение имеет стратегическая задача обеспечения детям и подросткам здоровых условий жизни. На социальное и эмоциональное благополучие детей влияют многие факторы – от индивидуального характера ребенка и его семейной среды до местного сообщества, в котором он живет, и общества в целом. Поэтому требуется более широкая стратегия, которая охватывает многие учреждения и ведомства и вклад в реализацию которой могут вносить сами люди. Для поддержки программ, направленных на укрепление здоровья, включая мероприятия с участием представителей всех поколений, можно мобилизовать широкий круг заинтересованных партнеров. Программы для детей и подростков могут включать меры по улучшению социального и экономического статуса детей, живущих в неблагополучных условиях *(91,92,95,106–109)*, общешкольные мероприятия по укреплению и защите социального и эмоционального благополучия детей, в том числе школьные программы санитарной грамотности, обмен знаниями между сверстниками и создание молодежных организаций. Особенно важно включать в эти программы и мероприятия работу в сфере психического и сексуального здоровья.

К числу стратегий ВОЗ на глобальном и региональном уровне, которые касаются данного вопроса, относятся стратегии в отношении здоровья и развития детей и подростков *(110)*, профилактики и борьбы с инфекциями, передаваемыми половым путем *(76)*, кормления детей грудного и раннего возраста *(77)* и Европейский план действий «Окружающая среда и здоровье детей» *(83)*. Ведется работа по достижению соответствующих Целей в области развития, сформулированных в Декларации тысячелетия ООН, таких как Цель 1, касающаяся снижения детской смертности, и Цель 2 – обеспечение всеобщего начального образования. Достоверные факты указывают на необходимость осуществления гендерно-ориентированных мер по улучшению здоровья подростков в нескольких аспектах, таких как психическое здоровье, ожирение, травматизм, ВИЧ, хронические заболевания, сексуальное и репродуктивное здоровье, насилие и благополучие *(91)*.

Здоровые взрослые

Анализ ситуации

Взрослый возраст – это этап жизни, связанный с такими событиями, как поступление на работу, воспитание детей, выполнение гражданских обязанностей и уход за родителями. Многим взрослым бывает трудно добиться разумного соотношения между работой и жизнью и совмещать личные и профессиональные обязанности, причем с наибольшими трудностями сталкиваются женщины и родители-одиночки. Женщины оказываются в неблагоприятном положении в отношении доступа на рынок труда и участия в нем, а мужчины – в отношении участия в семейной жизни.

Исторически сложившиеся социальные модели, как правило, предполагают, что обязанность мужчины главным образом состоит в выполнении оплачиваемой работы, получаемой в процессе экономической активности, а обязанность женщины – это главным образом неоплачиваемый труд, связанный с уходом за семьей. Во многих странах и некоторых культурах Европейского региона традиционные гендерные нормы все еще препятствуют тому, чтобы женщины устраивались на оплачиваемую работу и зарабатывали деньги. По-прежнему существует огромный дисбаланс между мужчинами и женщинами в распределении семейных и домашних обязанностей. Выполнение родительских обязанностей отрицательно влияет на возможности трудоустройства для женщин: многие женщины выбирают гибкий график работы или вообще вынуждены бросать работу, а это влияет на карьерный рост женщин, разрыв в размерах заработной платы между мужчинами и женщинами и на права на пенсионное обеспечение.

Стратегии и службы помощи родителям должны способствовать расширению прав и возможностей женщин, имеющих детей, с тем чтобы они имели возможность управлять своей жизнью, обеспечивать охрану здоровья и развитие своих детей и оказывать поддержку мужчинам в усилении их роли в выполнении родительских обязанностей. В частности, меры политики в области трудоустройства, ориентированные на семью, должны быть усилены путем введения более гибкого графика работы – без перехода на использование негарантированных краткосрочных контрактов – и обеспечения ценовой доступности служб по уходу за детьми, чтобы помочь родителям совмещать работу с выполнением родительских обязанностей.

Способность успешно совмещать частную жизнь и работу для достижения оптимального баланса между работой и жизнью имеет значение для коэффициентов фертильности и демографического обновления. В связи со старением населения на женщин и мужчин часто ложится двойное бремя ухода за детьми и ухода за иждивенцами пожилого возраста. У супружеских пар и отдельных граждан должна быть возможность свободно и с полной ответственностью принимать решение о том, сколько, с какими интервалами и когда именно иметь детей, и у них должны быть необходимые для этого информация и средства. Сексуальное здоровье и репродуктивный период оказывают огромное влияние на общее состояние здоровья и благополучия женщин и мужчин, но в некоторых районах Региона потребности в поддержании сексуального и репродуктивного здоровья по-прежнему считаются вопросом слишком интимным или деликатным в культурном отношении, чтобы можно было решать его надлежащим образом.

Охрана сексуального здоровья направлена на улучшение жизни и личных отношений, а не только на предоставление консультаций и помощи в отношении репродукции и инфекций, передаваемых половым путем. К числу стратегий ВОЗ, касающихся данного вопроса, относятся стратегии в области укрепления сексуального здоровья и репродуктивного выбора *(74,75)*.

Многочисленные социальные перемены в Европейском регионе неодинаково сказываются на взрослых на разных этапах жизни. Важной предпосылкой сохранения здоровья является наличие хорошей работы с высокими возможностями управления своей трудовой деятельностью и правильным соотношением между объемом работы и получаемым вознаграждением. Многие молодые люди все еще не имеют работы, и нестабильность трудоустройства в молодом возрасте стала для них нормой, что зачастую отрицательно влияет на фертильность и создание семьи. Что касается работающих пожилых людей, для них оказалась разрушенной привычная схема выхода на пенсию, на место которой пришло отсутствие стабильности в трудоустройстве в конце трудовой карьеры и различные пути досрочного выхода на пенсию. Все более активное вхождение женщин в систему оплачиваемого труда по найму часто ассоциирует с нетипичными формами работы.

Когда человек не в состоянии контролировать свою работу и семейную жизнь, это может вредить здоровью. Накопление психосоциального риска может повышать долговременный стресс и увеличивать вероятность преждевременной смерти. Риск могут таить в себе как должности, предъявляющие высокие требования к работникам, так и должности с низким уровнем контроля со стороны работника. Здоровью наносится ущерб, когда у людей имеется мало возможностей контролировать свою работу и применять свои умения и ограниченные полномочия для принятия решений.

Безработица, незащищенность, дискриминация и отстранение от трудовой деятельности повышают риск соматических и психических расстройств. Длительное отсутствие работы представляет собой серьезную проблему с точки зрения долгосрочных результатов в отношении показателей здоровья.

Эффективные решения

Повышение уровня благополучия взрослых в Европейском регионе требует применения разнообразных подходов. Для оптимизации благополучия можно применять методы социальных инноваций, при которых местные сообщества вовлекаются в процессы разработки политики путем привлечения граждан к решению целого ряда социальных проблем и вопросов благополучия и выработке таких решений, которые им желательны и которые обогащают повседневную жизнь людей. Меры по укреплению здоровья на предприятиях и в организациях, которые направлены не только на предупреждение болезни, но и на оптимизацию благополучия работников, могут быть выгодны и работникам, и работодателям. Улучшение условий труда и создание механизмов, позволяющих людям влиять на организацию их труда и добиваться ее улучшения, приводит к повышению уровня охраны здоровья на работе и к повышению производительности труда.

Органам государственного управления следует прилагать все усилия к тому, чтобы не допускать безработицы (особенно длительной), ощущения незащищенности, дискриминации и отстранения от трудовой деятельности. К основным мерам, связанным с укреплением здоровья, относятся программы активизации рынка труда, стимулирование заключения постоянных контрактов о найме на работу, адаптация физической и психосоциальной рабочей среды к потребностям отдельного работника, повышение степени индивидуального и коллективного влияния, которое оказывают работники на условия своей работы, и укрепление служб гигиены труда. Поскольку пенсионный возраст будет, скорее всего, повышаться, должны также приниматься во внимание потребности стареющей рабочей силы.

Политика социальной защиты в форме активных стратегий влияния на рынок труда и вмешательств, содействующих возвращению на работу, может иметь защитный эффект для здоровья в периоды экономического спада и роста безработицы *(111)*. Тенденции смертности в ЕС в периоды рецессии за последние тридцать лет говорят о том, что, если страны будут расходовать 200 или более долларов США на человека в год на программы активизации рынка труда, направленные на улучшение перспектив получения работы и защиту работающих, они смогут избежать роста числа самоубийств.

В странах с низким и средним уровнями доходов меры политики могут включать содействие устойчивому росту экологически ориентированной экономики; вооружение людей знаниями и умениями; повышение способности людей, особенно молодежи, найти работу; достижение большей стабильности работы среди наиболее уязвимых людей; снижение подверженности воздействию вредных условий труда и связанных с ними рисков заболеваний или травм и минимизацию или устранение рисков для здоровья путем неукоснительного соблюдения существующих в стране законов и норм и предоставления качественных услуг в области гигиены труда.

В странах с высоким уровнем доходов меры политики могут включать поддержание высоких уровней занятости населения в условиях устойчивого развития экологически ориентированной экономики; сохранение достойных условий труда и политики социальной защиты; разработку стандартных методик мониторинга и управления рисками и внедрение известных методов повышения безопасности и гигиены труда. При этом первоочередное внимание должно уделяться группам повышенного риска, в том числе безработным.

Разумного соотношения между работой и жизнью можно достичь благодаря принятию целого ряда благоприятствующих этому мер, таких как предоставление отпусков по семейным обстоятельствам, улучшение системы ухода за детьми, организация рабочего времени таким образом, чтобы у людей была возможность работать по гибкому графику, отмена условий, приводящих к различиям в оплате труда между мужчинами и женщинами, согласование времени пребывания детей в школе и родителей на работе и пересмотр времени работы магазинов. Политика в области занятости населения также должна предусматривать меры, поощряющие более справедливое разделение между мужчинами и женщинами отпусков по уходу за детьми и по уходу за пожилыми людьми. Различия между странами наглядно показывают, чего можно достичь при благоприятной социальной политике.

В Лиссабонской стратегии ЕС *(112)* было признано важное значение максимального и всестороннего обеспечения равных возможностей для всех людей. Одним из основных направлений Европейской стратегии в области занятости населения является улучшение возможностей совмещать семейную и трудовую жизнь, и это направление включено также в Европейский процесс борьбы с бедностью и содействия социальной вовлеченности. Прямое отношение к этим вопросам имеют также резолюции ВОЗ, касающиеся включения в жизнь общества, гендерного равенства и бедности и здоровья на глобальном и региональном уровнях *(113)*.

Здоровье пожилых людей

Анализ ситуации

В целом, увеличение продолжительности жизни как женщин, так и мужчин является крупнейшим достижением, в реализации которого важную роль играет политика здравоохранения и социальная политика. По мере увеличения продолжительности жизни все больше людей переходят возрастной рубеж 65 лет и доживают до глубокой старости, в результате чего резко возрастает число пожилых людей. Ожидается, что к 2050 г. более четверти населения (27%) будут составлять люди в возрасте 65 лет и старше. На каждого мужчину в возрасте 85 лет и старше приходятся 2,5 женщины такого же возраста, и прогнозируется, что этот дисбаланс к 2050 г. увеличится *(70)*.

Хотя женщины в Европейском регионе в среднем живут на 7,5 лет дольше, у них продолжительнее, чем у мужчин, тот период жизни, который они проживают в состоянии нездоровья. Поскольку среди женщин также выше распространенность инвалидности, они составляют подавляющее большинство лиц преклонного возраста, которые нуждаются в постоянной медико-санитарной помощи и социальной поддержке *(114)*.

По мере старения людей ведущими причинами заболеваемости, инвалидности и смертности становятся неинфекционные заболевания и чаще развиваются многочисленные проблемы со здоровьем. Большое значение для здоровья имеет социально-экономический статус. Например, заболеваемость на поздних стадиях жизни часто бывает выше среди людей, род занятий которых имеет более низкий статус. Большая доля общих потребностей в медико-санитарной помощи и затрат на нее приходится на последние несколько лет жизни.

Когда люди располагают правами и возможностями, чтобы оставаться здоровыми до старости, тяжелые заболевания часто могут развиваться лишь в течение нескольких коротких месяцев перед смертью. Тем не менее, любая возможная «компрессия» заболеваемости будет слишком мала для того, чтобы компенсировать последствия роста числа пожилых людей, поэтому число пожилых людей с ограниченными возможностями также будет расти. Примерно 20% людей в возрасте 70 лет и старше и 50% людей в возрасте 85 лет и старше сообщают о том, что им трудно выполнять действия в повседневной жизни, такие как купание, одевание, пользование туалетом, а также другие действия, например, ведение хозяйства, стирка белья и прием лекарств. Часто наблюдается ограничение мобильности, а также ослабление органов чувств. Примерно каждый третий человек в возрасте 75–84 лет сообщает о проблемах со слухом при разговоре с другими людьми, а каждый пятый о затруднениях, связанных с ежедневным чтением газет или книг.

В настоящее время во многих странах Европейского региона наблюдаются чрезвычайно низкие коэффициенты рождаемости и очень высокие показатели ожидаемой продолжительности жизни по сравнению с другими регионами *(70)*. Таким образом, материальное обеспечение растущего числа пожилых людей и уход за ними ложится на плечи постоянно уменьшающегося числа людей трудоспособного возраста. Уход за пожилыми во многих странах все еще считается семейной обязанностью, а не обязанностью государства, а большинство лиц из числа родственников и друзей, осуществляющих уход, составляют женщины. По уровню развития и объему программ ухода за пожилыми людьми между странами Европейского региона наблюдаются более широкие различия, чем в других программах в рамках политики здравоохранения и социального обеспечения. Официальная социальная помощь пожилым людям чаще имеется в городских районах, а доступ к услугам домов престарелых и качество этих услуг в Европе варьируется в широких пределах. Могут быть ограничены право на личную жизнь и качественный уход, может быть ограничен доступ к основному комплексу медико-санитарной помощи, может проводиться неправильное лечение и могут быть неудачными меры профилактики.

Хотя увеличение продолжительности жизни – это триумфальное достижение, оно также может создавать проблемы. Например, в странах ЕС-15 в период с 2004 г. по 2050 гг. прогнозируется рост общих расходов в связи со старением (пенсионное обслуживание, медицинская помощь и долговременный уход) примерно на 4–5 % валового внутреннего продукта (ВВП) *(115)*. Экономические последствия старения населения для расходов государственного сектора в ближайшие десятилетия можно существенно смягчить, если увеличение продолжительности жизни будет сопровождаться параллельным повышением пенсионного возраста.

Здоровье и активность в пожилом возрасте являются результатом условий жизни и поведения человека на протяжении всей его жизни. Все, что было пережито в течение всей жизни, влияет на благополучие в старости: сохранявшиеся всю жизнь финансовые трудности ассоциируются с худшим состоянием здоровья в конце жизни, а люди, которые всю свою взрослую жизнь состояли в браке, живут дольше, чем те, у кого личная жизнь сложилась иначе.

Пожилые люди не являются однородной группой: с возрастом индивидуальные различия углубляются, а темпы снижения функциональности определяются не только факторами, связанными с индивидуальным поведением, но и с социальными, экономическими или экологическими факторами, изменить которые люди могут быть не в силах. Например, широко распространена возрастная дискриминация в доступе к высококачественным услугам, а неравенство в отношении условий жизни и благополучия у пожилых людей больше, чем среди молодых людей в силу существенных различий в семейном положении отдельных пожилых людей и систематических нарушениях принципа справедливости в отношении пенсионных доходов и накопленных средств *(116)*.

Ранний выход на пенсию, потеря работы и пережитые в жизни события, причинившие человеку душевные травмы, особенно на более поздних этапах жизни, ассоциируются с более низким уровнем благополучия в середине и в конце жизни. Одним из наиболее важных факторов, влияющих на качество жизни у пожилых людей, является социальная поддержка, особенно социальные отношения с родственниками и друзьями. Со снижением уровня социальных контактов у пожилых людей ассоциируются такие факторы, как гендерная принадлежность (женщины), одинокое семейное положение, недостаток материальных ресурсов (таких как доступность автомобиля) и слабое здоровье.

Эффективные решения

Основные потребности пожилых людей – быть самостоятельными, иметь право и возможность выражать свое мнение и ощущать свою принадлежность к местному сообществу. Одна из самых действенных стратегий укрепления здоровья и благополучия пожилых людей заключается в создании условий, при которых пожилые люди не чувствуют себя одинокими и изолированными от внешнего мира, и здесь ключевую роль играет поддержка со стороны семьи и людей одного с ними возраста. Большую пользу для поддержания здоровья и качества жизни могут приносить инициативы по содействию активному и здоровому старению. В помощь государственным органам, осуществляющим стратегии здорового старения в соответствии с основами политики Здоровье-2020, государства-члены Европейского региона утвердили дополнительный документ «Стратегия и план действий в поддержку здорового старения в Европе, 2012–2020 гг.» (117).

Снижение функциональных способностей у пожилых людей в принципе обратимо и на него можно влиять в любом возрасте посредством индивидуальных мер и мер государственной политики, таких как содействие созданию условий окружающей среды, благоприятных для пожилых людей.

Подход к проблеме здорового старения, охватывающий все этапы жизни, дает людям возможность хорошего начала жизни и влияет на то, как они стареют, позволяя им жить лучше и расширяя их права и возможности вести более здоровый образ жизни на протяжении всей жизни и адаптироваться к возрастным изменениям. Следует расширять права и возможности пожилых людей и поощрять их к ведению здорового образа жизни. Это может быть сделано путем предоставления возможностей, например, для занятий физической активностью, здорового питания и отказа от курения. Эффективные меры по содействию здоровому старению включают законодательство, социальные и экономические стратегии, предусматривающие адекватную социальную защиту, включая выплату пособий малоимущим и других дополнительных пособий, стратегии создания благоприятной транспортной системы и планирования жилых кварталов и городского планирования, а также меры по укреплению здоровья, принимаемые в общественном здравоохранении в отношении факторов риска.

Важнейшее значение для обеспечения устойчивости систем медико-санитарной помощи и долговременного ухода в будущем имеет организация правильного сочетания услуг (например, медико-санитарные и социальные услуги, технические вспомогательные средства и поддержка ухода, осуществляемого родственниками и друзьями) *(118)*. Создание окружающей среды и служб, позволяющих людям дольше сохранять свое здоровье и активность на рынке труда, станет важнейшей предпосылкой сокращения или сдерживания роста долговременной безработицы, пособий по нетрудоспособности и раннего выхода на пенсию. Сохранить самостоятельность, снизить влияние инвалидности и поддержать сети социального общения можно путем приспособления конструкции зданий, городского планирования и транспортных систем к потребностям пожилых людей и людей с ограниченными возможностями.

Вопросы укрепления здоровья и благополучия пожилых людей могли бы занять важное место в стратегиях и инициативах, касающихся активного, достойного и здорового старения, сокращения несправедливости в отношении здоровья, выхода на пенсию и защиты прав людей с ограниченными возможностями. К числу основных мер в этом направлении относятся: обеспечение участия пожилых людей в разработке политики здравоохранения и в принятии решений, касающихся их собственного лечения и ухода за ними; создание инструментов повышения уровня санитарной грамотности и навыков самостоятельного ведения болезни, в том числе среди помощников по уходу из числа родственников; снижение рисков для психического здоровья у людей с хроническими соматическими нарушениями; преодоление негативных стереотипов в обществе по отношению к старости с помощью СМИ и внедрение мер независимого контроля качества с целью мониторинга качества услуг, предоставляемых в учреждениях по уходу за пожилыми людьми.

Действенным средством снижения заболеваемости и смертности от ряда инфекционных заболеваний как среди детей, так и среди пожилых людей является вакцинация. Проведение среди пожилых людей скрининга с целью выявления поддающихся лечению болезней, таких как рак молочной железы, может приводить к снижению преждевременной смертности и заболеваемости.

Паллиативный уход рассматривает умирание как естественный этап жизни и не направлен ни на ускорение, ни на продление этого процесса. Он облегчает боль и другие вызывающие страдание симптомы и должен предлагаться по мере возникновения потребностей и до того, как будет утрачена возможность их удовлетворения *(119)*. Традиционно высококачественный уход в конце жизни предоставлялся главным образом онкологическим больным в стационарных хосписах, однако теперь такой вид ухода должен предоставляться людям с более широким спектром заболеваний, включая растущее число людей с деменцией, и должен осуществляться на дому и в домах престарелых и пансионатах в местных общинах *(120)*. Паллиативный уход – это система поддержки, помогающая людям жить максимально активной жизнью до самой смерти, а родственникам этих людей – психологически адаптироваться во время болезни близкого человека и пережить боль его утраты.

В своей резолюции об активном старении *(121)* Всемирная ассамблея здравоохранения призвала государства-члены обеспечить своим гражданам в пожилом возрасте наивысший достижимый уровень здоровья и благополучия, а в недавно принятой резолюции Исполнительного комитета ВОЗ *(122)* содержался пункт о необходимости акцентировать внимание на развитии первичной медико-санитарной помощи, которая соответствует возрастным потребностям пожилых людей. В 2002 г. в Мадриде (Испания) состоялась вторая Всемирная ассамблея по проблемам старения, по итогам которой был принят Международный план действий по проблемам старения *(123)*. В качестве вклада в работу Ассамблеи ВОЗ разработала документ *Содействие активной старости: основы политики (124)*.

Значительные возможности для повышения эффективности затрат кроются в расходовании государственных средств на стыке между медико-санитарной и социальной помощью, и эти возможности в значительной мере остаются нереализованными, хотя появляется все больше фактических данных об экономически оправданных вмешательствах с целью избежать случаев неотложной госпитализации и длительного пребывания в больнице или о том, как можно с максимальной эффективностью использовать телемедицину и дистанционные методы в оказании ухода за пациентами (телеуход). Необходимо добиться более полной интеграции медико-санитарной помощи и долговременного ухода и улучшить аспекты, связанные с уважением человеческого достоинства и соблюдением прав человека при осуществлении долговременного ухода. Необходимо также повысить качество услуг с помощью механизмов оценки и обеспечения качества и новых моделей координации и интеграции ухода, включая маршруты оказания помощи, предусматривающие специально разработанные комплексы медицинской и социальной помощи.

Главной предпосылкой для обеспечения здорового старения является принятие более эффективных стратегий в области борьбы с неинфекционными заболеваниями на протяжении всей жизни, а также создание в местных общинах благоприятных условий и доброжелательной атмосферы для пожилых людей и улучшение их доступа к медико-социальным услугам высокого качества. Помощь, направленная на то, чтобы больше людей могли дольше сохранять трудовую активность, и перераспределение работы в течение жизни может одновременно способствовать здоровому старению и обеспечить устойчивость стратегий в области здравоохранения и социальной защиты в долгосрочной перспективе. Растет число примеров успешной практики координации и интегрирования помощи, в том числе с преодолением разделения между службами медико-санитарной и социальной помощи, и эти примеры могут помочь странам в осуществлении реформ медико-санитарной помощи, направленных на радикальное улучшение охвата и социальной защиты пожилых людей, нуждающихся в уходе и помощи.

Уязвимость, уязвимые группы и охрана здоровья

Анализ ситуации

Уязвимостью иногда считают просто отсутствие у отдельных людей способности к восстановлению физических и/или душевных сил, или устойчивости к внешним воздействиям, но в данном случае контекст шире, и понятие уязвимости касается как неблагоприятного воздействия социальных факторов, так и нарушений здоровья. Она возникает в результате процессов социального отчуждения, которые действуют во всем обществе по-разному и создают социальный градиент здоровья. Хотя исключение из жизни общества – это явление динамичное и постепенное и меры воздействия должны быть направлены на решение проблем, связанных с процессами отчуждения, не менее важно выявлять отдельных лиц и группы, которые исключены из жизни общества, и принимать их во внимание как при проведении исследований, так и при выработке политики. Для того чтобы проиллюстрировать многие из проблем, с которыми обычно сталкиваются уязвимые группы, можно выделить две конкретные группы – мигрантов и народность рома.

Мигранты

Сегодня в процессы миграции в Европе вовлечена неоднородная по составу группа людей, в которую входят легальные и нелегальные мигранты, жертвы торговли людьми, лица, ищущие убежища, беженцы, перемещенные лица и лица, возвращающиеся на родину. Многие люди становятся мигрантами по экономическим причинам. В целом, в Европейском регионе ВОЗ проживают около 75 миллионов мигрантов, что составляет 8 % общей численности населения и 39 % всех мигрантов в мире *(78)*. Большинство мигрантов в Европейском регионе – это молодые взрослые люди. Женщины составляют половину всех мигрантов и зачастую образуют несоразмерно большую часть уязвимых групп, таких как жертвы торговли людьми в целях сексуальной эксплуатации *(125)*.

Между группами, странами и состоянием здоровья мигрантов наблюдаются существенные различия. Тем не менее бремя нездоровья среди социально изолированных групп мигрантов часто бывает недопустимо велико *(126)*. В тех случаях, когда имеются данные о смертности и продолжительности жизни, они, как правило, указывают на меньшую продолжительность жизни у мигрантов, а в некоторых сообществах также наблюдаются повышенные показатели младенческой смертности. Мигранты, в основном, страдают теми же болезнями, что и остальная часть населения, но для некоторых групп могут быть характерны более высокая распространенность нарушений здоровья, в том числе инфекционных заболеваний; плохое питание; высокая частота случаев злоупотребления алкоголем и наркотиками; расстройства репродуктивного и сексуального здоровья; профессиональные заболевания; и психические расстройства *(127–129)*.

В результате действия факторов уязвимости большинство мигрантов работают в опасных условиях, живут в плохих жилищах, подвергаются трудовой эксплуатации и не имеют адекватного доступа к медико-санитарной помощи. Показатели несчастных случаев на производстве среди трудящихся-мигрантов в Европейском регионе примерно в два раза выше, чем среди работников из числа местного населения *(126)*.

Многие исходные характеристики здоровья мигрантов определяются состоянием здравоохранения и окружающей среды в местах их происхождения – например, высокой распространенностью туберкулеза и ВИЧ-инфекции, к тому же риски для здоровья возрастают в пути следования мигрантов, например, бегущих от пережитых ими травмирующих событий *(130)*. После прибытия в страну назначения самое большое влияние на состояние здоровья оказывают бедность и социальная изоляция, а также наличие, доступность, приемлемость и качество услуг в принявшей их среде *(126)*. По прибытии многие различные факторы могут повысить психосоциальную уязвимость мигрантов и воспрепятствовать их успешной интеграции в местное общество. Они могут сталкиваться с препятствиями в доступе к услугам из-за стигматизации, недостатка информации об услугах и отсутствия информации на других языках, кроме основных языков страны пребывания.

Народность рома

В Европейском регионе живут около 12–15 миллионов рома, из них только в странах ЕС примерно 10 миллионов. По имеющимся оценкам, рома составляют 10% населения Болгарии, 9% населения Словакии и 8% населения Румынии, и по всей вероятности эти цифры будут возрастать *(126,131)*.

Есть сведения, указывающие на то, что ожидаемая продолжительность жизни в общинах рома на 10–15 лет короче средней продолжительности, что в этих общинах имеют место более высокие показатели младенческой смертности и поистине тревожные уровни материнской и общей детской смертности и заболеваемости *(131–133)*.

Имеются сообщения о более высокой заболеваемости среди рома по сравнению с большинством населения: в частности, среди них выше распространенность диабета 2 типа, ишемической болезни сердца и ожирения у взрослых, а также недостаточности питания и нарушений питания у детей. Например, многие женщины рома, живущие в поселках в Сербии, получают недостаточное питание (51%) и курят табак (почти все). Проведенное Программой развития ООН обследование уязвимости показало, что рискам нарушений питания более чем дважды в месяц подвергаются 50% детей рома и только 6% детей большинства населения *(134–136)*.

Среди рома во многих странах непропорционально выше число лиц с низким уровнем доходов, и фактические данные указывают на то, что это ведет к росту концентрации рома среди лиц с низкими уровнями доходов. В качестве самостоятельного фактора риска бедности может выступать социальная отчужденность, связанная с дискриминацией рома по этническому признаку *(132,137)*.

Имеющиеся фактические данные указывают на значительную степень социальной несправедливости в доступе к службам здравоохранения и состоянии здоровья между рома и населением, составляющим большинство. Например, данные об охвате дородовой помощью, низкой массе тела при рождении, распространенности грудного вскармливания, курении среди матерей, статусе питания и охвате прививками показывают заметное неравенство между рома и населением, составляющим большинство, в том числе (в некоторых местах) в тех случаях, когда рома сравниваются с беднейшим квинтилем населения в целом *(138,139)*.

Эффективные решения

Учитывая, что проблемы здоровья мигрантов и других уязвимых групп могут возникать или усугубляться в результате их неблагоприятного социального положения, наиболее существенный эффект для здоровья, скорее всего, будут давать меры, направленные на борьбу с социальным отчуждением. Кроме того, стратегии должны быть направлены на устранение социальных несправедливостей в состоянии здоровья мигрантов, рома и других групп, являющихся уязвимыми в связи с процессами социального отчуждения, и на решение вопросов доступности и качества медико-санитарных и социальных услуг, которые им могут предоставляться. Многие стратегии для достижения этого не являются специально предназначенными для таких групп, как рома, а аналогичны тем, которые необходимы для этнических меньшинств и других групп, находящихся под воздействием множества процессов социального отчуждения вообще. К ним относится обучение медицинских работников навыкам работы с меньшинствами и маргинальными группами населения, вовлечение этих групп населения в планирование, реализацию и оценку эффективности программ по охране здоровья и улучшение систем медико-санитарной информации таким образом, чтобы данные собирались и представлялись с разбивкой по этническому признаку. Наиболее успешными являются комплексные стратегические подходы, направленные на устранение множественных причин социальной изоляции *(140)*.

Многие проблемы здоровья и социально-экономические трудности, связанные с миграцией, являются продуктом социальной несправедливости на глобальном уровне, поэтому действия, сосредоточенные только на странах, принимающих мигрантов, будут менее эффективны, чем интегрированные глобальные программы, направленные на смягчение факторов, действующих в стране и регионе как происхождения, так и назначения.

Мигранты часто сталкиваются также с проблемами, обусловленными гендерной принадлежностью, в частности, с проблемами в области охраны здоровья матери, новорожденных и детей более старшего возраста, а также с проблемами сексуального и репродуктивного здоровья и насилия. У мигрантов как можно раньше должен быть доступ к услугам в области репродуктивного здоровья, профилактическим медицинским услугам и мероприятиям по укреплению здоровья, скринингу и консультативно-диагностической помощи, а также к службам дородовой и акушерской помощи. Особое внимание нужно уделять женщинам и девушкам, которые стали жертвами торговли людьми, поскольку многие из них подверглись насилию на гендерной почве.

Прямое отношение к этим вопросам имеют принятые на глобальном и региональном уровнях резолюции ВОЗ, касающиеся вопросов социальной интеграции, бедности и здоровья. К ним относятся резолюция Всемирной ассамблеи здравоохранения об уменьшении несправедливости в отношении здоровья посредством воздействия на социальные детерминанты здоровья *(47)* и работа по выполнению резолюции Регионального комитета EUR/RC52/R7 о бедности и здоровье *(141)*, например, меры по преодолению несправедливостей в отношении здоровья, связанных с миграцией и этнической принадлежностью *(126)*.

Что касается здоровья мигрантов, во исполнение принятой в 2008 г. резолюции Всемирной ассамблеи здравоохранения *(142)* в 2010 г. во время председательства Испании в ЕС было проведено глобальное консультативное совещание ВОЗ/Международной организации по миграции по выработке оперативного плана *(143)*. Потребность в согласованных и постоянных мерах на международном уровне рассматривается в рамках различных стратегических процессов и конференций и в их итоговых документах, например, в Братиславской декларации по вопросам миграции, охраны здоровья и прав человека, подписанной странами-членами Совета Европы в 2007 г. *(144)*, и в рекомендациях относительно мобильности населения, миграции и доступа к медико-санитарной помощи, принятых Комитетом министров Совета Европы в 2011 г. *(145)*. Более широкой основой для соблюдения всеобщего права человека на здоровье без какой-либо дискриминации служит Международная конвенция о защите прав всех трудящихся-мигрантов и членов их семей *(146)*.

Выражением политической приверженности европейских правительств делу улучшения социально-экономического положения рома и обеспечения их вовлечения в жизнь общества является Десятилетие интеграции народности рома 2005–2015 гг. Наряду с образованием, занятостью и жильем приоритетным направлением, которому уделяется наибольшее внимание в рамках Десятилетия, является здравоохранение. В 2011 г. Европейская комиссия официально объявила о Рамочной основе ЕС для национальных стратегий интеграции народности рома к 2020 г. В этом документе всем странам-членам ЕС предлагается разработать и осуществить целевые стратегии по содействию интеграции в сфере здравоохранения, жилья, образования и занятости *(131)*. К другим документам, имеющим отношение к данному вопросу, относятся официальное письмо Европейского совета о солидарности в вопросах охраны здоровья и Заключения Европейского совета о народности рома *(147)*.

Обеспечение гендерной справедливости на протяжении всей жизни

Анализ ситуации

Подход с учетом гендерных факторов необходим для понимания и устранения социально-экономических несправедливостей в отношении здоровья. Гендерная справедливость – это равноправие и честность в распределении благ, властных полномочий, ресурсов и сфер ответственности между женщинами и мужчинами, что позволяет им достигать своего полного потенциала в отношении здоровья. Эта концепция учитывает, что женщины и мужчины обладают различными потребностями и возможностями, которые влияют на состояние их здоровья, доступ к услугам и вклад в развитие кадровых ресурсов здравоохранения. В ней констатируется, что эти различия должны быть установлены и учтены таким образом, чтобы устранить дисбаланс между полами.

Различия в показателях заболеваемости и смертности между мужчинами и женщинами хорошо известны; однако величина этих различий в странах Европейского региона ВОЗ колеблется в широких пределах. Важно взглянуть на различия в других показателях здоровья, помимо ожидаемой продолжительности жизни, и принимать во внимание состояние здоровья отдельных лиц на протяжении всей жизни. Если оценивать годы здоровой жизни, преимущество, имеющееся у женщин в отношении смертности, обеспечивает им большее число лет здоровой жизни, однако более высокие показатели инвалидности уменьшают это различие. Имеются также документально подтвержденные различия между мужчинами и женщинами в отношении использования ресурсов здравоохранения, воздействия факторов риска, уязвимости, а также ответных мер систем здравоохранения *(148)*.

На нарушения здоровья мужчин влияют гендерные роли и нормы: более высокие уровни профессионального воздействия физических и химических факторов риска, сопряженные с риском формы поведения, связанные с образом жизни мужчин, а также парадигмы поведения в отношении здоровья, связанные с принадлежностью к мужскому полу (у мужчин ниже вероятность того, что они обращаются к врачу в случае болезни и сообщают о симптомах своей болезни или недомогании).

Гендерные нормы и роли формируют восприятие подростками вопросов сексуальности и имеют важное значение для выработки отношения к принятию риска и использованию информации и служб. Доступ женщин к службам охраны сексуального и репродуктивного здоровья может ограничиваться гендерными стереотипами и социально-экономическими барьерами в доступе к этим службам *(91)*.

Важное значение предоставления помощи и обучения в раннем детстве основывается на предположении о наличии системы всеобщего, высококачественного и бесплатного начального и среднего образования. В большинстве стран Европейского региона имеются прочно устоявшиеся системы, однако в некоторых странах получение среднего образования девочками осуществляется не на равной основе или они чаще преждевременно прекращают учебу. Это не только оказывает влияние на сохранение гендерного неравенства на протяжении всей жизни, но также снижает потенциальные возможности стран в плане экономического роста и развития.

Женщины находятся в группе риска среди пожилых людей с низким социально-экономическим положением. Особое внимание следует уделять пожилым женщинам, которые в связи с большей продолжительностью и иным образом жизни имеют больше проблем со здоровьем в пожилом возрасте; кроме того, у них выше вероятность того, что им потребуется доступ к службам здравоохранения и может отсутствовать возможность такого доступа.

Эффективные решения

Резолюция Всемирной ассамблеи здравоохранения WHA60.25 (2007 г.) призывает к использованию данных в разбивке по полу и результатов гендерного анализа для обоснования политики и программ в области здравоохранения и обеспечения включения проблематики гендерного равенства в работу на всех уровнях оказания медицинской помощи и медико-санитарных услуг, в том числе для подростков и молодежи *(113)*. В 2007 г. был создан Европейский институт гендерного равенства (ЕИГР) в качестве европейского ведомства, оказывающего поддержку ЕС и его государствам-членам в их усилиях по обеспечению гендерного равенства. Неудача в решении проблемы гендерной несправедливости и дискриминации сделает достижение Целей развития тысячелетия 4 и 5, а также других Целей развития тысячелетия намного более сложной задачей *(55)*.

Для обеспечения гендерного равенства необходима всеобщая, высококачественная и доступная по средствам система образования и помощи в раннем возрасте, которая позволяет женщинам работать и вносить вклад в доход семьи, уравнивая жизненные шансы детей, испытывающих воздействие других неблагоприятных факторов в жизни (например инвалидов или представителей таких этнических групп, как рома), и дает женщинам возможность быть более независимыми в пожилом возрасте.

Меры, предпринимаемые на всех этапах жизни человека для решения проблем, связанных с несправедливостями в отношении здоровья и их социальными детерминантами

Можно разработать ряд стратегий в отношении мер, предпринимаемых на основных этапах жизни человека для решения проблем, связанных с несправедливостями в отношении здоровья и их социальными детерминантами.

- *Охрана материнства и детства.* Для обеспечения охраны материнства и детства требуется широкий круг вмешательств в разных секторах, а не только в секторе здравоохранения. К числу важных мер политики относятся обеспечение минимально необходимого уровня жизни; возможности выбора в отношении репродуктивной жизни; охрана беременных женщин на работе; обеспечение возможности матерям возвращаться на работу; предоставление родителям гибкого рабочего графика и отпуска по уходу за ребенком; и содействие гендерному равенству. Такие стратегии требуют широкого участия государства, частного сектора и негосударственных организаций.
- *Здоровье детей и подростков.* Секторы здравоохранения, образования, социальной защиты, труда и занятости несут совместную ответственность

за здоровье и развитие детей и подростков. Помогать в организации совместной деятельности в этом направлении должна система подотчетности каждого сектора за здоровье и за решение вопросов, связанных со здоровьем детей и подростков: например, можно определить ряд совместных целевых ориентиров и показателей, связанных с финансированием. Создание национальной информационной системы здравоохранения, содержащей четко определенные показатели, дает возможность проводить мониторинг тенденций в здоровье и развитии детей и подростков как в основной массе населения, так и в разных социальных группах. Для осуществления изменений, необходимых для того, чтобы соблюдать, защищать и реализовывать права детей и подростков на здоровье и обеспечить им доступ к высококачественным услугам здравоохранения, необходимо пересмотреть нормативно-правовую базу и систему стратегических целей и принципов в контексте стратегии по охране здоровья детей и подростков *(91,106,149)*.

- *Здоровые взрослые*. В Европе работа занимает центральное место в жизни общества: она обеспечивает возможность получения доходов, повышения авторитета и ощущения своей значимости, а также позволяет принимать участие и вносить вклад в жизнь общества в качестве его полноправного члена. Отсутствие работы фактически исключает человека из жизни общества и лишает его тех благ, которые дает занятость. В то же время за последние годы в некоторых частях Европы уровень безработицы, особенно среди молодых работников, резко возрос вследствие экономического кризиса.

  Каждая страна должна стремиться к снижению воздействия на людей нездоровых и небезопасных условий труда и усиливать меры по обеспечению здоровой рабочей среды. Это включает улучшение психосоциальных условий для снижения стресса с помощью таких мер, как контроль трудовой деятельности, гарантия занятости, гибкий график работы и другие практические меры, ориентированные на семью, адекватная социальная защита, а также система вознаграждений и общественного признания в соответствии с выполненной работой.

  Социально-экономическое развитие общества требует сбалансированного участия мужчин и женщин на рынке труда и в семейной жизни, поскольку это сказывается на росте экономики и наличии рабочих мест, вовлечении в жизнь общества уязвимых групп населения, снижении детской бедности и повышении гендерного равенства. Для достижения этих целей нужно реализовывать широкомасштабные социальные программы в секторах образования, занятости населения, здравоохранения и социального обеспечения, чтобы дать мужчинам и женщинам реальные шансы в жизни и возможности выбора.

- *Здоровье пожилых людей*. Обеспечение здорового старения требует действий в области налогово-бюджетной политики, социального обеспечения, услуг здравоохранения, транспорта, городского планирования, жилищно-коммунального хозяйства, правосудия и образования. Хотя некоторые из этих стратегий могут осуществляться на национальном уровне, другие могут быть легче всего выполнены на местном уровне, но в контексте более широкой общегосударственной стратегии или плана здравоохранения *(150)*. Здесь есть также и международный аспект, связанный с ростом численности мигрантов, занятых в сфере услуг по уходу, многие из которых работают в частных домашних хозяйствах без какой-либо социально-правовой защиты и официального признания *(151)*.

  В самых разных секторах можно разработать стратегии, учитывающие проблемы и нужды пожилых людей, и создать благоприятные окружающие условия, дающие пожилым людям возможность в полной мере участвовать в жизни местной общины и позволяющие предупредить инвалидность. Это включает гибкий график работы и изменение условий труда; планировку городов и меры в сфере дорожного движения по созданию улиц, безопасных для ходьбы; программы специальных тренировок для поддержания или восстановления мобильности; программы непрерывного образования в течение всей жизни; предоставление вспомогательного зрительного и слухового оборудования; эффективные с точки зрения соотношения затрат и результатов медицинские вмешательства, такие как операции по удалению катаракты и эндопротезирование тазобедренного сустава, и программы, позволяющие пожилым людям продолжать зарабатывать себе на жизнь.

Другие меры политики, связанные с проблемами, нормами и ценностями общества, охватывают все периоды жизни.

- *Мигранты*. К числу стратегий, содействующих вовлечению мигрантов в жизнь общества, относятся меры борьбы с дискриминацией; стратегии в области образования, в которых уделяется особое внимание потребностям мигрантов; стратегии в области занятости, направленные на устранение препятствий для выхода на рынок труда; стратегии в области социальной защиты; стратегии в области жилья и окружающей среды, имеющие целью улучшение условий жизни; и стратегии в области здравоохранения, направленные на обеспечение справедливого доступа к услугам. Влияние стратегий, принятых в различных секторах, на социальные детерминанты здоровья можно проанализировать с помощью оценок воздействия на здоровье, ориентированных на аспекты социальной справедливости.

- *Народность рома*. Органам государственного управления необходимо соблюдать и выполнять обязательства, уже принятые в соответствии с международными правовыми инструментами, касающимися вовлечения всех людей в жизнь общества, связи между бедностью и здоровьем и дискриминации. Например, 12 стран, участвующих в Десятилетии интеграции народности рома 2005–2015 гг., приняли на себя обязательство разработать национальные планы действий на это Десятилетие. Кроме того, вопрос о правах рома и вовлечении их в жизнь общества будет актуален и тогда, когда в ЕС пожелают вступить новые страны.

- *Придание гендерным вопросам приоритетности во всех стратегиях и решениях*. Меры, принимаемые на всех этапах жизни человека, должны быть направлены на решение проблем, связанных с разными ролями и нормами, которые общество закрепляет за мужчинами и женщинами с момента их рождения, и на преодоление неравного распределения власти и ресурсов, вытекающего из этих ролей и норм. В вопросах здоровья на подверженность рискам и уязвимость во всех странах, социально-экономических и возрастных группах влияют пол (биологический признак) и гендерные факторы (социально обусловленные). Систематическое включение гендерных аспектов в планирование, реализацию и мониторинг стратегий и программ называется приданием гендерным вопросам приоритетности во всех стратегиях и решениях.

Голоса граждан и пациентов и расширение их прав и возможностей

Одним из главных принципов основ политики Здоровье-2020 является важное значение широкого участия и полной вовлеченности граждан и отзывчивости к их нуждам и интересам. Расширение прав и возможностей граждан – это многомерный социальный процесс, который позволяет гражданам и группам населения добиться более полного понимания потребностей и возможностей и осуществлять более полный контроль над своей жизнью. В целом, в рамках движения за эмансипацию и повышение уровня грамотности граждане все в большей степени рассматриваются как партнеры по поддержанию и укреплению собственного здоровья. Их права и обязанности должны расширяться, чтобы они могли управлять детерминантами своего собственного здоровья. Кроме того, будучи пациентами, они превращаются в активных и информированных субъектов, участвующих в принятии решений, касающихся их собственного лечения. Необходимыми условиями для этого являются усиление медико-санитарной грамотности и доступ к достоверной информации по вопросам здоровья.

Имеется все больше фактических данных, которые указывают на то, что медико-санитарная помощь становится более действенной тогда, когда пациенты более активно участвуют во всем процессе оказания этой помощи. Пациенты должны находиться в самом центре этого процесса и участвовать в его организации и осуществлении, в особенности потому, что сама медико-санитарная помощь становится все более сложной и приобретает персонализированный характер, но также и потому, что у стареющего населения все чаще наблюдаются множественные и хронические состояния, требующие привлечения целой бригады медицинских работников. Социальные и географические факторы несправедливости в отношении образования, трудоустройства, доступа к информационным технологиям и проживание в сельской местности не должны снижать возможности участия в этом процессе.

Европейский регион ВОЗ находится в авангарде формирования инновационных партнерств с гражданским обществом *(152)*, в том числе с общинами в основных группах населения, подверженными более высокому риску (например, с людьми, живущими с ВИЧ), и с неправительственными организациями, отстаивающими необходимость предоставления услуг и предоставляющими эти услуги. Был создан ряд общеевропейских сетей и организаций, увеличилось число и размер сетей, объединяющих людей, живущих с ВИЧ *(153)*.

Гражданское общество является ключевым участником в процессе планирования, содействия и практического достижения позитивных изменений. Гражданское общество должно рассматриваться как равноправный участник процесса предоставления услуг здравоохранения. Организации гражданского общества доказали свою способность предоставлять услуги здравоохранения, в особенности тем группам населения, которые иначе не имели бы к ним доступа из-за широко распространенной среди работников здравоохранения стигматизации и дискриминации, а также по другим причинам.

Расширение прав и возможностей людей необходимо для улучшения состояния здоровья и его детерминант. Расширение прав и возможностей пациентов и медицинская помощь, ориентированная на пациента, считаются важными элементами для улучшения показателей здоровья, функционирования систем здравоохранения и повышения уровня удовлетворенности пациентов. Благодаря всем процессам можно снизить показатели пользования медицинскими услугами и затраты на медико-санитарную помощь и улучшить коммуникацию между пациентами и медицинскими работниками, а также соблюдение пациентами режимов лечения. Медицинская помощь, которая действительно ориентирована на интересы и нужды пациента, улучшает восприятие качества помощи, может улучшить соблюдение больным режима лечения и его результаты, а также уменьшить ненужный объем помощи. Пациенты и члены их семей при принятии клинических решений становятся членами бригады медико-санитарной помощи. Кроме того, при оказании ориентированной на пациента помощи принимаются во внимание культура и традиции, личные предпочтения и ценности, семейные обстоятельства и образ жизни. Такой подход требует увеличения инвестиций в просвещение и повышение санитарной грамотности пациентов – и многое может быть достигнуто путем стимулирования широкого участия гражданского общества.

Более активное участие пациентов может проявляться на разных уровнях. На более коллективном уровне важно, чтобы каждый мог принимать участие в общественных дебатах по вопросам социального обеспечения и защиты, здравоохранения и медицинской помощи. На более индивидуальном уровне предоставляется информация, которая позволяет людям принимать более информированные решения в отношении своего здоровья и лечения и контролировать качество услуг. Это также включает расширение возможностей выбора поставщика услуг и предполагает открытую публикацию данных о результатах работы поставщиков услуг, а также доступ к личной медицинской документации.

Наконец, определяются и официально подтверждаются индивидуальные права пациентов, что позволяет обеспечить соблюдение таких основополагающих прав человека, как неприкосновенность частной жизни и личная неприкосновенность в специфическом контексте медико-санитарной помощи. Там, где подобные права пациентов носят более превентивный – а порой и более декларативный – характер, они дополняются правовыми положениями о профессиональной юридической ответственности, компенсации и возмещении ущерба, чтобы в случае причинения пациенту вреда можно было принять соответствующие меры юридического характера.

Хотя имеются разные способы расширения прав и возможностей пациентов, в этой сфере еще остается много препятствий, в том числе культурного, социального и даже медицинского характера. Конечно, не все люди способны или желают взять на себя контроль над своим здоровьем и лечением. Кроме того, нужно также убедить и заинтересовать медицинских работников в том, чтобы они позволили пациентам взять на себя ведущую роль в собственном лечении.

Помимо таких изменений в отношении к этим вопросам, лица, формирующие политику, сталкиваются с другими важными проблемами при создании механизма для расширения прав и возможностей пациентов, включая обеспечение более широкого участия общественности в формировании здорового образа жизни и форм поведения, а также вовлечения пациентов в процесс их лечения и ухода за ними. Одна из важных проблем заключается в том, как выработать действенные информационные стратегии. Также необходимо повышать уровень санитарной грамотности населения. Еще одна проблема состоит в том, как укрепить свободу выбора потребителя в качестве одного из путей обеспечения доверия и самостоятельности, не попав при этом в ловушку потребительской идеологии, что в свою очередь может поставить под угрозу срыва усилия по улучшению качества медико-санитарной помощи на основе улучшения ее доказательной базы и согласованности.

В качестве одного из главных направлений для вложения средств в охрану здоровья и расширение прав и возможностей людей можно взять обеспечение здорового образа жизни детей и подростков. Дети и молодежь сами должны вносить вклад в такие стратегии, и необходимо мобилизовать широкий круг заинтересованных сторон в поддержку программ здравоохранения для этой возрастной группы. Речь может идти о коллективном самообразовании по вопросам здоровья среди сверстников, вовлечении молодежных организаций и проведении программ повышения медицинской грамотности на базе школ. Особое значение имеет поддержание психического и сексуального здоровья.

Принятие мер по снижению бремени основных болезней в Европе

В основах политики Здоровье-2020 предлагается набор эффективных комплексных стратегий и вмешательств, направленных на решение наиболее актуальных проблем здоровья в Регионе, относящихся как к неинфекционным, так и к инфекционным болезням. Обе области требуют сочетания решительных действий в области общественного здравоохранения и вмешательств со стороны системы медико-санитарной помощи. Их эффективность находится в прямой связи с решением вопросов социальной справедливости и социальных детерминант здоровья, расширением прав и возможностей граждан и созданием поддерживающей среды. В частности, успешное снижение бремени неинфекционных заболеваний в Регионе требует сочетания различных подходов.

Становится все более общепризнанным, что действия, влияющие лишь на индивидуальное поведение, имеют ограниченную эффективность. Поэтому политика Здоровье-2020 поддерживает реализацию интегрированных общегосударственных подходов с вовлечением всего общества, которые были согласованы в рамках других региональных и глобальных стратегий. Неинфекционная заболеваемость неравным образом распределена в странах и между странами, и ее уровень находится в прямой зависимости от действий, направленных на социальные детерминанты здоровья. Помимо необходимости профилактики болезней, системы здравоохранения сталкиваются с серьезными проблемами в преодолении роста хронических заболеваний, включая психические расстройства и возрастные нарушения.

Неинфекционные заболевания

Анализ ситуации

В Европейском регионе наибольшая доля смертности приходится на неинфекционные заболевания: в 2008 г. они стали причиной около 80 % случаев смерти. Из всех широких групп причин смертности почти 50 % всех случаев смерти (во всех возрастных группах) приходится на сердечно-сосудистые заболевания, однако этот показатель в Регионе колеблется в зависимости от успехов, достигнутых в борьбе с факторами риска, и масштабов этой борьбы: от 35 % в странах ЕС-15, до 65 % в странах СНГ. Сердечно-сосудистые заболевания также являются самой главной причиной преждевременной смерти в Европейском регионе, хотя в последнее время уровень их распространенности начал снижаться. Бремя болезней, связанное с нарушениями опорно-двигательного аппарата и нейродегенеративными расстройствами, также возрастает по мере старения населения.

В Европейском регионе происходят сдвиги в структуре смертности и бремени болезней внутри группы неинфекционных заболеваний и относительно других групп болезней. За последние два-три десятилетия общая смертность от сердечно-сосудистых заболеваний в Европейском регионе снизилась, однако при этом увеличились некоторые различия: за этот период смертность снизилась наполовину в странах ЕС-15, но выросла на одну десятую в странах СНГ. Общая ситуация в отношении смертности от онкологических заболеваний может выглядеть относительно неизменной, но за ней кроются такие различия, как резкое снижение показателей смерти от рака легких среди мужчин и такой же резкий рост смертности от этого заболевания среди женщин *(70)*.

Неинфекционные заболевания занимают также доминирующие позиции и в списке ведущих причин бремени болезней в Европе: главными причинами утраченных DALY в Регионе являются униполярные депрессивные расстройства и ишемическая болезнь сердца. Неинфекционные заболевания взаимосвязаны друг с другом: например, среди людей, страдающих сердечно-сосудистыми заболеваниями, раком и сахарным диабетом, непропорционально высока распространенность психических расстройств. Депрессия отрицательно влияет на течение и исход хронических заболеваний, а наличие других расстройств, в свою очередь, ухудшает прогноз в отношении развития депрессии *(154)*.

Эти заболевания имеют серьезные экономические последствия. Например, сердечно-сосудистые заболевания обходятся экономике стран ЕС примерно в 192 мрд евро в год *(155)*. Помимо увеличения расходов систем здравоохранения имеются и более широкие последствия. На работодателей ложится бремя невыходов на работу, снижения производительности труда и высокого уровня текучести кадров, а работники и их семьи сталкиваются со снижением уровня доходов, необходимостью досрочного выхода на пенсию, повышением зависимости от социальных пособий и с бременем прямых и косвенных расходов на медико-санитарную помощь *(156,157)*. Государство сталкивается с проблемой недополученных налогов в огромных размерах вследствие как снижения уровня занятости, так и сокращения потребительских расходов на товары, облагаемые налогами (такими как НДС).

Прогноз в отношении бремени этих основных болезней определяется соотношением трех влияющих факторов: демографические изменения, включая старение населения и изменения в связи с миграцией; временные и географические изменения в модифицируемых факторах риска, связанные с урбанизацией и экономической глобализацией; и относительное снижение распространенности инфекционных заболеваний. В Европейском регионе, особенно в его восточной части, растет употребление табака среди женщин и девушек. В восточной части региона растет употребление алкоголя, тогда как в западной части оно снижается, но незначительно. В целом вызывает тревогу рост распространенности ожирения и избыточной массы тела как среди взрослых, так и среди детей *(70)*.

В ближайшие два десятилетия доля людей в возрасте 80 лет и старше вырастет в ЕС почти на 50%. Растет миграция в Европейский регион и внутри него; мигранты часто больше подвержены воздействию факторов риска неинфекционных заболеваний и для них менее доступны социальная защита и медико-санитарная помощь.

Основные детерминанты и факторы риска

Лежащие в основе этих различий детерминанты здоровья имеют сложный характер и включают как индивидуальные, так и социальные факторы. Индивидуальные различия в восприимчивости и устойчивости к заболеваниям отчасти обусловлены генетическими факторами. Комиссия ВОЗ по социальным детерминантам здоровья связывает несправедливости в отношении здоровья с обстоятельствами, в которых люди рождаются, растут, живут, работают и старятся (социальными детерминантами), а также с существующими системами здравоохранения, призванными бороться с болезнями. Эти социальные детерминанты определяются широкими проявлениями несправедливости в распределении власти, денег и ресурсов *(27)*.

Большинство тяжелых заболеваний у взрослых развиваются в течение длительного времени: последствия разрушающего здоровье поведения и опасных факторов окружающей среды часто проявляются только спустя значительное время после того, как человек был подвержен их воздействию, то есть обычно во взрослом или пожилом возрасте. Для многих людей и групп взаимодействие и накапливание множества неблагоприятных факторов, личных предпочтений и жизненных обстоятельств приводит к повышению вероятности преждевременной смерти и инвалидности. На каждом этапе жизни поддерживающие меры, принимаемые как на макро-, так и на микроуровне, способны повышать жизнестойкость, уровень здоровья и благополучия людей.

Подверженность воздействию вредных для здоровья факторов и уязвимость распределяются в обществе неравномерно, в зависимости от социально-экономического положения и таких демографических маркеров, как расовая или этническая принадлежность или пол. Например, более высокий уровень образования тесно связан с более здоровым питанием и меньшей склонностью к курению. Сильное влияние оказывают также общество потребления, повсеместный маркетинг продуктов, а во многих странах и отсутствие регулирования сбыта вредных продуктов.

Имеющиеся фактические данные свидетельствуют о том, что факторы риска неинфекционных заболеваний, таких как сахарный диабет 2 типа и болезни сердца, присутствуют уже в раннем детстве и даже раньше, во внутриутробном периоде. Социально-экономический статус на раннем этапе жизни оказывает сильное влияние на здоровье, в том числе и на развитие неинфекционных заболеваний в последующие периоды жизни. Здоровье и активность человека в старости определяются сочетанием условий жизни и действий данного человека на протяжении всей жизни. Для того чтобы снизить человеческие и социальные издержки, связанные с текущим бременем неинфекционных заболеваний, необходим подход, охватывающий все этапы жизненного пути.

Эффективные решения

Профилактика: детерминанты и факторы риска

Необходимы действия в отношении четырех распространенных факторов риска, связанных с образом жизни и поведением: употребление табака, вредное употребление алкоголя; недостаточная физическая активность; и нездоровое питание *(20,158–161)*. Ниже описаны конкретные меры вмешательства, однако, поскольку на отдельных людей и группы населения воздействует множество факторов риска, более эффективным может оказаться комплексный подход, сочетающий множество мер. Кроме того, следует отметить, что наблюдается тенденция к расширению использования нормативных требований и ограничений, если они считаются эффективными и социально приемлемыми (например, в отношении табака).

Для снижения уровня потребления табака были определены научно обоснованные и эффективные по соотношению затрат и результатов стратегии, включая Рамочную конвенцию ВОЗ по борьбе против табака *(20)* и шесть стратегий MPOWER *(162)* для поддержки реализации Конвенции на уровне стран: мониторинг потребления табака и эффективности профилактических мер; защита людей от воздействия табачного дыма; предоставление помощи в отказе от курения; предупреждение об опасностях, связанных с табаком; обеспечение соблюдения ограничений на рекламу, стимулирование сбыта табачных изделий и спонсорской деятельности табачных фирм; и повышение налогов на табачные изделия. Меры вмешательства в области борьбы против табака являются вторым по эффективности, после иммунизации детей, направлением вложения средств в улучшение здоровья. Если бы можно было реализовать только одну статью Рамочной конвенции ВОЗ по борьбе против табака, то наиболее действенным отдельно взятым способом снижения потребления табака и побуждения потребителей к отказу от его употребления является повышение стоимости табачных изделий путем повышения налогов *(163)*.

Для снижения вредного употребления алкоголя могут быть осуществлены меры вмешательства, способные изменить общие условия таким образом, чтобы поощрять людей к принятию решений в пользу здорового образа жизни: создание системы специальных внутренних налогов на алкогольную продукцию и сопутствующей системы действенных правоприменительных мер, причем сообразно с конкретной ситуацией в таких системах может учитываться содержание спирта в напитках; регламентация количества и расположения точек продажи спиртных напитков для распития на месте и на вынос; регламентация дней и часов розничной продажи спиртных напитков; установление допустимого возраста для покупки и употребления спиртных напитков и принятие других крупномасштабных мер для создания препятствий для продажи спиртных напитков подросткам и ограничения потребления алкоголя ими; введение и обеспечение соблюдения предельно допустимого содержания алкоголя в крови, с более низким пределом для профессиональных водителей транспортных средств и молодых или начинающих водителей; содействие распространению пунктов проверки на трезвость и выборочному тестированию водителей на содержание алкоголя в выдыхаемом воздухе; поддержка инициатив по проведению скрининга и кратких консультаций, направленных против вредного употребления алкоголя, в учреждениях первичного звена медико-санитарной помощи и в других социальных контекстах, причем такие инициативы должны включать раннее выявление и ведение случаев вредного употребления алкоголя среди беременных женщин и женщин детородного возраста; и полноценная координация интегрированных и/или взаимосвязанных стратегий профилактики, лечения и ухода и услуг по поводу нарушений, обусловленных употреблением алкоголя, и коморбидных состояний, в том числе расстройств, обусловленных употреблением наркотиков, депрессии, суицида, ВИЧ-инфекции и ТБ *(164)*.

Большую пользу для здоровья приносит регулярная физическая активность, которая снижает риск большинства хронических неинфекционных заболеваний и способствует улучшению психического здоровья и общего благополучия *(165)*. Участие в занятиях, связанных с физической активностью, также улучшает возможности социального общения и ощущения полноценного участия в жизни местного сообщества *(166)*. Следует особо подчеркнуть пользу физической активности от умеренной до интенсивной степени: для взрослых она должна составлять не менее 30 минут в день, а для детей и подростков – не менее 60 минут в день *(167)*. Максимальный выигрыш для здоровья может дать вовлечение в занятия, связанные с физической активностью, неактивных или почти неактивных групп. Социальная и физическая среда должна быть устроена таким образом, чтобы способствовать безопасной и беспрепятственной интеграции физической активности в повседневную жизнь людей: например, городское планирование и интегрированные транспортные системы должны поощрять ходьбу пешком и езду на велосипеде *(168)*.

Меры содействия здоровому рациону питания в целях профилактики неинфекционных заболеваний должны быть направлены на обеспечение баланса энергии и здоровой массы тела; ограничение потребления энергии за счет общих жиров и сдвиг в структуре потребления жиров от насыщенных к ненасыщенным, а также к исключению трансжирных кислот; ограничение потребления свободного сахара; ограничение потребления соли (натрия) из всех источников и йодирование соли; увеличение потребления фруктов и овощей, бобовых, цельнозерновых продуктов и орехов. В Глобальной стратегии ВОЗ по питанию, физической активности и здоровью *(169)* говорится, что страны должны осуществлять комплекс мер, исходя из своего потенциала и эпидемиологического профиля; такой комплекс мер должен охватывать образование, коммуникацию и повышение информированности населения, программы повышения грамотности и образования для взрослых, маркетинг, рекламу, спонсорство и стимулирование сбыта, маркировку продуктов и контроль за утверждениями о пользе для здоровья и заявлениями, касающимися здоровья. Кроме того, национальные стратегии в отношении продовольствия и сельского хозяйства должны соответствовать принципам защиты и укрепления здоровья населения.

Помимо укрепления здоровья и профилактики заболеваний в связи с вышеупомянутыми четырьмя основными факторами риска, нужно увязывать эту деятельность с сексуальным здоровьем, инфекционными заболеваниями и зависимостью между окружающей средой и здоровьем, особенно в связи с профилактикой онкологических заболеваний и с медицинской генетикой. Подверженность воздействию канцерогенных веществ на работе и в окружающей среде может быть ограничена законодательством и нормативными актами, предусматривающими соответствующие санкции. С помощью пропаганды безопасного секса и вакцинации можно предотвращать передачу вирусов, которые известны как вызывающие рак – вирус папилломы человека и гепатит В.

Риск развития заболевания зависит от взаимодействия между человеком, его личной восприимчивостью и более широкой окружающей средой. Многие болезни, такие как диабет и астма, имеют сложную модель наследования *(170)*. Понимание индивидуальной организации генома у людей может позволить осуществлять более индивидуализированную профилактику болезни, однако надежных данных о том, что это дает какие-либо улучшения по сравнению с уже имеющимися эффективными стратегиями профилактики на популяционном уровне, пока мало *(171)*. С другой стороны, растет объем фактических данных о роли детерминант хронических заболеваний, связанных с окружающей средой. Например, загрязнение воздуха внутри и вне помещений повышает риск заболевания астмой и другими респираторными заболеваниями, а содержание в воздухе мелкодисперсных взвешенных веществ повышает риск сердечно-сосудистых заболеваний и рака легких и значительно влияет на продолжительность жизни *(172)*. Второй после курения табака ведущей причиной рака легких является радон. В первичной профилактике заболеваний – то есть в недопущении их возникновения – упор делается на устранение или снижение подверженности воздействию экологических факторов риска *(173)*. Хорошими примерами пользы для здоровья от успешных действий, направленных на экологические детерминанты здоровья, являются снижение смертности от сердечно-сосудистых заболеваний после запрета курения в общественных местах или снижения уровня загрязнения окружающего воздуха.

Ранняя стадия заболевания: скрининг и ранняя диагностика

Когда болезнь известна и существуют эффективные методы ее лечения, необходимо обеспечить как можно более раннее выявление заболевания и наилучшую возможную комплексную и многопрофильную медико-санитарную помощь. Например, около трети всех случаев рака могут быть излечены при достаточно раннем выявлении и начале эффективного лечения. Повышение осведомленности населения и медицинских работников о ранних признаках и симптомах рака может привести к выявлению болезни на более ранних стадиях (снижению стадии на фоне уменьшения объема опухоли) и проведению более эффективного и простого лечения. В настоящее время как между странами, так и в пределах одной страны имеются различия в возможностях раннего выявления болезни. Если системы здравоохранения будут способны осуществлять организованные программы скрининга на популяционном уровне, обеспечивающие охват тех лиц, которые могут извлечь из этого пользу, благодаря скринингу можно будет предотвращать случаи инвалидности и смерти и повышать качество жизни. Например, имеющиеся фактические данные подтверждают эффективность скрининга для раннего выявления рака молочной железы и рака шейки матки в странах, имеющих достаточные ресурсы для обеспечения адекватного лечения *(174)*.

К другим процедурам скрининга с доказанной эффективностью относится скрининг отдельных людей для выявления повышенного риска сердечно-сосудистых заболеваний с применением метода балльной оценки общего риска на основании таких критериев, как возраст, пол, курение, диабетический статус, артериальное давление и отношение общего холестерина к липопротеинам высокой плотности. Комбинированная лекарственная терапия (аспирин, бета-блокаторы, диуретики и статины) для людей, у которых общий риск сердечно-сосудистых нарушений в ближайшие десять лет превышает 5 %, оказалась весьма эффективной мерой с точки зрения соотношения затрат и результатов во всех регионах ВОЗ *(175)*.

Профилактика инвалидности

Хронические неинфекционные заболевания могут быть одной из основных причин инвалидности, например, слепоты или ампутации нижних конечностей у людей, страдающих диабетом, или моторной дисфункции после инсульта. По некоторым оценкам, в ЕС нарушения опорно-двигательного аппарата являются причиной половины всех невыходов на работу и 60 % постоянно утраченной трудоспособности.

Такое положение дел не является неизбежным. Своевременное и эффективное лечение может вести к излечению болезни и/или уменьшать вероятность рецидива или долгосрочных последствий; благодаря реабилитации и усовершенствованным моделям ухода инвалидизирующие состояния могут превратиться в поддающиеся лечению, а соответствующие изменения в окружающих условиях дома и на работе могут помочь людям сохранить самостоятельность и экономическую активность. Например, кардиологическая реабилитация с упором на физические упражнения после инфаркта миокарда ассоциируется со значительным снижением смертности, а лечение инсульта, например, в специализированных инсультных отделениях на 25 % снижает число смертельных исходов и случаев зависимости от других в выполнении основных действий в повседневной жизни. Кроме этого, хотя распространенность и степень тяжести многих хронических состояний по мере старения людей обычно возрастает, они не являются неотъемлемым следствием старения.

Составной частью долгосрочного ухода является паллиативный уход, при котором людям оказывается поддержка с тем, чтобы максимально повысить качество и жизнь на последних стадиях болезни и обеспечить уход из жизни без страданий и мучений. Такая помощь на конечной стадии жизни, которая чаще всего связана с онкологическими заболеваниями, помогает также людям с рядом хронических заболеваний. Простые и относительно недорогие меры, такие как обеспечение доступа к пероральному приему морфия для адекватного обезболивания, могут улучшить качество жизни многих людей.

Общие задачи: комплексный подход

В 2011 г. в области борьбы с неинфекционными заболеваниями произошло несколько важных событий. В апреле 2011 г. в Москве состоялась Первая всемирная министерская конференция по здоровому образу жизни и борьбе с неинфекционными болезнями, итогом которой стало принятие Московской декларации *(176)*, утвержденной впоследствии Всемирной ассамблеей здравоохранения в мае 2011 г. *(177)*. В сентябре 2011 г. Европейский региональный комитет ВОЗ утвердил планы действий в отношении неинфекционных заболеваний *(178)* и алкоголя *(179)*. Наконец, состоялось Совещание высокого уровня Генеральной Ассамблеи Организации Объединенных Наций по профилактике неинфекционных заболеваний и борьбе с ними, на котором вопросы неинфекционных заболеваний рассматривались во взаимосвязи с программами развития. В принятой по итогам совещания Политической декларации *(180)* была дана характеристика масштабов, угроз и последствий неинфекционных заболеваний и были указаны согласованные методы реагирования на эту проблему общими усилиями, которые должны предприниматься на уровне всего государства и общества.

К числу приоритетных направлений деятельности на региональном уровне относится реализация Политической декларации Организации Объединенных Наций 2011 г. по неинфекционным заболеваниям *(180)*, Рамочной конвенции ВОЗ по борьбе против табака *(20)*, Глобальной стратегии в области рациона питания, физической активности и здоровья *(169)*, глобальной стратегии и регионального плана действий по сокращению вредного употребления алкоголя *(179)*, плана действий по профилактике неинфекционных заболеваний и борьбе с ними *(178)* и планов действий по охране психического здоровья. В каждом случае в центре всей деятельности лежит укрепление здоровья в том виде, как оно определено в Оттавской хартии укрепления здоровья *(30)*. По всем этим направлениям деятельности правительствам предлагается разработать межсекторальные стратегии, в которых должны быть определены цели и задачи по решению ключевых проблем, связанных с неинфекционными заболеваниями.

Две группы заболеваний (сердечно-сосудистые и онкологические заболевания) являются в Европейском регионе ВОЗ причиной почти трех четвертей всех случаев смерти, а три основные группы заболеваний (сердечно-сосудистые, онкологические заболевания и психические расстройства) являются причиной более половины всего бремени болезней (измеряемого в DALY). Значительной части преждевременной смертности можно избежать: расчеты показывают, что можно предотвратить не менее 80 % случаев ишемической болезни сердца, инсультов и диабета типа 2 и, по крайней мере, одну треть случаев рака *(181)*. Неравенства в распределении бремени неинфекционных заболеваний внутри стран и между странами указывают на наличие огромного потенциала для улучшения здоровья.

Главным приоритетом является реализация эффективных мер вмешательства на более справедливой основе и в необходимых масштабах, обеспечивая более полную отдачу от применения имеющихся знаний с большей справедливостью. У неинфекционных заболеваний много общих факторов риска, детерминант и возможностей для вмешательства как на протяжении всего течения болезни, так и на протяжении всей жизни. Например, почти 60 % бремени болезней в Европе приходится на семь ведущих факторов риска (употребление табака, употребление алкоголя, высокое артериальное давление, повышенный холестерин, избыточная масса тела, низкое потребление фруктов и овощей и недостаточная физическая активность). Применение комплексного подхода к профилактике и ведению хронических болезней, основанного на наличии общих факторов риска, может принести пользу одновременно при нескольких заболеваниях *(182)*.

В Европейской стратегии профилактики и борьбы с неинфекционными заболеваниями *(183)* на первый план выдвигается всеобъемлющий и интегрированный подход к борьбе с неинфекционными заболеваниями, в соответствии с которым основной упор делается на программы укрепления здоровья и профилактики болезней на популяционном уровне, активную целенаправленную работу с отдельными лицами и группами повышенного риска, обеспечение максимального охвата населения эффективными услугами по лечению и уходу и интеграцию политики и практических действий по сокращению социальной несправедливости в отношении здоровья.

В соответствии с получившим широкое распространение в международной практике принципом «самых выгодных вмешательств» *(184,185)*, в плане действий по осуществлению этой Стратегии *(178)* особое внимание уделяется комплексу приоритетных вмешательств, которые способны оказать воздействие на показатели смертности и заболеваемости: содействие здоровому потреблению посредством налогово-бюджетных мер и стратегий регулирования маркетинга, замена трансжирных кислот в пищевых продуктах полиненасыщенными жирами, снижение потребления соли, оценка и снижение кардиометаболического риска и раннее выявление рака. Эти вмешательства подкрепляются мерами по содействию активным способам передвижения и укреплению здоровья в различных сферах жизнедеятельности, например, посредством рационального градостроительного проектирования и создания здоровых условий на предприятиях и в организациях.

К этому можно добавить рассмотрение вопроса о возможности вакцинации против типов рака, предотвратимых с помощью вакцин (вакцинация против гепатита B как причины рака печени и вируса папилломы человека как причины рака шейки матки и других типов рака). Что касается потенциального влияния на качество жизни, следует особо отметить еще одно важное направление – паллиативный уход (то есть уход на последней стадии жизни), особенно эффективное купирование боли.

Психическое здоровье

Анализ ситуации

Психические расстройства – это вторая наиболее важная причина бремени болезней (по показателю DALY) в Европейском регионе (19%) и наиболее частая причина инвалидности. Старение населения ведет к росту распространенности деменции. Ежегодно от наиболее распространенных психических расстройств (депрессия и тревожные расстройства) страдает каждый четвертый человек в сообществе. Вместе с тем, около 50% лиц, страдающих психическими расстройствами, не получают никакой медицинской помощи. Основными причинами, почему люди не обращаются за помощью, являются стигматизация и дискриминация.

Психическое здоровье является одним из главных факторов, способствующих социальной несправедливости в отношении здоровья в Европе. Психические расстройства вызывают серьезные последствия не только для данного индивида и членов его семьи, но и для конкурентоспособности экономики и благополучия общества. Нарушения психического здоровья являются одновременно как следствием, так и причиной социальной несправедливости, бедности и исключения из жизни общества. Психическое здоровье является также серьезным фактором риска заболеваемости и смертности от других заболеваний. Доказано, что, в частности, наличие депрессии сильно влияет на показатели выживаемости при сердечно-сосудистых заболеваниях и раке. Депрессивные расстройства среди женщин встречаются в два раза чаще, чем среди мужчин.

Политика и законодательство в области охраны психического здоровья имеются практически во всех странах Европейского региона, однако потенциал и качество услуг в странах неодинаковы. В то время как одни страны полностью или частично отказались от специализированных учреждений стационарного типа, заменив их на оказание разнообразных услуг по месту жительства и на базе местных сообществ, то многие другие страны по-прежнему полагаются на базовые и традиционные психиатрические службы и расходуют на специализированные психиатрические учреждения стационарного типа до 90% средств, выделяемых на охрану психического здоровья. Инвестиции же в программы обеспечения благополучия и профилактики расстройств в детском возрасте, которые часто являются предвестниками пожизненных страданий, практически отсутствуют.

Наиболее эффективным вмешательством на популяционном уровне с точки зрения соотношения затрат и результатов является создание рабочих мест либо в государственном секторе, либо с помощью стимулов к расширению частного сектора. Растущий интерес представляет взаимосвязь между занятостью и психическим здоровьем, поскольку хорошее место работы благотворно влияет на состояние здоровья и его детерминанты (такие как высокий уровень жизни, самоутверждение, участие в жизни общества). Это может также способствовать повышению уровня здоровья и производительности труда и приносить вторичную пользу для семей и местных сообществ. Эффективные службы гигиены труда могут выявлять людей, входящих в группу риска, осуществлять мониторинг и оказывать им поддержку уже на ранних стадиях. Для групп повышенного риска эффективными могут быть такие вмешательства на уровне общественного здравоохранения, как скрининг и информирование. Люди с нарушениями психического здоровья должны выявляться в первичном звене медико-санитарной помощи, а людей с тяжелыми расстройствами следует направлять в специализированные службы.

Эффективные решения

В настоящее время разрабатывается Европейская региональная стратегия ВОЗ по охране психического здоровья, и ожидается, что она будет представлена на рассмотрение Регионального комитета в 2013 г. Одна из сложных задач в области охраны психического здоровья заключается в том, чтобы поддерживать благополучие населения в период минимального экономического роста и вынужденного урезания государственных расходов. Это может приводить к росту безработицы (особенно длительной безработицы) и бедности, с которыми ассоциируется риск депрессии, в то время как бюджетные расходы на службы охраны психического здоровья сокращаются. Отсутствие гарантии сохранения рабочих мест также приводит к значительному психосоциальному стрессу. Особую трудность представляет обеспечение ранней диагностики депрессии и предупреждение самоубийств путем реализации программ вмешательств на уровне местных сообществ и предоставления таких услуг, как службы телефонных консультаций в критических ситуациях и службы консультативной поддержки. Молодым людям, подверженным повышенному риску, могут помочь такие меры, как системы раннего предупреждения и кампании по борьбе против травли и издевательств в учебных заведениях. Данные научных исследований позволяют начинать лучше понимать деструктивную связь между расстройствами психического здоровья и социальной маргинализацией, безработицей, бездомностью, злоупотреблением алкоголем и другими психоактивными веществами. Необходимо также бороться с новыми формами зависимости, связанными с виртуальной реальностью.

Некоторые страны в ответ на угрозу для психического здоровья населения расширяют услуги по консультированию. Растет также понимание связи между кредитной задолженностью и состоянием депрессии, поэтому службы консультирования по вопросам задолженности играют очень важную роль в обеспечении финансовой защищенности.

В соответствии с подходом к медико-санитарной помощи, основанным на соблюдении прав, услуги по охране психического здоровья должны быть безопасными и направленными на поддержку пациентов, и к каждому пациенту необходимо относиться с уважением и соблюдать его человеческое достоинство. Люди, получающие психиатрическую помощь, должны принимать участие в принятии решений, касающихся оказания им индивидуальной помощи. Специалисты служб охраны психического здоровья должны поощрять пациентов к самостоятельному принятию решений об оказании им медико-санитарной помощи и предоставлять им для этого всю необходимую информацию, а люди, пользующиеся услугами по охране психического здоровья, должны вовлекаться в планирование, предоставление, мониторинг и оценку этих услуг.

Наличие угрозы для психического здоровья населения дает возможность наладить связи между секторами, которые зависят друг от друга, но не имеют традиции работать вместе – например, бюро социальной помощи, консультанты по вопросам задолженности и службы охраны психического здоровья на местном уровне. Обеспечить оперативность и эффективность в работе невозможно без координации, и сотрудники служб охраны психического здоровья, работающие на местном уровне, вполне могли бы взять эту роль на себя.

ВОЗ разработала Программу действий по заполнению пробелов в области охраны психического здоровья (mhGAP) *(186)*, в которой конкретно излагаются эффективные вмешательства по поводу психических расстройств. Разрабатываемая Европейским региональным бюро ВОЗ стратегия по охране психического здоровья будет определять пути улучшения психического благополучия населения, предупреждения развития психических расстройств и обеспечения справедливого доступа к качественным услугам в данной области. Региональное бюро также ведет работу с государствами-членами по подготовке компетентных кадров в области охраны психического здоровья, способных решать эти проблемы.

Системы психиатрической помощи расширили рамки своей традиционной деятельности, которая была сосредоточена на лечении и профилактике психических заболеваний. Политика в области охраны психического здоровья, соответствующее законодательство и стратегии реализации политики претерпевают изменения, в результате которых будут созданы структуры и ресурсы, направленные на расширение прав и возможностей людей с проблемами психического здоровья, чтобы дать им возможность в полной мере реализовать свой внутренний потенциал и полноценно участвовать в жизни семьи и общества. Достичь этого можно только путем оказания услуг и осуществления мероприятий по расширению прав и возможностей отдельных людей, и местных сообществ, а также по защите и обеспечению соблюдения прав человека.

Травматизм и насилие

Анализ ситуации

В Европейском регионе ВОЗ по причине травм, как непреднамеренных (вызванных дорожно-транспортными происшествиями, отравлениями, утоплениями, пожарами и падениями), так и нанесенными умышленно (в результате межличностного насилия и насилия, направленного на себя), ежегодно происходит 700 000 случаев смерти *(187)*. Это ведущая причина смерти среди людей в возрасте от 5 до 44 лет. Основными причинами травматизма являются дорожно-транспортные происшествия, отравления, межличностное насилие и насилие, направленное на себя. Травматизмом обусловлены 9% всех случаев смерти в Европейском регионе, но на его долю приходится 14% бремени болезней, выраженного в DALY *(188)*. Несмотря на общую тенденцию к сокращению травматизма, в период социально-экономических и политических преобразований смертность, обусловленная травматизмом, возрастает *(189)*. Травматизм является одной из ведущих причин социальной несправедливости в отношении здоровья в Регионе. Показатели смертности в странах СНГ по-прежнему в четыре раза выше, чем в странах ЕС, а 76% всех случаев смерти в Регионе приходятся на страны с низким и средним уровнем доходов.

На национальном уровне травматизм и насилие тесно связаны с принадлежностью к определенным социально-экономическим классам и являются одной из причин социальной несправедливости в отношении здоровья. Имеются факторы риска, которые являются общими для разных типов травматизма: это злоупотребление алкоголем и наркотиками, бедность, лишения, низкий уровень образования и небезопасная среда проживания *(190,191)*. Эти общие факторы влияют и на другие болезни, такие как неинфекционные заболевания, что открывает возможности для совместных действий. Многие из этих факторов риска социально обусловлены. При выработке стратегий по профилактике необходимо предусматривать меры воздействия на основные структурные факторы, а также меры, направленные на изменение связанного с риском поведения на индивидуальном и популяционном уровнях.

Одним из самых чувствительных показателей гендерной несправедливости является насилие на гендерной почве, которое может иметь тяжелые последствия для соматического и психического здоровья. Сопоставимых данных об этой проблеме в Европейском регионе нет, но проведенные в нескольких странах обследования показывают, что насилию со стороны интимного партнера подвергались от 10% до 60% женщин.

Эффективные решения

В Регионе находятся страны, которые входят в число самых безопасных стран в мире. Если бы во всех странах уровень обусловленной травматизмом смертности соответствовал наиболее низким национальным показателям, то в Регионе можно было бы спасти около полмиллиона жизней, которые ежегодно теряются из-за травм. Страны с низким уровнем травматизма вкладывают средства в обеспечение безопасности, считая это обязанностью всего общества, и добились снижения травматизма благодаря сочетанию законодательных и правоприменительных мер, инженерных решений и образования, что позволило им создать безопасные условия для жизни и предпосылки для безопасного поведения людей (например, на дорогах, в местах проживания и в местах, где проходит ночная жизнь) *(190)*. Такие меры требуют участия не только сектора здравоохранения, но и других секторов, и трудность в профилактике насилия и травматизма и борьбе с ними состоит в том, чтобы принятие этих мер стало одной из наиболее приоритетных задач для лиц, вырабатывающих политику, и тех, кто будет реализовывать эту политику на практике в секторе здравоохранения и в других секторах *(192)*. В настоящее время рекомендуется применять подход, охватывающий все этапы жизни человека, и вмешательства на ранних этапах принесут пользу для последующих этапов жизни и для всех поколений.

Возрастает объем фактических данных об эффективных стратегиях профилактики травматизма и насилия, и многие стратегии зарекомендовали себя как эффективные с точки зрения затрат, свидетельствуя о том, что инвестиции в безопасность приносят выгоду всему обществу. Например, каждый евро, вложенный в детские автокресла, позволяет сэкономить 32 евро, в мотошлемы – 16 евро, в устройства пожарной сигнализации – 69 евро, в программы посещения на дому с целью просвещения родителей по вопросу о насилии над детьми – 19 евро, в профилактическое консультирование специалистами-педиатрами – 10 евро, а в токсикологические центры – 7 евро *(193)*. ВОЗ предложила 100 научно обоснованных вмешательств, осуществление которых позволило бы резко сократить несправедливости в отношении бремени травматизма в Регионе *(194)*. Сюда входят различные популяционные и индивидуальные подходы к профилактике, такие как снижение злоупотребления алкоголем (одного из главных факторов риска травматизма и насилия). Эффективные с точки зрения соотношения затрат и результатов вмешательства на популяционном уровне включают нормативное регулирование, определение ценовой политики, регламентацию рекламы и – на уровне целевых вмешательств – проведение врачами коротких консультаций. Стратегия ВОЗ заключается в том, чтобы вместе с государствами-членами отстаивать необходимость реализации вышеупомянутых 100 научно обоснованных программ, опираясь в этой работе на резолюцию EUR/RC55/R9 Европейского регионального комитета о профилактике травматизма *(195)*. Периодические обследования свидетельствуют о достижении существенного прогресса, хотя еще предстоит сделать намного больше.

В качества примера конкретных направлений действий можно привести Десятилетие действий за безопасность дорожного движения на период 2011–2020 гг., провозглашенное Организацией Объединенных Наций 11 мая 2011 года. Многие страны Региона включили вопросы безопасности дорожного движения в число основных пунктов своей национальной повестки дня. ВОЗ сотрудничает с министерствами здравоохранения и другими партнерами в их усилиях по достижению национальных целевых показателей, которые во многих странах предусматривают снижение к 2020 г. вдвое числа случаев смерти в результате дорожно-транспортных происшествий. В ряде стран проводятся опросные исследования по изучению неблагоприятного жизненного опыта в детском возрасте, призванные оказать содействие в том, чтобы остановить цикл насилия. Результаты этого исследования используются для проведения диалогов по вопросам политики на национальном уровне, в рамках которых мерам, направленным на предупреждение жестокого обращения с детьми, уделяется приоритетное внимание в целях их включения в основные программы охраны здоровья и развития детей. Ставится также цель активизировать усилия и в двух других незаслуженно забытых областях политики – в сфере профилактики насилия среди молодежи и предупреждения жестокого обращения с людьми пожилого возраста.

Осуществление обоснованных фактическими данными вмешательств позволит уменьшить несправедливости в отношении бремени травматизма. Как указывалось выше, ВОЗ было предложено реализовать 100 таких мер вмешательства, и она осуществляет мониторинг их реализации *(194)*. Сложной задачей в области предотвращения травматизма и насилия является обеспечение выполнения таких мер. Поскольку некоторые из них лежат вне сферы ответственности здравоохранения, необходимо усилить роль систем здравоохранения как стратегического лидера и организатора работы по профилактике, основанной на принципе справедливости Эта деятельность включает информационно-пропагандистскую работу и выработку политики, профилактику и контроль, эпиднадзор, научные исследования и оценку, а также оказание услуг по лечению и реабилитации жертв травматизма. Организационно-кадровый потенциал, необходимый сектору здравоохранения для выполнения этих функций, может быть создан и усилен с помощью разработанного ВОЗ учебного плана TEACH VIP, который должен быть включен в качестве одной из составляющих в программы подготовки медицинских работников *(196)*.

Инфекционные болезни

Анализ ситуации

Хотя инфекционные болезни не входят в число основных причин утраты DALY в Европейском регионе *(82,197)*, они по-прежнему являются существенной причиной предотвратимой заболеваемости и преждевременной смертности в масштабе всего Региона. Несмотря на достигнутые во многих странах впечатляющие успехи в борьбе со многими инфекциями, такими как полиомиелит, дифтерия, малярия и передача ВИЧ-инфекции от матери к ребенку, Европейский регион сталкивается с серьезными проблемами, включающими рост распространенности ВИЧ-инфекции и туберкулез, а также новый рост болезней, предупреждаемых с помощью вакцин, и появление микроорганизмов, устойчивых к антибиотикам.

В условиях старения населения в Европейском регионе появляется больше людей с повышенным риском инфекций, таких как грипп и тяжелые осложнения (например, септицемия). В будущем могут потребоваться программы плановой иммунизации лиц пожилого возраста.

Европейский регион как один из центров мировых транспортных потоков и торговли по-прежнему будет непрерывно сталкиваться с завозом в него различных инфекций из стран, находящихся за его пределами, и некоторые из этих болезней, такие как пищевые токсикоинфекции и зоонозы, могут обладать эпидемическим потенциалом *(198)*. Кроме того, в мире, где не прекращаются конфликты и политическая напряженность, а биотехнологии становятся все более доступными, нельзя исключать вероятности использования инфекционных агентов для преднамеренного причинения вреда.

Европейский регион, особенно его непрерывно разрастающиеся крупные города, будет по-прежнему привлекать мигрантов, и вместе с ними будут формироваться крупные очаги бедности и уязвимые группы с ограниченным доступом к медико-санитарной помощи (например, лица, живущие в общежитиях для мигрантов и в других аналогичных условиях скученного проживания). Эти группы подвержены повышенному риску таких болезней, как дифтерия и туберкулез, которые время от времени могут распространяться на общее население.

Помимо общей обеспокоенности по поводу возможности сохранить общий прогресс, достигнутый в борьбе против инфекционных болезней в Регионе, существует постоянный риск завоза, в результате международных поездок и через глобальную пищевую цепь, экзотических (т. е. в норме не встречающихся в данном географическом регионе) возбудителей инфекций, многие из которых обладают эпидемическим потенциалом. Это еще в большей степени подчеркивает важность поддержания бдительности и приверженности непрерывной работе по профилактике и контролю инфекций.

Несмотря на то, что существуют меры вмешательства, эффективность которых нередко подтверждена фактическими данными, документально фиксируемыми в течение десятилетий, доступ к профилактике и раннему началу лечения часто отсутствует или остается невостребованным, особенно среди маргинальных групп высокого риска. Растущая популярность «альтернативных» методов диагностики и лечения, многие из которых не обладают подтвержденной эффективностью, в сочетании с общим недоверием к государственной медицине приводит некоторые группы населения (часто в странах с более высокими уровнями доходов) к отказу от пользования профилактическими услугами, такими как вакцинация, или к лечению инфекций бесполезными «снадобьями». Подобная практика подвергает эти группы населения, их детей и близких еще большему риску заболевания.

В сочетании с беспечностью людей в отношении риска, касающегося большинства инфекционных болезней, все эти факторы мешают профилактике инфекционных болезней и борьбе с ними в Европейском регионе *(199–201)*. Такая беспечность имеет место несмотря на вызывающее тревогу появление возбудителей, устойчивых к противомикробным препаратам, особенно к антибиотикам *(202)*, возвращение в Европейский регион ранее почти ликвидированных болезней, предупреждаемых с помощью вакцин, таких как корь, краснуха и полиомиелит, частые вспышки инфекций пищевого происхождения и зоонозов, а в условиях возрастающей глобализации и усиливающейся взаимосвязанности всего мира также завоз в Европейский регион инфекций с эпидемическим потенциалом, таких как тяжелый острый респираторный синдром (ТОРС) и грипп H1N1 *(203)*.

Поддающиеся предупреждению инфекционные болезни в Европейском регионе также вызывают значительный экономический ущерб *(204)*, который выражается, среди прочего, в большом числе невыходов на работу вследствие таких заболеваний, как сезонный грипп, и в ощутимых потерях в туризме, торговле и транспортном секторе из-за вспышек таких болезней, как менингит и энтерит, вызываемый кишечной палочкой.

Для решения этих проблем ВОЗ активно сотрудничает с государствами-членами и их государственными ведомствами, а также с ключевыми учреждениями в Европейском регионе[6].

Европейский регион ВОЗ должен прилагать постоянные усилия к достижению своих целевых ориентиров в области контроля, профилактики и, где это возможно, элиминации инфекционных болезней и не терять бдительности в отношении риска, который представляют инфекционные болезни для стареющего населения, все более и более восприимчивого к тяжелым осложнениям. Развитые системы эпиднадзора за болезнями, строгий инфекционный контроль, обеспечение всеобщего доступа к антибиотикам и разумное их применение, реализация всеобъемлющих программ вакцинации и укрепление систем здравоохранения – все это чрезвычайно важные меры, которые должны гарантировать способность Региона бороться с инфекционными заболеваниями и снижать их бремя.

Эффективные решения

Для успешной борьбы с инфекционными заболеваниями предложено много вмешательств, эффективность которых подтверждена фактическими данными и которые характеризуются положительным соотношением затрат и эффективности. Большинство наилучших вмешательств на глобальном уровне касается инфекционных болезней: в качестве примеров можно отметить иммунизацию детей против основных детских инфекций; предоставление обработанных инсектицидами надкроватных сеток, опрыскивание жилищ инсектицидами и профилактическое лечение малярии в эндемичных районах; обеспечение всеобщего доступа к диагностике и лечению туберкулеза

---

[6] К ним относятся следующие структуры: Европейская комиссия; Европейский центр профилактики и контроля заболеваний (ECDC); Центры США по контролю и профилактике заболеваний (CDC); программы и учреждения Организации Объединенных Наций, такие как Детский фонд ООН (ЮНИСЕФ), Объединённая программа ООН по ВИЧ/СПИДу (ЮНЭЙДС), Программа развития ООН (ПРООН), Фонд ООН в области народонаселения (ЮНФПА), Продовольственная и сельскохозяйственная организация ООН (ФАО) и Международная организация по миграции (МОМ); многосторонние организации, такие как Глобальный фонд для борьбы со СПИДом, туберкулезом и малярией и Альянс ГАВИ; Всемирный банк; Азиатский банк развития (АБР); Организация экономического сотрудничества и развития (ОЭСР); Всемирная организация по охране здоровья животных (ВОЗЖ); специализированные сотрудничающие центры ВОЗ, министерства двустороннего сотрудничества и ведомства в поддержку развития, фонды и частные международные организации, такие как CARE и Проект HOPE.

в соответствии со стратегией DOTS-плюс, а также к эффективной диагностике и лечению туберкулеза с множественной лекарственной устойчивостью; профилактика передачи ВИЧ-инфекции путем применения презервативов, проведения антиретровирусной терапии и осуществления стратегий по снижению вреда; обеспечение полной безопасности инъекций при оказании медико-санитарной помощи; контроль связанных с оказанием медико-санитарной помощи и бытовых инфекций. Большое значение для определения, планирования и финансирования наиболее адекватных медико-санитарных вмешательств также имеют надежно функционирующие информационные системы здравоохранения, включающие эпиднадзор с целью раннего выявления вспышек болезней.

Критические факторы, влияющие на полноту реализации, включают: бремя болезни; затраты и их приемлемость; политическую приверженность и отношение населения; способность системы здравоохранения внедрять новые технологии; доступ к услугам, в частности для групп повышенного риска; общественный спрос на услуги и субъективное восприятие рисков для здоровья. Так, новые вакцины, например против рака шейки матки, пневмококковой пневмонии и ротавирусной диареи, стоят дорого и их, возможно, нужно будет оценивать по критериям эффективности – например, по затратам на предотвращенный DALY, которые зависят от цены вакцины, бремени болезни и отношения населения.

Для успеха вмешательств и достижения максимального эффекта требуются совместные и интегрированные действия во многих секторах, таких как охрана правопорядка, транспорт, водоснабжение и канализация, продовольствие и сельское хозяйство и обрабатывающая промышленность. Например, многие программы снижения вреда, которые предусматривают проведение опиоидной заместительной терапии и обмен игл и шприцев, требуют соответствующей законодательной политики и сотрудничества с правоохранительными органами. Вспышки, связанные с заражением кишечной палочкой, лучше всего предупреждать, используя адекватные возможности регулирования и мониторинга в секторах продовольствия и сельского хозяйства и водоснабжения и санитарии. Важными элементами деятельности транспортного сектора, обеспечивающими защиту от завоза инфекций, способных вызвать вспышку, являются возможности эпиднадзора, оповещения и принятия ответных мер в пунктах въезда (в портах, аэропортах и наземных транспортных узлах).

Болезни, предупреждаемые с помощью вакцин, и иммунизация

Создание несколько десятилетий назад национальных программ по иммунизации было чрезвычайно положительно воспринято населением и позволило добиться больших успехов в деле иммунизации: охват населения большинством плановых прививок превысил 90% *(205)*, в результате чего в 2002 г. Регион был сертифицирован как территория, свободная от полиомиелита, а заболеваемость корью снизилась с 1990 г. более чем на 90%. В последнее время, однако, у людей изменилось восприятие риска: вместо опасностей болезней, угрожающих не прошедшим вакцинацию людям, более серьезные опасения стали вызывать побочные эффекты, связанные с вакцинацией. Это негативно сказалось на контроле инфекций. Несмотря на высокий в целом уровень охвата вакцинацией, сохраняются очаги повышенной восприимчивости населения, и инфекции, которые ранее удалось остановить, снова приобрели актуальность. Например, в 2007 г. региональный показатель ежегодной заболеваемости корью снизился до самого низкого уровня, который когда-либо наблюдался, однако к 2011 г. заболеваемость возросла в четыре раза, причем большинство случаев отмечено в западной и центральной частях Региона.

Несмотря на эти проблемы, детские вакцины⁷ для плановых прививок остаются важнейшими инструментами общественного здравоохранения для спасения жизни людей, и в настоящее время осуществляется неуклонное внедрение в календари плановой иммунизации государств-членов прививок с применением ряда важных новых вакцинных препаратов, таких как пневмококковая и ротавирусная вакцины. Вакцины против вызывающих рак вирусов – гепатита В и вируса папилломы человека – отражают связь между проблемами инфекционных и неинфекционных заболеваний *(206–209)*.

Возможность начать новые кампании иммунизации и повысить информированность об обязательствах, принятых на уровне Региона, по поддержанию высокого уровня охвата прививками дают странам специальные информационно-пропагандистские кампании, такие как Европейская неделя иммунизации *(210)*.

Необходимо поддерживать и укреплять системы эпиднадзора за всеми заболеваниями, предупреждаемыми с помощью вакцин. Европейское региональное бюро ВОЗ располагает многочисленными сетями лабораторно подкрепленного эпиднадзора за конкретными болезнями, позволяющими выявлять случаи, прослеживать цепочки передачи инфекции и даже обнаруживать возбудителей болезни до возникновения клинических случаев. В таких системах задействованы клиницисты, эпидемиологи и свыше 200 полностью аккредитованных лабораторий, которые применяют разработанные ВОЗ стандартные определения случаев, протоколы эпиднадзора и методы лабораторных исследований для выявления циркуляции возбудителей болезни среди людей и в окружающей среде, установления источника и путей передачи возбудителей на основе данных генетического анализа, а также мониторинга эффективности вакцинации *(211)*.

Европейское региональное бюро ВОЗ продолжает свою работу по налаживанию связей между сетями эпиднадзора и повышению оперативности и точности обмена данными. В течение ряда лет государствам-членам предоставляются услуги Централизованной информационной системы по инфекционным заболеваниям *(212)* (ЦИСИЗ), а недавно введена в действие Система управления лабораторными данными для Сети лабораторий по диагностике полиомиелита *(213)*, чтобы предоставлять лабораторные данные по каждому случаю практически в реальном масштабе времени с точностью, которой никогда не было ранее. Аналогичные платформы разрабатываются и для других лабораторных сетей Регионального бюро.

История ликвидации оспы *(214)*, а также сравнительно недавно документированные случаи заражения ТОРС в результате утечки инфекционного материала в лаборатории *(215)* показывают, что лаборатории тоже могут быть источниками инфекции. Поскольку в глобальных масштабах поставлена задача ликвидации полиомиелита, биологическая безопасность и биологическая защищенность лабораторий должны быть приоритетными задачами для лабораторных служб в Европейском регионе.

Устойчивость к антимикробным средствам

Прежние достижения в увеличении продолжительности жизни в Европейском регионе, которым отчасти способствовало внедрение антибиотиков, сегодня оказываются под угрозой из-за растущей устойчивости к противомикробным средствам. Жизненно важные антибиотики становятся неэффективными или крайне дорогими, что создает серьезные технические и финансовые проблемы для врачей, систем здравоохранения и пациентов во всем мире, особенно в странах с ограниченными ресурсами. Это относится

---

⁷ Против таких инфекций, как корь, краснуха, эпидемический паротит, полиомиелит, дифтерия, столбняк, коклюш, гепатит В, гемофильная инфекция типа b и ветряная оспа..

к лекарственным препаратам, которые используются для лечения многих распространенных бактериальных инфекций, таких как инфекции мочеполовых путей и пневмония, но наиболее ярко это проявляется при лечении туберкулеза, когда все чаще приходится сталкиваться с устойчивостью к антибиотикам не только первого, но и второго ряда (туберкулез с множественной и широкой лекарственной устойчивостью).

В ряде стран ЕС устойчивость к антибиотикам обнаруживается в 25% и более случаев бактериальной инфекции. В масштабе ЕС устойчивость к антибиотикам ежегодно становится причиной 25 000 случаев смерти, а дополнительные расходы на медико-санитарную помощь и издержки общества в целом составляют не менее 1,5 млрд евро.

Для переноса антибиотикоустойчивых бактерий не существует границ, как это демонстрирует документально зафиксированное международное распространение бактерий, содержащих металло-бета-лактамазу 1 Нью-Дели (NDM-1) – фермент, который делает их устойчивыми к широкому спектру антибиотиков *(216)*, включая те из них (например карбапенем), которые изначально применяются для лечения антибиотико-устойчивых инфекций. Эта ситуация вызывает особое беспокойство в условиях, когда на протяжении последних трех десятилетий не было создано доступных по стоимости и новых эффективных классов антибиотиков, особенно предназначенных для борьбы с грамотрицательными бактериями.

Процесс эволюции лекарственно-устойчивых микроорганизмов в настоящее время хорошо изучен; его ускорению содействует неправильное применение антибиотиков (в недостаточных или избыточных дозах) как при лечении людей, так и в животноводстве. Неудовлетворительные меры инфекционного контроля, особенно в больницах и амбулаторных учреждениях, напрямую способствуют распространению лекарственно-устойчивых возбудителей инфекций, связанных с оказанием медицинской помощи.

Для уменьшения числа случаев неправильного применения антибиотиков и замедления развития устойчивости к существующим лекарственным средствам требуются широкие межсекторальные инициативы. Укрепление потенциала эпиднадзора позволит улучшить документальную регистрацию степени распространенности устойчивости к антибиотикам в Европейском регионе. Необходимо также предпринимать совместные усилия с сектором животноводства, где антибиотики, используемые в качестве стимуляторов роста, способствуют развитию резистентных микробов в организме сельскохозяйственных животных.

В Европейском региональном бюро ВОЗ борьба с устойчивостью к антибиотикам стала предметом специальной программы, осуществляемой под руководством Регионального директора. Одобренный Европейским региональным комитетом ВОЗ в 2011 г. стратегический план действий по проблеме устойчивости к антибиотикам в Европейском регионе ВОЗ строится на вмешательствах, которые при осуществлении в комплексе имеют подтвержденную эффективность *(217)*. План действий охватывает семь основных областей: стимулирование межсекторальной координации на уровне стран; укрепление эпиднадзора за устойчивостью; укрепление эпиднадзора и стратегического лидерства в области применения лекарственных препаратов; расширение надзора за использованием противомикробных препаратов в животноводстве; улучшение инфекционного контроля и стратегического лидерства в целях профилактики устойчивости к противомикробным средствам в медицинских учреждениях; расширение научных исследований и инноваций в области новых лекарственных препаратов и технологий; повышение безопасности пациентов посредством улучшения их информированности об использовании противомикробных средств и устойчивости к ним.

Важно отметить, что, согласно исследованиям, даже простых мер инфекционного контроля, таких как мытье рук, уже достаточно для существенного снижения распространенности устойчивых к антибиотикам бактерий, таких как *Staphylococcus aureus*, устойчивый к метициллину (MRSA) – один из главных возбудителей внутрибольничных инфекций.

Туберкулез

По имеющимся оценкам, в 2010 г. в Европейском регионе было зафиксировано около 420 000 новых и рецидивных случаев туберкулеза и 61 000 случаев смерти, обусловленных туберкулезом. Основное бремя этой инфекции (87% новых случаев и 94% случаев смерти) приходится на восточные и центральные части Региона. Регион также характеризуется самым низким в мире показателем успешности лечения: начальный курс лечения оказывается безуспешным почти у одной трети пациентов, которые лечатся по поводу ТБ впервые, и более чем у половины тех, кто ранее уже проходил лечение. Это отражает высокий уровень лекарственной устойчивости возбудителя; туберкулез с множественной лекарственной устойчивостью обнаруживается у 13% больных, впервые получающих лечение, и у 42% больных, проходящих повторное лечение. Если развитие устойчивости не сдержать, это может привести к общей утрате действенных лекарственных препаратов для лечения туберкулеза и к возвращению к бремени болезни той эпохи, когда антибиотиков не было.

Возвращение туберкулеза на повестку дня и наблюдаемая в отдельных странах растущая проблема его лекарственно-устойчивых форм, особенно туберкулеза с множественной лекарственной устойчивостью, связаны с тем, что системам здравоохранения не удалось создать службы, отзывчивые к потребностям людей, нуждающихся в медицинских услугах. Хотя туберкулез не является заболеванием, свойственным исключительно какому-либо одному социальному классу, эта болезнь часто бывает связана с плохими социально-экономическими условиями и другими детерминантами, в том числе со скученным проживанием и бездомностью. Как и в случае с ВИЧ, в группу риска по туберкулезу входят люди, употребляющие инъекционные наркотики, находящиеся в местах лишения свободы, а также алкоголики и бездомные. Туберкулез и ВИЧ называют «смертельным тандемом», поскольку именно туберкулез является ведущей причиной смерти среди людей, живущих с ВИЧ. Эта тяжелая болезнь в Регионе ежегодно поражает 9800 детей.

Некоторые страны, в том числе страны Балтии, доказали, что долгосрочные инвестиции и применение комплексного подхода с участием всех заинтересованных сторон позволяет успешно бороться с туберкулезом, включая его лекарственно-устойчивые формы. Во многих странах Европейского региона продемонстрирована эффективность обеспечения всеобщего доступа к высококачественной диагностике и лечению, включая доступ к эффективной диагностике и планомерному лечению при туберкулезе с множественной лекарственной устойчивостью, но нужно, чтобы этот принцип был осуществлен во всех странах Региона без исключения.

Диагностика и лечение случаев туберкулеза с множественной лекарственной устойчивостью является вмешательством с очень высокой эффективностью в сопоставлении с затратами *(218)*. По решению директора Европейского регионального бюро ВОЗ борьба с туберкулезом, особенно с туберкулезом с множественной лекарственной устойчивостью, стала предметом специальной программы, а в 2011 г. государства-члены утвердили пятилетний комплексный план действий по профилактике и борьбе с туберкулезом с множественной и широкой лекарственной устойчивостью *(219)*. В настоящее время в рамках этой региональной рамочной основы разрабатываются и осуществляются национальные планы действий по борьбе с туберкулезом. Поддержку в этом оказывают Европейское региональное бюро ВОЗ, национальные и международные учреждения, гражданское общество и финансирующие учреждения, особенно Глобальный фонд для борьбы против СПИДа, туберкулеза и малярии.

Разработан метод экспресс-оценки, позволяющий выявлять и преодолевать основные препятствия, мешающие системам здравоохранения обеспечивать профилактику и контроль туберкулеза, и можно ожидать, что он будет полезен для всех стран, для которых эта болезнь является серьезной проблемой общественного здравоохранения. В выявлении и ведении случаев туберкулеза должны полноценно участвовать службы первичной медико-санитарной помощи. Модели финансирования здравоохранения должны поощрять рациональное использование больничных ресурсов и способствовать внедрению амбулаторной и альтернативной модели оказания помощи, в том числе лечения на дому. ВОЗ провела валидацию и утвердила новые молекулярные диагностические тесты, с помощью которых можно менее чем за два часа диагностировать туберкулез, включая ТБ с множественной лекарственной устойчивостью. Необходимо на рациональной основе внедрять эти тесты и расширять масштабы их применения *(220)*.

Туберкулез тесно связан с материальной необеспеченностью и неудовлетворительными условиями жизни, поэтому усилия по ведению эффективной борьбы с туберкулезом должны включать повышение уровня жизни и улучшение питания пациентов и поэтому в них должны быть вовлечены и другие секторы.

Вмешательства должны включать удовлетворение потребностей особых контингентов, в том числе лиц, находящихся в местах лишения свободы, и мигрантов. Важно приблизить услуги к пациентам и свести к минимуму практику направления больных детей и лиц с коинфекцией ТБ и ВИЧ в специализированные медицинские учреждения.

Европейское региональное бюро ВОЗ и его партнеры разработали минимальный комплекс мер по контролю и лечению ТБ в трансграничном контексте. В этом комплексе мер выделяются необходимые шаги для своевременной диагностики, адекватного лечения, контроля за соблюдением режима назначенной химиотерапии и катамнестического наблюдения больных ТБ.

ВИЧ-инфекция

В глобальном масштабе число новых случаев заражения ВИЧ-инфекцией снижается, однако в восточной части Европейского региона ВОЗ эпидемия ВИЧ распространяется наиболее быстрыми в мире темпами. Численность людей, живущих с ВИЧ, с 2000 г. утроилась, а ежегодное число новых случаев ВИЧ-инфекции за период с 2004 г. по 2009 г. выросло почти на 30 %. На остальной территории Европейского региона эпидемия ВИЧ демонстрирует резко различающиеся эпидемиологические характеристики: в западной части Региона эпидемия остановлена, а в центре Региона она находится на начальной стадии.

Бремя ВИЧ-инфекции распределено среди основных групп населения неравномерно: в основном оно ограничивается группами повышенного риска и в наибольшей степени затрагивает маргинальные группы, ведущие социально стигматизированный или криминальный образ жизни.

Свой негативный вклад в такую эпидемиологическую картину вносят барьеры, воздвигаемые системой здравоохранения и обществом на пути к действенному лечению и контролю. В восточной части Региона отмечаются одни из наиболее низких в мире показателей охвата нуждающихся антиретровирусной терапией (менее 20 %) *(221)*. Кроме того, в Европейском регионе ВОЗ людям, живущим с ВИЧ, из-за их ВИЧ-положительного статуса отказывают во въезде в некоторые страны или подвергают их депортации. Это способствует стигматизации таких людей и не помогает в борьбе с эпидемией. Для того чтобы контролировать эпидемию, необходимо устранить препятствия для всеобщего доступа к ВИЧ-профилактике, лечению, уходу и поддержке.

Распространенность ВИЧ-инфекции и обусловленное ею экономическое бремя, скорее всего, возрастут вследствие повышения частоты новых случаев заражения и увеличения продолжительности жизни ВИЧ-инфицированных благодаря антиретровирусной терапии. В ближайшем будущем ВИЧ-инфекция станет одним из наиболее дорогостоящих хронических заболеваний.

Имеются и позитивные сдвиги: например, в странах восточной части Европейского региона наблюдается определенный прогресс в интегрировании профилактики ВИЧ-инфекции в услуги охраны здоровья матерей, новорожденных и детей более старшего возраста. В результате принимаемых мер 93 % беременных женщин в Европейском регионе, у которых установлен ВИЧ-положительный статус, получают антиретровирусную профилактику для предотвращения передачи ВИЧ от матери ребенку *(200)*.

Определены действенные стратегии и вмешательства по борьбе с эпидемией ВИЧ-инфекции. Продемонстрировано несомненно большое значение укрепления политической мобилизации и лидерства, а также концентрации усилий на ключевых группах риска заражения и передачи ВИЧ-инфекции. К таким вмешательствам относятся широкое привлечение СМИ и просветительская работа; пропаганда обязательного использования презервативов среди основных контингентов повышенного риска; активное лечение инфекций, передаваемых половым путем, которые повышают риск заражения ВИЧ; обеспечение всеобщего доступа к антиретровирусной терапии и консультированию и тестированию на ВИЧ; предоставление услуг антиретровирусной профилактики как высокоэффективного метода профилактики передачи инфекции гетеросексуальным путем в дискордантных парах и передачи от матери ребенку; меры снижения вреда (такие как опиоидная заместительная терапия и программы обеспечения безопасности инъекций, например программы обмена игл и шприцев).

Пришло время в тесном взаимодействии с государственными органами, ЮНЭЙДС, гражданским обществом и Глобальным фондом для борьбы со СПИДом, туберкулезом и малярией активнее способствовать увязыванию и интегрированию национальных программ по ВИЧ/СПИДу с более широкими повестками дня в области здравоохранения и развития. Такова главная цель Европейского плана действий по ВИЧ/СПИДу на 2012–2015 гг. *(222)*, в основе которого лежат четыре стратегических направления: оптимизация результатов ВИЧ-профилактики, диагностики, лечения, ухода и поддержки; улучшение показателей здоровья населения в более общем плане за счет мер, направленных против ВИЧ; создание прочных и устойчивых систем; снижение уязвимости и структурных барьеров, препятствующих доступу к услугам. Европейский план действий по ВИЧ/СПИДу на 2012–2015 гг. *(222)* был утвержден на очередной сессии Европейского регионального комитета ВОЗ в 2011 г.

Следует шире применять стратегии профилактики для борьбы с растущим бременем эпидемии ВИЧ-инфекции и хронических заболеваний, поражающих людей, живущих с ВИЧ. Опыт показывает, что объединения людей, живущих с ВИЧ, и другие инициативные группы гражданского общества могут успешно предлагать такие стратегии. Необходимо подумать о том, каким образом наделить такие группы правом голоса в вопросах повышения качества и облегчить их подлинное участие на всех уровнях, чтобы можно было осуществлять целенаправленные и действенные вмешательства в самых различных условиях и социальных контекстах *(223)*.

Элиминация малярии к 2015 г.

В Европейском регионе достигнут впечатляющий прогресс в элиминации малярии. Эффективные вмешательства, направленные против комаров как переносчиков возбудителя *(224)*, позволили сократить количество местных случаев малярии с более 90 000 в 1995 г. до менее 200 в 2010 г. (все случаи в 2010 г. были вызваны *Plasmodium vivax*). Это замечательное достижение в значительной степени является результатом прочной политической приверженности в затронутых странах, подкрепленной принятой в 2005 г. Ташкентской декларацией «Вперед от борьбы к элиминации малярии», которую подписали Азербайджан, Армения, Грузия, Казахстан, Кыргызстан, Таджикистан, Туркменистан, Турция и Узбекистан.

Сегодня главной целью является элиминация малярии к 2015 г. Ее можно достичь такими методами, как предоставление надкроватных сеток, пропитанных инсектицидом, распыление инсектицидов в жилищах и профилактическое лечение малярии в эндемичных районах. Предпринятые в последние годы меры привели к успешным результатам: в 2010 г. страной, свободной от малярии, был объявлен Туркменистан, в 2011 г. – Армения, в 2012 г. – Казахстан, и, по имеющимся сведениям, достигнуто прерывание передачи инфекции в Грузии. После достижения элиминации малярии главной задачей станет предотвращение возврата ее передачи, особенно в контексте изменения климата и наблюдаемого в последнее время в южной части Европейского региона возвращения других инфекций, переносимых комарами, таких как лихорадка Западного Нила, лихорадка денге и чикунгунья *(224)*.

В этих условиях Региональное бюро, Европейская комиссия, Европейский центр профилактики и контроля заболеваний и Европейская ассоциация по борьбе с комарами предпринимают совместные усилия по повышению осведомленности органов здравоохранения в странах об этой новой угрозе здоровью населения и призывают их принять необходимые защитные и профилактические меры. Важно отметить, что для повышения эффективности борьбы с переносчиками в Европейском регионе необходимы дальнейшие исследования в области биологии переносчиков: это позволит улучшить борьбу с малярией и другими заболеваниями, переносимыми комарами, и контроль других трансмиссивных паразитарных болезней, таких как, например, лейшманиоз *(226)*.

Грипп и другие респираторные инфекции

Грипп и другие острые респираторные инфекции составляют значительную долю бремени болезни в Европейском регионе, как в показателях DALY, так и в показателях смертности. Вирусы гриппа А и В вызывают в Северном полушарии эпидемии острых респираторных заболеваний, каждую зиму поражающих от 5 до 15 % населения, причем наиболее высокие коэффициенты заболеваемости отмечаются обычно среди детей младше пяти лет. Сезонные эпидемии гриппа приводят к значительным прямым и непрямым социальным и экономическим издержкам. Согласно последним оценкам, в ЕС прямые расходы, связанные с обращением в лечебные учреждения и с госпитализацией по поводу сезонного гриппа, приближаются к 10 млрд евро в год *(227)*.

Периодически возникают пандемии, вызываемые тем или иным новым подтипом гриппа А. Хотя степень тяжести и последствия пандемий бывают разные и их трудно заранее предсказать, все четыре пандемии, которые произошли в период с 1900 г. по 2010 г., вызвали большое число смертельных исходов и затронули как сектор здравоохранения, так и секторы, не связанные с охраной здоровья. Эти четыре пандемии различались по степени тяжести от очень тяжелой в 1918 г. до умеренно тяжелой в 1957 и 1968 гг. и сравнительно легкой в 2009 г. Вирусы гриппа А поражают многие виды животных, а также людей, и обычно пандемические вирусы имеют животное происхождение. За период с 1997 г. вирус птичьего гриппа H5N1, являющийся высокопатогенным для домашней птицы, причинил огромный экономический ущерб в Юго-Восточной Азии, Египте и в некоторых странах Европы. Также происходит спорадическое инфицирование людей, характеризующееся весьма высокой летальностью (из зарегистрированных в мире 573 подтвержденных случаев 336 закончились смертельным исходом).

Каждый год в группах повышенного риска во время сезонных эпидемий, а также во время пандемий наблюдаются тяжелые формы гриппа. Хотя в большинстве стран Европейского региона проводится плановый мониторинг гриппа в амбулаторных учреждениях, плановый эпиднадзор за тяжелыми формами и летальными исходами, связанными с гриппом, ограничен, и это способствует появлению неправильных представлений, будто грипп – это относительно легкое заболевание, и не позволяет сравнивать тяжесть гриппа в разные сезоны и проводить оценки тяжести во время пандемий.

До пандемии 2009 г. страны Региона, помня об опыте ТОРС, угрозе птичьего гриппа H5N1 и в связи с вступлением в силу Международных медико-санитарных правил (2005 г.), вкладывали значительные средства в обеспечение готовности к пандемии. Во время пандемии 2009 г. в большинстве случаев грипп протекал в легкой форме, тем не менее было и много тяжелых случаев и смертельных исходов, даже среди ранее здоровых людей. На службы медико-санитарной помощи (особенно отделения интенсивной терапии) легла большая нагрузка.

Грипп относится к группе болезней, предупреждаемых с помощью вакцин. Странам необходимо и дальше развивать и поддерживать хорошо спланированные программы вакцинации, чтобы повысить уровень охвата вакцинацией в группах повышенного риска и среди медицинских работников (для того, чтобы защитить их самих и их пациентов и повлиять на отношение к вакцине против гриппа у населения в целом). В качестве средства поддержки многие государства-члены проводят информационные кампании с целью повышения информированности населения о гриппе, о том, как предупредить его распространение, и о пользе прививок.

Пациентам с тяжелыми формами гриппа необходим доступ к помощи специалистов в стационаре, в частности в специально оборудованных отделениях интенсивной терапии. Для этого медицинские работники изучают факторы риска развития тяжелых форм и обучаются распознаванию их симптомов.

Большое значение имеют системы эпиднадзора за гриппом, осуществляющие мониторинг амбулаторных больных, тяжелых форм и летальности; благодаря им страны могут оценивать бремя болезни и смертность и принимать обоснованные решения в отношении того, какие группы должны быть выделены в качестве целевых для вакцинации.

Чрезвычайно важно сохранить потенциал национальных центров по гриппу *(228)* путем осуществления программ обеспечения качества, обучения кадров и обмена информацией и передовым опытом. Такие центры могут: своевременно выявлять активность гриппа и направлять ответные меры системы медико-санитарной помощи; вносить вклад в глобальный эпиднадзор и ежегодный отбор штаммов гриппа для включения в вакцины против гриппа; вносить вклад в оценку рисков, связанных с вирусами гриппа с пандемическим потенциалом.

Если государства-члены будут систематически вкладывать средства в обеспечение готовности к пандемии *(229)*, это облегчит принятие ответных мер в случае будущей пандемии и будет способствовать выполнению требований Международных медико-санитарных правил и поддержанию общей готовности, прежде всего готовности систем медико-санитарной помощи.

Стратегии преодоления несправедливостей в отношении здоровья и воздействия на их социальные детерминанты в приложении к основным группам болезней

Как и в других случаях, можно разработать стратегии специально для отдельных групп населения, в которых предусматриваются вмешательства по сокращению несправедливостей в отношении здоровья и воздействию на их социальные детерминанты в приложении к основным группам болезней.

Неинфекционные заболевания

Профилактика неинфекционных заболеваний и борьба с ними требуют коллективных мер, предполагающих сотрудничество между государственным сектором, гражданским обществом и частным сектором. Решение «каверзных» проблем, таких, например, как ожирение, требует взаимодействия между заинтересованными сторонами, как входящими, так и не входящими в систему государственного управления, и для этого необходимо наличие механизмов стратегического руководства, которые способствовали бы сотрудничеству между разными секторами и между уровнями государственного управления *(85)*.

Страны Европейского региона ВОЗ уже сейчас располагают многими видами широких и узконаправленных стратегий, касающихся профилактики и борьбы с неинфекционными заболеваниями, однако слабым звеном порой является координация между ними, особенно когда речь идет о ранних вмешательствах, направленных на социальные детерминанты. Для того чтобы выработать более интегрированный стратегический подход, потребуется всеобъемлющая рамочная основа и механизмы практической реализации политики, такие как процесс определения общих задач и целевых ориентиров, единая информационная система, совместное осуществление проектов, общие сообщения для распространения в средствах массовой информации и совместная работа по планированию и установлению приоритетов *(230)*.

Примерами направлений, где необходимо сотрудничество и законодательно-нормативное регулирование, являются борьба против табака и вредного употребления алкоголя. Для реализации положений Рамочной конвенции ВОЗ по борьбе против табака требуется, чтобы правительства установили нормы и правила, действующие на многих уровнях – от глобального до местного, в сочетании с мерами общегосударственного масштаба в сфере законодательства, ценообразования, регулирования доступа к табачным изделиям и расширения перечня мест, где запрещено курение. Вмешательства общегосударственного масштаба также нужны для регулирования доступности алкоголя и снижения потребления алкоголя с помощью ценовых и других механизмов.

Современные службы здравоохранения должны быть способны удовлетворять долгосрочные потребности людей с хроническими состояниями. Проблемы оказания интегрированной и скоординированной помощи часто возникают на стыке первичной и вторичной медико-санитарной помощи, медико-санитарной и социальной помощи и лечебных услуг и услуг общественного здравоохранения, а также среди профессиональных групп и представителей различных медицинских специальностей. Эти проблемы могут усугубляться структурными барьерами, наличием отдельных нормативно-правовых и финансовых систем, различиями в привычной практике и в системах руководства и подотчетности. Для оказания помощи при хронических состояниях нужны структурированные подходы, при которых модели оказания услуг характеризовались бы сотрудничеством, выходящим за рамки ведомственных разграничений, между работниками различного профиля, поставщиками услуг и учреждениями, сосредоточенным на достижении максимальной пользы для пациентов. Помочь в планировании схем ведения болезни, в большей степени ориентированных на интересы человека, может налаживание прочных взаимоотношений с пациентами, их близкими и неформальными помощниками по уходу. Механизмы системы здравоохранения, такие как системы оплаты, должны поощрять координацию, а не препятствовать ей, и способствовать непрерывности и преемственности помощи *(231)*.

Травматизм и насилие

Воздействие на более широкие детерминанты травматизма и насилия, связанные с обществом и окружающей средой, требует участия всего общества. Предупреждение травматизма и насилия является многосекторальной задачей, при этом для ее решения сектор здравоохранения нуждается в механизмах стратегического руководства, которые позволят ему взаимодействовать с другими секторами (такими как правосудие, транспорт, образование, финансы, социальное обеспечение), являющимися важными партнерами в данной области. Это требует общегосударственного подхода и облегчается принятыми резолюциями Генеральной Ассамблеи ООН (например, по безопасности дорожного движения и по правам ребенка). Вопросы безопасности должны занять важное место в повестках дня других секторов. Одним из примеров кампаний, способствующих развитию многосекторальных действий, является проводимое под эгидой ООН Десятилетие действий за безопасности дорожного движения.

Инфекционные болезни

Сегодняшние проблемы иммунизации вытекают из ранее достигнутого успеха в борьбе с инфекциями. Беспечное отношение руководства и населения к необходимости прививок ставит под угрозу успех многих национальных программ иммунизации. В отсутствие болезни иммунизация может утрачивать свою приоритетность. Нужна политическая приверженность на уровне Региона, отдельных стран и на территориальном уровне наряду с мобилизацией требуемых ресурсов, чтобы укрепить положительное отношение населения к иммунизации.

Укрепление ориентированных на человека систем здравоохранения, развитие потенциала охраны общественного здоровья, а также повышение готовности и совершенствование эпиднадзора и реагирования при чрезвычайных ситуациях

Системы здравоохранения

Для предоставления высококачественной медицинской помощи и улучшения результатов в отношении здоровья во всех областях необходимо, чтобы системы здравоохранения обладали финансовой жизнеспособностью, отвечали своему предназначению, были ориентированы на интересы и нужды людей и строили свою деятельность на научной основе. Хорошо организованные и отлаженные системы здравоохранения улучшают здоровье населения, защищают людей от финансовых лишений в случае болезни и отзываются на законные ожидания населения, касающиеся реального эффекта помощи и услуг. Все страны должны адаптироваться к изменениям демографических характеристик заболеваемости, особенно к проблемам нарушений психического здоровья, хронических болезней и состояний, связанных со старением. Это требует переориентирования систем здравоохранения с вынесением на первый план таких направлений работы, как профилактика болезней, непрерывное улучшение качества и комплексное предоставление услуг, обеспечение преемственности и непрерывности в оказании помощи, поддержка возможностей самопомощи и максимальное, с учетом безопасности и экономической эффективности, приближение услуг к месту жительства пациентов.

В основах политики Здоровье-2020 вновь подтверждается приверженность ВОЗ и государств-членов делу обеспечения всеобщего охвата медицинской помощью, включая доступ к высококачественным и приемлемым по стоимости медицинским услугам и лекарствам. Огромное значение имеет поддержание долгосрочной устойчивости к негативным воздействиям финансовых циклов, сдерживание роста цен под влиянием предложения и борьба с непроизводительной тратой ресурсов. Оценка медицинских технологий и механизмы обеспечения качества имеют важнейшее значение для прозрачности и подотчетности системы здравоохранения и являются неотъемлемой частью культуры безопасности пациента.

Подписание и официальное утверждение Таллиннской хартии «Системы здравоохранения для здоровья и благосостояния» *(24)* отражают твердую решимость европейских государств-членов ВОЗ укреплять системы здравоохранения, чтобы достичь поставленных целей. В основах политики Здоровье-2020 подтверждаются главные положения Таллиннской хартии и выдвигаются инновационные подходы, предполагающие укрепление основных функций системы здравоохранения. В них содержится призыв приложить новые усилия к поиску решений, ориентированных в первую очередь на человека и устойчивых к влияниям экономического спада: предоставлять эффективные и рациональные медико-санитарные услуги на популяционном уровне, обеспечить доступ к научно обоснованным и ориентированным на интересы пациента индивидуальным медицинским услугам, формировать высококачественные ресурсы системы здравоохранения, в том числе кадры и лекарственные средства, обеспечивать эффективное стратегическое руководство.

Анализ ситуации

Несмотря на то, что системы здравоохранения в Европейском регионе имеют различия в финансировании и организации, перед ними стоят одинаковые задачи, связанные с выработкой комплексных подходов к снижению бремени хронических болезней и прекращению роста распространенности инфекционных заболеваний. Однако ресурсы у них ограничены, и это вызывает необходимость трудных компромиссов, что приобретает особую остроту во времена экономического спада. Ускоренный технический прогресс, старение населения, повышение информированности пользователей услуг и возрастающее число людей, переезжающих из одной страны в другую, привели к тому, что медико-санитарная помощь стала более комплексной. Для того чтобы система здравоохранения могла принять адекватные меры в ответ на эти меняющиеся тенденции, требуются инновационные решения, ориентированные на конечных пользователях (как здоровых, так и страдающих различными заболеваниями), систематически опирающиеся на прочную доказательную базу и максимально устойчивые к циклам экономического развития.

Для преодоления этих вызовов европейские системы здравоохранения осуществляют реформы и внедряют инновации. Важной вехой на этом пути стала Европейская министерская конференция ВОЗ по системам здравоохранения, состоявшаяся в Таллинне 25–27 июня 2008 г., которая продемонстрировала большое значение, придаваемое государствами-членами как улучшению показателей деятельности своих систем здравоохранения, так и подотчетности в этой области. Политическая приверженность этим целям была закреплена подписанием Таллиннской хартии *(24)* и ее последующим утверждением резолюцией Регионального комитета о стратегическом управлении/руководстве системами здравоохранения в Европейском регионе ВОЗ *(232)*. Большинство стран сохранили верность принципам солидарности даже в период экономического спада, другие страны продолжают двигаться в направлении всеобщего охвата медицинскими услугами. В ответ на долгосрочные тенденции старения и недавний экономический кризис на первый план в дискуссиях по вопросам государственной политики вышли соображения о том, как получить максимальную отдачу на потраченные средства. Это заставляет многие страны пересматривать и корректировать свои системы предоставления и закупок услуг, а также механизмы стратегического руководства.

Политика, планы и стратегии в области здравоохранения должны строиться на понимании потребностей населения в услугах здравоохранения и на ясном видении ответных действий, требуемых в сфере общественного здравоохранения и медико-санитарной помощи. Однако внедрению подхода, основанного на фактических данных и ориентированного на нужды людей, мешают слабые места в структуре и механизмах предоставления услуг в системах здравоохранения в Регионе.

Во многих странах не реализованы на практике современные концепции и подходы общественного здравоохранения. В них нет национальных стратегий развития служб общественного здравоохранения, законодательство в области охраны здоровья носит устаревший характер, а механизмы партнерства неэффективны. Особенно важными элементами общественного здравоохранения являются профилактика болезней, включая воздействие на социальные детерминанты, и укрепление здоровья, однако отсутствие инвестиций и порой непредвиденные последствия реформ приводят к слабости инфраструктуры и низкому качеству услуг.

Структура предоставления услуг (как на общественном, так и на индивидуальном уровне) часто отражает бремя болезней, которое было в прошлом, и исторически сложившуюся структуру инвестиций, что не способствует укоренению ориентированных на человека процессов оказания помощи людям с хроническими заболеваниями и стареющему населению в XXI веке. Например, во многих странах службы общественного здравоохранения по-прежнему уделяют основное внимание инфекционным заболеваниям и только теперь медленно начинают интегрировать в свою структуру подразделения и мероприятия по борьбе с неинфекционными заболеваниями. Медико-санитарная помощь, в которой главную роль играют узкие специалисты и которая ориентирована в основном на лечение в стационаре, упускает из вида важные потребности здравоохранения и социальной защиты и требует больших затрат, в отличие от систем, в которых больше внимания уделяется укреплению здоровья и профилактике заболеваний. В первичном звене во многих странах по-прежнему не решен целый ряд проблем, таких как узкий спектр решаемых задач, слабое взаимодействие между сотрудниками и подразделениями, ограниченное признание его роли и места, слабые связи с более высокими уровнями помощи и недостаточное финансирование. Эти нерешенные проблемы часто являются следствием несбалансированных тенденций в финансировании здравоохранения и корпоративной конкуренции за сферы влияния, когда предпочтение отдается услугам неотложной лечебной помощи и высокотехнологичным средствам диагностики в ущерб первичной помощи, профилактике, укреплению здоровья, реабилитации и социальной поддержке.

Нередко отмечается неудовлетворительная координация действий различных структур и отсутствие интеграции процессов между службами общественного здравоохранения, медико-санитарной помощи и социальной поддержки при оказании всех видов услуг, включая услуги по укреплению здоровья, профилактике заболеваний, реагированию на эпизоды обострения болезни, ведению помощи и реабилитации. Причин неудовлетворительной координации много: это слабость стратегического руководства системами здравоохранения и раздробленность организационных структур предоставления услуг, отсутствие финансовых стимулов и финансовой политики, которые способствовали бы эффективной координации помощи; это также различия в клинической практике врачей (как врачей общей практики, так и специалистов) и отсутствие научно обоснованных «маршрутов» ведения больных, обеспечивающих преемственность и непрерывность помощи, или если такие маршруты не соблюдаются.

Существуют различия в степени приверженности улучшению качества услуг как общественного здравоохранения, так и медико-санитарной помощи. Поэтому необходимо развивать культуру непрерывной учебы, устранять ненужную сложность административной структуры, добиваться главенства безопасности как одного из конструктивных элементов системы, внедрять необходимые стимулы для поддержки дальнейших улучшений, поощрять культуру количественных оценок и обратной связи и внедрять бригадные методы предоставления услуг. Эти элементы пока еще не вошли в повседневную практику работы медицинских учреждений в Регионе, и это приводит к тому, что помощь оказывается не на основании фактических данных и не ориентирована на интересы пациента.

В последние годы в структуру финансирования здравоохранения было внедрено много инноваций, чтобы укрепить соблюдение принципа всеобщего охвата услугами, но еще немало предстоит сделать для устранения в Регионе риска катастрофических медицинских расходов, ведущих к обнищанию, особенно среди людей с хроническими болезнями и уязвимых групп населения. Многие страны добились всеобщего охвата медико-санитарной помощью и обеспечивают разумные уровни финансовой защиты и доступа к медико-санитарной помощи для всего населения. Тем не менее, 19 млн жителей Региона вынуждены платить за оказываемые медицинские услуги за счет собственных средств, что ложится катастрофическим бременем на их домашний бюджет, а более 6 миллионов человек из-за этого оказались в нищете. Кроме того, многие люди, страдающие хроническими заболеваниями, сталкиваются с труднопреодолимыми барьерами, не позволяющими им получать высококачественную и непрерывную помощь. Охват государственными услугами помощи при хронических состояниях во многих странах далеко не всеобщий. Между странами имеются большие различия в условиях предоставления частичной компенсации расходов на медико-санитарные услуги и лекарства для лиц, страдающих хроническими заболеваниями. Это приводит к тому, что люди поздно обращаются за медицинской помощью, что, в свою очередь, негативно влияет на исходы лечения, особенно у людей с низким уровнем доходов и находящихся в уязвимом положении, и в немалой степени обусловливает наблюдаемый в Регионе разрыв по показателям здоровья.

Внедрение подходов, в большей степени основанных на фактических данных и ориентированных на нужды людей, создает немалые проблемы кадрового обеспечения. Системам здравоохранения не хватает работников с необходимой квалификацией на конкретных рабочих местах, особенно медсестер и врачей общей практики. Условия совместной работы с другими секторами нередко плохо развиты, общие задачи не сформулированы, нет общего бюджета. Кадры медицинских работников распределены неравномерно – с высокой концентрацией в городах и дефицитом в сельской местности. Неудовлетворительные условия труда, отсутствие возможности иметь гибкий рабочий график (при общей феминизации медицинской профессии), нечуткое отношение руководства и недостаточное общественное признание – все это подрывает моральный дух медицинских работников. Обучение и профессиональная подготовка медицинских работников не успевают за новыми проблемами, встающими перед системой здравоохранения, что приводит к несоответствию между набором навыков и знаний у выпускников медицинских учебных заведений и потребностями пациентов и населения в целом, а также к преимущественной ориентации на стационарные услуги и узкотехнической направленности без более широкого понимания общего клинического контекста. Вследствие ограниченных возможностей карьерного роста, низких заработков и отсутствия стимулов не проявляется большого энтузиазма в отношении непрерывного образования. Во многих странах на качество и доступность помощи и на потенциал межсекторального сотрудничества большое негативное влияние оказывает миграция работников здравоохранения и переход работников из государственного сектора в частный.

Пока еще не во всех странах постоянно имеются в наличии высококачественные и доступные по цене лекарственные средства, даже лекарства от широко распространенных заболеваний, таких как артериальная гипертензия, астма и диабет. Лекарственные средства крайне необходимы для предупреждения и лечения заболеваний, а лекарства низкого качества представляют угрозу для здоровья населения. На лекарственные препараты приходится также и значительная часть расходов на медико-санитарную помощь – от 10–20 % в странах ЕС до 40 % в странах восточной части Европейского региона. В ряде стран на востоке Региона сохраняется проблема обеспечения постоянного доступа к качественным, безопасным и доступным по стоимости лекарственным препаратам. Эта проблема обусловлена недостаточностью выделяемых средств, слабостью систем снабжения, нередко отсутствием регулирования поставок и высоким уровнем оплаты лекарств из кармана пациента. Показатели здоровья и финансовая защищенность граждан в значительной степени зависят от финансирования и регулирования поставок лекарственных средств. Важной задачей для всех стран является обеспечение контроля над внедрением новых и дорогостоящих медицинских технологий, в том числе лекарств, медицинских приборов и вмешательств. Этот процесс часто не подкрепляется фактическими данными о действенности и безопасности лекарственных препаратов и технологий и схем распределения рисков между регулирующими органами и фармацевтическими компаниями. Одной из самых эффективных мер сдерживания роста расходов в странах с низким, средним и высоким уровнем доходов является внедрение стратегий замены патентованных лекарственных средств непатентованными.

Наконец, для стратегического руководства необходимы более широкие партнерства и союзы, с помощью которых можно переориентировать системы здравоохранения на подходы, основанные на фактических данных и ориентированные на пациента. Это может выражаться, среди прочего, в предоставлении поставщикам услуг более широких полномочий в принятии решений, совершенствовании услуг и подотчетности на основе высококачественной и широко распространяемой среди заинтересованных сторон информации, а также во взаимодействии с населением и сообществами при планировании подходов к оказанию помощи. Укрепление стратегического руководства на уровне политики, планирования, закупок и предоставления услуг в значительной мере способствует прогрессу в деле медико-санитарного обслуживания населения.

Эффективные решения

Улучшение показателей деятельности систем здравоохранения находится в числе главных приоритетов стран во всем Европейском регионе, и для улучшения здоровья и повышения уровня социальной справедливости в отношении здоровья применяются новые подходы. Ключевыми областями, которым уделяется наибольшее внимание в политике Здоровье-2020, являются совершенствование форм и методов предоставления услуг общественного здравоохранения и медико-санитарной помощи, формирование основных ресурсов системы здравоохранения, таких как кадры, ресурсы и лекарства более высокого качества, укрепление системы финансирования здравоохранения и оптимизация стратегического руководства. В данном разделе выделены коренные изменения в политике и инновации в системах здравоохранения, которые либо оказали непосредственное положительное воздействие на улучшение результатов для здоровья и социальной справедливости в отношении здоровья, либо обладают потенциалом такого воздействия. Предлагаемые решения применимы в самых разных системах здравоохранения независимо от формы их финансирования (за счет общих налоговых поступлений или за счет целевых взносов из разных источников), организации предоставления услуг (интегрированных или разрозненных), формы собственности поставщиков медико-санитарной помощи (государственных или частных) и системы стратегического руководства (централизованной или децентрализованной).

Услуги общественного здравоохранения

Для того чтобы добиться улучшения здоровья населения в Европейском регионе, необходимо значительно укрепить функции и потенциал общественного здравоохранения. Хотя инвестиции в общественное здравоохранение с точки зрения кадрового потенциала и ресурсов в странах Европейского региона различаются, повсеместно приоритетными задачами признаются инвестиции в институциональную структуру общественного здравоохранения и укрепление организационно-кадрового потенциала и усиление мер по охране здоровья, укреплению здоровья и профилактике заболеваний. Один из возможных путей вперед – пересмотр и совершенствование нормативных актов в области общественного здравоохранения в целях модернизации и укрепления функции охраны общественного здоровья. Все более важное значение приобретают сотрудничество на глобальном уровне и решение медико-санитарных проблем трансграничного характера, а также улучшение координации в тех странах, где функции общественного здравоохранения носят децентрализованный характер.

Меры охраны общественного здоровья должны опираться на ценности и фактические данные и учитываться при разработке политики, распределении ресурсов и стратегическом развитии в интересах укрепления здоровья. Эти услуги представляют собой своего рода инвестицию, которая одновременно обладает собственной изначально присущей ценностью и выступает как фактор, способствующий экономической производительности и созданию материального богатства. Такая инвестиция является краеугольным камнем в системе мер по достижению целей, сформулированных в основах политики Здоровье-2020.

Объединяющим принципом общественного здравоохранения является присущий ему общественный и государственный характер, а также тот факт, что оно главным образом ориентировано на здоровье населения в целом. Общественное здоровье не ограничивается пределами сектора здравоохранения, а охватывает широкий круг заинтересованных сторон во всех сферах общества в целях воздействия на факторы, лежащие в основе нарушений здоровья, как непосредственные причины болезней, так и глубинные социальные детерминанты. Однако во многих странах Европейского региона ВОЗ отсутствует единое понимание того, что такое охрана общественного здоровья и услуги общественного здравоохранения; кадровый состав и инфраструктура общественного здравоохранения в Европейском регионе довольно неоднородны, а способность отвечать на современные вызовы в области общественного здоровья во многих странах весьма ограничена.

В некоторых странах развитие общественного здравоохранения сдерживается недостатком политической приверженности. Одним из важнейших элементов дальнейшего развития общественного здравоохранения является более систематическая интеграция его принципов и услуг во все сферы общества, для чего необходимо шире использовать в работе принцип участия всего общества и общегосударственный подход, включая действия на межсекторальном уровне, учет интересов здоровья во всех стратегиях и укрепление систем здравоохранения.

Для того чтобы общественное здравоохранение заняло центральное место в процессе улучшения здоровья, инвестиции в услуги общественного здравоохранения следует рассматривать как долгосрочные инвестиции в здоровье и благополучие всего населения. Руководители общественного здравоохранения должны быть способны инициировать дебаты по вопросам политики на политическом, профессиональном и общественном уровнях и определять содержание этих дебатов, чтобы таким образом обосновывать и отстаивать необходимость таких стратегий и программ, которые способствуют улучшению здоровья населения. Такие дебаты будут основываться на итогах комплексной оценки потребностей населения в услугах здравоохранения и потенциала для улучшения здоровья в рамках всего общества. Это потребует анализа более широких стратегий, осуществляемых в интересах здоровья, создания инновационных сетей для деятельности с участием множества разных субъектов и умения выступать в качестве катализатора перемен.

Содействие укреплению здоровья и профилактика болезней являются особенно важными элементами общественного здравоохранения, и дальнейшее развитие первичной медико-санитарной помощи служит ключевым стратегическим методом эффективного предоставления этих услуг. Из-за сочетания таких факторов, как имевшее место сокращение инвестиций в профилактику и проведенные в последнее время реформы, включая децентрализацию и приватизацию служб медико-санитарной помощи, во многих странах отмечается дефицит необходимой инфраструктуры и служб. В целом во всем Регионе доля бюджета здравоохранения, выделяемая на программы охраны общественного здоровья, остается относительно низкой.

Задачи охраны и укрепления здоровья населения неизбежно выходят далеко за рамки эффективного выполнения функций общественного здравоохранения в какой-либо отдельно взятой стране. Решение этих задач предполагает совместную работу стран над решением проблем, создаваемых глобализацией, деятельность других международных организаций и действующих субъектов, учет влияния на здоровье глобальных мировых экономических и торговых соглашений и мероприятий и проблем, связанных с глобальными стратегиями в области коммуникации. Необходимо сотрудничество как по горизонтали, между различными секторами, так и по вертикали – от местного до регионального и национального уровня.

Многие из наиболее неотложных задач политики, которые возникают перед общественным здравоохранением, связаны с решением таких комплексных проблем, как несправедливости в отношении здоровья, изменение климата и ожирение. Ни у одной организации в отдельности не хватит возможностей для того, чтобы полностью проанализировать и решить эти крайне сложные проблемы. Поэтому здесь также необходимы совместные усилия. Часто нет единого мнения о том, что является причинами подобных проблем, а также уверенности относительно того, как лучше всего их решать. Для того чтобы понять и критически оценить всю многогранность процессов, обусловливающих здоровье и болезни, и разработать необходимые комплексные вмешательства на общегосударственном уровне, нужен подход, основанный на системном мышлении и анализе. Такой подход абсолютно необходим для решения вопросов, связанных с нынешним растущим бременем неинфекционных заболеваний.

Параллельно с основами политики Здоровье-2020 разрабатывался Европейский план действий по укреплению потенциала и услуг общественного здравоохранения, который был утвержден Региональным комитетом в 2012 г. *(233)*. В этом плане изложено перспективное видение охраны общественного здоровья в XXI веке и содержится рамочная основа для действий[8]. Как политика Здоровье-2020, так и Европейский план действий призывают к приверженности делу укрепления здоровья и решению проблемы неравенств в отношении здоровья в масштабах всего общества и на общегосударственном уровне, где задача улучшения здоровья пронизывает механизмы стратегического руководства в интересах здоровья и где принятие решений отражает основные принципы прав человека, социальной справедливости, участия, партнерских отношений и устойчивости. В основу Европейского плана действий положено определение общественного здравоохранения, которое предложил Acheson *(234)*: «Общественное здравоохранение – это наука и практика предупреждения болезней, продления жизни и укрепления здоровья посредством организованных действий, предпринимаемых обществом».

К основным направлениям действий, которые предусматриваются в Европейском плане действий, относятся сохранение и дальнейшее развитие и укрепление имеющихся потенциала и услуг общественного здравоохранения с целью улучшения здоровья и преодоления неравенств в отношении здоровья, для чего необходимо осуществлять меры воздействия на социальные детерминанты здоровья. Подчеркивается также, что общественное здравоохранение играет важную роль в поддержке, развитии и укреплении систем здравоохранения. Систему здравоохранения возглавляет министерство здравоохранения, которое занимает центральное место в руководстве и организации услуг охраны общественного здоровья. Таким образом, охрана общественного здоровья также имеет

---

[8] Европейский план действий по укреплению потенциала и услуг общественного здравоохранения содержит детальное описание рамочной основы для действий по развитию общественного здоровья и реализации основных оперативных функций общественного здравоохранения. Он призван стать одной из главных и необходимых опор для реализации основ политики Здоровье-2020.

непосредственное отношение к системам здравоохранения и, в свою очередь, эти системы могут быть эффективны, если только включают мощный компонент, связанный с услугами общественного здравоохранения.

Как в основах политики Здоровье-2020, так и в Европейском плане действий используется определение системы здравоохранения, сформулированное в Таллиннской Хартии *(24)*:

> «В политических и институциональных рамках каждой страны система здравоохранения – это совокупность всех государственных и частных организаций, учреждений, ресурсов, предназначение которых – улучшать, сохранять или восстанавливать здоровье людей. Системы здравоохранения включают предоставление как индивидуальных, так и общественных услуг, а также действия по оказанию влияния на политику и деятельность других секторов, с тем чтобы в них уделялось необходимое внимание социальным, экологическим и экономическим детерминантам здоровья».

По просьбе государств-членов разработку Европейского плана действий возглавило Европейское региональное бюро ВОЗ. В его основу легло 10 комплексных направлений действий, соответствующих 10 основным оперативным функциям общественного здравоохранения, разработанным в Регионе. Они являются краеугольным камнем любой современной системы общественного здравоохранения.

Предложенные основные оперативные функции общественного здравоохранения призваны стать объединяющей и руководящей основой для того, чтобы органы здравоохранения в любой стране Региона могли разработать и внедрить стратегии и меры в области общественного здравоохранения и осуществлять их мониторинг и оценку. Эти 10 основных оперативных функций общественного здравоохранения приведены во вставке 7. Для их обеспечения и укрепления необходимо в общегосударственном масштабе применять принцип учета интересов здоровья во всех стратегиях, который поощряет принятие интегрированных ответных мер политики, не ограниченных межведомственными барьерами и кругом ведения различных организаций.

Вставка 7. Десять основных оперативных функций общественного здравоохранения (ОФОЗ)

1. Эпиднадзор и оценка состояния здоровья и благополучия населения
2. Мониторинг и реагирование на опасности для здоровья и при чрезвычайных ситуациях в области здравоохранения
3. Защита здоровья, включая обеспечение безопасности окружающей среды, труда, пищевых продуктов и др.
4. Укрепление здоровья, включая воздействие на социальные детерминанты и сокращение неравенств по показателям здоровья
5. Профилактика болезней, включая раннее выявление нарушений здоровья
6. Обеспечение стратегического руководства в интересах здоровья
7. Обеспечение сферы общественного здравоохранения квалифицированными кадрами достаточной численности
8. Обеспечение организационных структур и финансирования
9. Информационно-разъяснительная деятельность (адвокация), коммуникация и социальная мобилизация в интересах здоровья
10. Содействие развитию исследований в области общественного здравоохранения для научного обоснования политики и практики

При разработке Европейского плана действий по укреплению потенциала и услуг общественного здравоохранения были использованы результаты обзора услуг общественного здравоохранения в различных странах Региона, объективные данные об организационных моделях предоставления таких услуг, а также инструментарий, применяемый в практике охраны общественного здоровья.

Индивидуальные услуги здравоохранения: повышение доступности и качества

Существуют эффективные вмешательства для укрепления системы предоставления медико-санитарных услуг и улучшения доступа к высококачественной помощи, ориентированной на человека и основанной на фактических данных. Главная задача в реформировании служб медико-санитарной помощи заключается в их переориентации на потребности и ожидания людей таким образом, чтобы их услуги были востребованы обществом и приводили к лучшим конечным результатам. Рассматриваемые ниже темы включают переход к услугам, ориентированным на человека, укрепление и надлежащая поддержка первичной медико-санитарной помощи как базы для других уровней, в том числе надежной и рационально построенной системой стационарной помощи, а также обеспечение эффективной координации услуг. Эти инструменты актуальны для различных условиях, в том числе для широкого круга структур, выполняющих различные задачи (охрана общественного здоровья, первичная медико-санитарная помощь, больницы, социальная помощь и др.), и организаций с различными формами собственности (государственные, частные коммерческие и частные некоммерческие).

Службам здравоохранения необходимо стать более ориентированными на человека, чтобы способствовать улучшению здоровья людей в эпоху широкой распространенности хронических заболеваний. Хронические заболевания, которые, как правило, носят прогрессирующий характер, по своей сути требуют повторных взаимодействий между пациентом и системой здравоохранения. Поэтому целью современных решений в области предоставления услуг является создание механизмов, поддерживающих самостоятельное ведение заболеваний, когда это целесообразно, а также предоставление услуг настолько близко к дому, насколько это безопасно и оправдано соотношением затрат и эффективности. Это расширит права и возможности пациентов, которые благодаря этому смогут участвовать в принятии решений, касающихся их собственного лечения, и планировать его. Это также требует создания ресурсов информации, помощи в принятии решений и других механизмов по поддержке расширения прав и возможностей пациентов и содействию их участию в принятии решений. Меры по созданию системы услуг, расширяющих права и возможности пациентов, включают:

- обеспечение участия пациентов и учета их мнения при планировании, реализации и оценке эффективности стратегий и услуг здравоохранения;
- внедрение моделей партнерства и совместного принятия решений пациентами и медиками, опирающихся на программы обучения и развития навыков;
- предоставление пациентам надлежащей информации об их правах и о различных вариантах лечения;

- систематическое описание препятствий для доступа к информации, медико-санитарной помощи, реабилитации и вспомогательным приспособлениям для людей, страдающих хроническими заболеваниями, и с ограниченными возможностями;
- разработка способов оценки той степени, в какой помощь, оказываемая организациями и системами, ориентирована на интересы и нужды человека, и публикация сопоставимых показателей деятельности.

Особое внимание следует уделять уязвимым группам, укреплять программы активной работы с людьми по месту жительства (аутрич) и применять новые модели предоставления услуг. Часто механизмы оказания медико-санитарных услуг не охватывают людей с низким уровнем доходов и уязвимые группы населения. Например, в Европейском регионе внутренние и внешние мигранты, народность рома (цыгане), группы, проживающие в отдаленных горных районах, потребители наркотиков испытывают трудности в доступе к предоставляемым государством услугам здравоохранения, что способствует углублению разрыва по показателям здоровья. Для того, чтобы гарантировать получение этими людьми необходимых им услуг по всему циклу медицинской помощи и на всех этапах жизни, нужно применять новые подходы к оказанию услуг через программы работы среди населения, не дожидаясь когда люди сами обратятся в медицинские учреждения. Государственный сектор должен оставаться важным катализатором в разработке программ активной работы среди населения и для этого предоставлять необходимое финансирование, создавать благоприятную нормативно-правовую базу и механизмы вознаграждения и вступать в партнерские отношения с ключевыми заинтересованными сторонами.

Повышение качества помощи требует дальнейших усилий со стороны медицинских учреждений, так чтобы пациенты систематически получали научно обоснованные виды помощи, а также решительных мер по сокращению неоправданного разнообразия клинических подходов к оказанию помощи при одних и тех же состояниях. Для многих болезней, составляющих значительную часть бремени болезни в Европейском регионе, хорошо известны эффективные и относительно недорогостоящие вмешательства. Тем не менее, исследования показывают, что многие люди не получают этих услуг профилактики, диагностики, лечения и реабилитации. Расширение охвата населения затратно-эффективными услугами лечения сердечно-сосудистых заболеваний и диабета, ведения беременности и родов, охраны здоровья детей, лечения туберкулеза и психических расстройств было бы значительным вкладом в улучшение показателей здоровья населения в Европейском регионе. Кроме того, у пациентов часто бывает более одного заболевания, тогда как имеющиеся клинические рекомендации нередко касаются ведения лишь отдельно взятого, единичного состояния. В эпоху распространения хронических заболеваний нужны новые исследования для поддержки принятия решений.

Здоровье-2020 сохраняет приверженность принципу первичной медико-санитарной помощи как краеугольного камня систем здравоохранения в XXI веке. Первичная медико-санитарная помощь, оказываемая силами высококвалифицированных врачей общей практики, медицинских сестер и других медработников, является важнейшим инструментом решения проблем, стоящих перед системами здравоохранения. Это также важный канал предоставления услуг по укреплению здоровья и профилактике болезней, а также основа для связи с другими видами помощи. Должен быть выработан маршрут координации помощи, способствующий формированию сбалансированной системы, включающей помощь по месту жительства, профилактику и лечение болезней, специализированную амбулаторную помощь, а также стационарную помощь вторичного и третичного уровней. Во многих странах в первичной медико-санитарной помощи происходят необходимые изменения, позволяющие ей соответствовать этим возрастающим требованиям, но в некоторых странах она нуждается в обеспечении дополнительных возможностей для повышения качества ее функционирования. Основные условия для этого – создание благоприятной нормативно-правовой среды, автономность в вопросах управления, улучшение финансирования, повышение квалификации медицинского персонала по вопросам общественного здравоохранения, применение научно обоснованных методов в клинике и управлении, практика непрерывного повышения качества на уровне учреждений.

В *Докладе о состоянии здравоохранения в мире, 2008 г. – Первичная медико-санитарная помощь: сегодня актуальнее, чем когда-либо ранее (235)* была подтверждена важность первичной медико-санитарной помощи в системах здравоохранения и основных обязательств, принятых в Алма-Атинской декларации 1978 г. *(5)*. Глобальный опыт показывает, что к числу отличительных аспектов действенной первичной помощи, ориентированной на человека, относятся следующие: основное внимание к объективным медико-санитарным потребностям; прочные личные контакты, обеспечиваемые координаторами помощи при хронических заболеваниях; опора на регистры и стратификацию рисков для обеспечения непрерывной и упреждающей помощи, а не просто реагирование на события; принятие ответственности за здоровье и его детерминанты на различных этапах жизни, включая обдуманное ведение терминального периода жизни и вовлечение самих пациентов в качестве партнеров в лечение своих состояний. Для того, чтобы всего этого добиться, нужно не только реформировать систему предоставления услуг, но и соответствующим образом согласовать между собой решения о финансировании здравоохранения, которые обеспечивают правильное распределение средств внутри сектора здравоохранения, реформы государственной политики, которые обеспечивают оздоровление сообществ людей, и лидерство, основанное на принципах коллективного участия.

В последнее время наблюдается рост озабоченности по поводу того, что существующая клиническая и экономическая модель, на которой строится работа больниц, перестает удовлетворять предъявляемым требованиям. Больниц слишком много, и они пытаются предоставлять слишком широкий спектр услуг. Многие страны реагируют на эту ситуацию, пытаясь сконцентрировать оказание специализированной помощи в крупных клинических центрах. В то же время рост числа пациентов с множественными заболеваниями представляет проблему для больниц, организованных по принципу мало связанных друг с другом профильных отделений. Первичная медико-санитарная помощь требует поддержки со стороны больниц и их специалистов для эффективного ведения пациентов с хроническими состояниями, но система стимулов у больниц часто такова, что они мало заинтересованы в оказании подобной поддержки. Финансовые стимулы, структура которых определяется уровнями и объемом предоставляемых услуг, подрывают усилия по организации таких процессов помощи, которые характеризуются более высокой степенью интеграции, в том числе сокращением стационарной мощности.

Необходимо обеспечить тесную координацию между первичным звеном, помощью на дому, социальной поддержкой, оказанием скорой и неотложной медицинской помощи, неправительственными организациями и специализированной помощью с использованием «маршрутов пациентов», общей системы медицинской документации и других систем для обеспечения более интегрированных процессов. Это также включает решения, позволяющие полноценно интегрировать службы охраны психического здоровья в семейную медицину и стационарную помощь ввиду таких явлений, как рост бремени болезней и усиление связи между психическим и физическим нездоровьем.

Хотя медико-санитарная помощь стала более эффективной, она также стала и более сложной. Среди пациентов, нуждающихся в медицинской помощи, сегодня все больше людей пожилого возраста, с более тяжелыми формами заболеваний, нередко сразу с несколькими патологическими состояниями, что усиливает давление на службы здравоохранения и создает трудности в определении приоритетов. Растущий экономический дефицит часто приводит к перегрузке медицинских учреждений. Необходимо осознавать, что в таких условиях в любом из них могут произойти неожиданные и нежелательные побочные эффекты и осложнения, связанные с оказанием медицинской помощи. Десяти процентам пациентов в Европейском регионе в стационаре причиняется вред или они переживают неблагоприятные события, которых можно было избежать и которые причиняют страдания и потери и наносят системам здравоохранения финансовый ущерб. Безопасность является составной частью всех мер по обеспечению качества и одним из аспектов культуры качества, которая включает в себя следующие компоненты: создание сетей общения и взаимоподдержки пациентов и медицинских работников; обмен опытом; учеба на ошибках и оценка риска; содействие внедрению эффективных научно обоснованных методов оказания помощи; мониторинг улучшений; расширение прав и возможностей и обучение пациентов и населения как партнеров по процессу оказания помощи.

Важной мерой поддержки является применение передовых решений из области информационных технологий, которые могут обеспечить своевременный доступ к полному объему клинической информации, благодаря которой медицинские работники и потребители услуг могут принимать правильные и своевременные решения без задержек и без дублирования услуг и без ненужного использования малооправданных вмешательств, влекущих государственные и частные расходы. К сожалению, наблюдаются тенденции, ведущие в противоположном направлении, когда на уровне первичного звена и на уровне стационаров применяются различные, плохо совместимые друг с другом информационно-технологические решения, и это приводит к неудовлетворительной координации между этими двумя уровнями оказания помощи. Для изменения такой ситуации потребуются приверженность, лидерство и инвестиции. По мере развития технологий требуется уделять пристальное внимание вопросам защиты и конфиденциальности личных данных.

Структурная сложность делает управление современным здравоохранением одной из самых трудных управленческих задач. Тем не менее, многие страны все еще считают инвестиции в управление напрасной тратой средств и усилий. Возможностей добиться значительного совершенствования медицинского обслуживания за счет применения современных методов улучшения качества и управления гораздо больше, чем за счет любых клинических инноваций, испытываемых в настоящее время. Слишком мало усилий прилагается для того, чтобы добиться внедрения и эффективного функционирования базовых систем и надлежащей организации работы.

Генерирование высококачественных ресурсов для системы здравоохранения

Кадровые ресурсы

Для того чтобы обновить общественное здравоохранения и перестроить предоставление услуг, необходимо переосмыслить принципы обучения и профессиональной подготовки работников здравоохранения, так чтобы улучшить согласованность между учебными задачами, приоритетами системы здравоохранения и медико-санитарными потребностями населения. Для обеспечения такой трансформации системы предоставления услуг и ее превращения в систему, основанную на фактических данных, с эффективной координацией по всем направлениям и уровням оказания помощи, механизмы обучения и подготовки кадров должны отражать ряд конкретных факторов: формирование более гибких, обладающих разнообразными навыками кадровых ресурсов, способных эффективно решать задачи, обусловленные эпидемиологическими сдвигами; совместная работа с другими секторами по воздействию на социальные детерминанты здоровья; развитие бригадных методов оказания помощи; формирование более совершенных профессиональных навыков; расширение прав и возможностей пациентов и обучение их новым подходам к консультированию; расширение навыков лидерства на всех уровнях различных организаций для поддержки вышеперечисленных функций. Неотъемлемым качеством работников здравоохранения должна стать способность постоянно обновлять свои знания и навыки и реагировать на новые вызовы в области здравоохранения; для того, чтобы поддерживать это важное качество, система медицинского образования должна предоставлять возможности непрерывного повышения квалификации в течение всей жизни.

На уровне политики необходимо уделять больше внимания будущим медико-санитарным потребностям стареющего населения и их значению для кадровых ресурсов здравоохранения. Это включает пересмотр соотношения между типами подготавливаемых медицинских работников и потребностями в новых типах работников на всех уровнях оказания помощи. Например, рост числа людей с несколькими заболеваниями требует более квалифицированных врачей общего профиля даже на уровне стационара. Обучение, специальная подготовка и регулирование деятельности медицинских работников должны основываться на самых точных фактических данных о будущих потребностях в медицинской помощи для стареющего населения.

Повышение качества выполнения существующими работниками здравоохранения своих профессиональных функций имеет огромное значение, поскольку от него напрямую зависит оказание услуг здравоохранения и, в конечном счете, здоровье населения. Улучшение показателей деятельности также важно с точки зрения эффективности, так как для найма дополнительного персонала для реагирования на растущий спрос часто нет финансовых возможностей. Повышать качество услуг можно посредством аккредитации и соблюдения соответствующих национальных стандартов для учебных заведений и медицинских работников как в государственном, так и в частном секторе. Доброжелательный стиль управления и благоприятные условия труда способствуют раскрытию возможностей работников и расширяют их права, что, в свою очередь, укрепляет моральный дух и преданность своему делу и, таким образом, ведет к улучшению отношений с пациентами – эти отношения становятся более уважительными и расширяют возможности последних. Взаимоотношения между врачом и пациентом сохраняют ключевую важность и, по мере того как медицинская помощь становится все более сложной и мультидисциплинарной, нуждаются в дальнейшей поддержке.

Качество функционирования и эффективность труда медицинских работников можно также повысить за счет совершенствования процесса оказания помощи. Речь может идти о таких мерах, как упрощение «маршрутов» движения пациентов и пакетов услуг; создание рационально управляемых многопрофильных бригад; внедрение учебных программ, нацеленных на получение навыков и подкрепляемых обучением без отрыва и с отрывом от работы; создание благоприятных условий для работы, включая справедливое вознаграждение за труд, надлежащее стимулирование, доступ к необходимым ресурсам; профилактика воздействия профессиональных вредностей; повышение роли информации, обратной связи и оценки качества работы.

Ключевую и все более важную роль в усилиях общества по решению актуальных проблем общественного здравоохранения, в обеспечении непрерывности помощи и в соблюдении прав и удовлетворении меняющихся потребностей людей играют – медицинские сестры и акушерки. Эта категория медицинского персонала составляет наиболее многочисленную группу работников здравоохранения в Регионе. Поскольку медсестры и акушерки находятся в тесном контакте с множеством людей, они должны хорошо понимать принципы и практику общественного здравоохранения, чтобы использовать любую возможность для повышения эффективности оказываемой помощи, влияния на социальные детерминанты здоровья и стратегии, необходимые для получения желаемых результатов. Это особенно касается тех из них, кто работает на уровне местных сообществ, а также в школах, на предприятиях, в местах лишения свободы и проживания перемещенных лиц. Важной частью нового набора умений всех медсестер и акушерок станут также навыки оказания политического влияния, согласования и принятия решений, а также компетентность в финансовых, коммерческих и культурных вопросах: это вооружит их всем необходимым для эффективной работы на любом уровне во всех секторах.

Технологический прогресс и повышение уровня ожиданий ставят перед системами здравоохранения новые задачи в плане требуемых навыков и кадровой структуры; так, например, выросла потребность в таких специальностях, как менеджеры медицинского обслуживания, экономисты в области здравоохранения, юристы, специализирующиеся на вопросах здравоохранения, а также высококвалифицированные техники и инженеры.

Нужны адекватные программы и стратегии для того чтобы привлекать и удерживать медицинских работников в сельских и других недостаточно обеспеченных медико-санитарной помощью районах. Для преодоления трудностей, связанных с ростом миграции работников здравоохранения, необходимо выработать надлежащие механизмы регулирования, стратегического руководства и обеспечения информацией в соответствии с положениями Глобального кодекса ВОЗ по практике международного найма персонала здравоохранения, принятого на Шестьдесят третьей сессии Всемирной ассамблеи здравоохранения *(236)*. Как указано в Таллиннской хартии *(24)*, «международный наем работников здравоохранения следует осуществлять с соблюдением принципов этики и межстрановой солидарности и руководствуясь кодексом практики».

Лекарства

Существует ряд действенных механизмов обеспечения качества, эффективности и безопасности лекарств: это разработка и реализация соответствующих структур регулирования и законодательной базы; надлежащий порядок производства, хранения, распределения и отпуска лекарственных препаратов; обеспечение широкодоступной информации для медицинских работников и населения, позволяющей им рационально применять лекарства;

честная и сбалансированная практика стимулирования продаж и рекламы лекарственных препаратов, нацеленная на их рациональное использование.

Для улучшения доступа к жизненно необходимым лекарственным препаратам следует подумать о создании всеобъемлющего комплекса инструментов политики, который охватывал бы следующие аспекты: рациональный отбор и использование лекарств; модернизированные системы лекарственного снабжения; финансирование, ценообразование и компенсация затрат населения; сдерживание расходов и патентные вопросы. Во многих странах Европейского региона жизненно необходимые лекарственные препараты стоят дорого, и это способствует как уже наблюдаемому разрыву по показателям здоровья, так и проявлениям несправедливости в отношении применения таких лекарств. Многие страны реализуют стратегии в области снабжения лекарственными препаратами и сдерживания их стоимости, которые направлены на оптимизацию справедливого доступа к лекарствам в условиях ограниченного бюджета систем здравоохранения. Одним из самых важных инструментов политики, позволяющих обеспечить рациональное использование ресурсов, а также уменьшить разрыв по показателям здоровья между странами с высоким и низким уровнем доходов, является расширение применения непатентованных лекарственных средств и повышение их качества.

Одной из причин высоких цен на лекарственные препараты являются права интеллектуальной собственности, которые предоставляются для стимулирования научных инноваций. Странам также следует стимулировать научные исследования и разработки для борьбы с болезнями, для которых в настоящее время нет эффективных методов лечения. Хотя дискуссии на эту тему продолжаются уже многие годы, необходима дальнейшая поддержка инноваций, которые позволили бы бороться с болезнями, диспропорционально поражающими людей с низким уровнем доходов.

Надлежащее применение лекарственных средств повышает качество помощи и рациональность использования ограниченных ресурсов, имеющихся в распоряжении системы здравоохранения. По оценкам ВОЗ, более половины всех лекарственных препаратов в мире назначаются, выдаются или продаются ненадлежащим образом, а половина людей, которым назначаются лекарства, принимают их неправильно. Чрезмерное, недостаточное или неправильное применение лекарственных препаратов приводит к расточительному расходованию и без того ограниченных ресурсов, отсутствию эффекта от лечения или нежелательным побочным реакциям. Серьезную проблему в Регионе представляет растущая лекарственная устойчивость микроорганизмов, которая подрывает, например, прогресс в борьбе против туберкулеза. Рациональное применение лекарств означает, что ставится правильный диагноз болезни, назначается и выдается наиболее подходящий лекарственный препарат, а также то, что цена данного лекарства является доступной для пациента и системы здравоохранения. Это также означает, что пациент обладает необходимой информацией о препарате, понимает важность назначенного лечения и принимает лекарство в соответствии с предписаниями. Для рационального применения лекарственных средств требуется приверженность и компетентность – со стороны не только врачей, медсестер, фармацевтов и пациентов, но также определяющих политику государственных руководителей, ассоциаций пациентов и профессиональных организаций. Инновационные и эффективные стратегии по обеспечению рационального применения лекарственных средств включают такие направления работы, как использование формулярно-терапевтических комитетов, электронных формуляров и клинических руководств, создание систем отзывов о применении лекарственных препаратов, разработка политики в области информации о лекарственных препаратах, финансовое стимулирование и проведение оценки исходов лечения.

Фармацевтические компании, стремясь к сбыту своей продукции, влияют не только на практику врачебного назначения лекарственных препаратов, но и на спрос и соответствующее поведение пациентов. Это может приводить к нерациональному применению лекарств. Стимулирование сбыта лекарственных препаратов может также косвенно влиять на медицинские рекомендации и руководства. Регулирование вопросов, связанных с коммерческим продвижением лекарств, представляет важнейшую задачу для Европейского региона, которая успешно решается во многих странах. С учетом углубляющегося разрыва между спросом на услуги медико-санитарной помощи и ограниченными ресурсами, эта работа должна стать одной из самых приоритетных. Методы наилучшей практики и извлеченные уроки должны распространяться в широких масштабах.

Описанные выше принципы применимы не только к лекарственным препаратам, но и в целом к медицинским технологиям. Оценка потребностей и выявление высокоприоритетных технологий и продукции для оказания медицинской помощи в различных условиях, в том числе на дому (речь идет как о медицинском оборудовании, так и о разнообразных расходных материалах и оснащении для лечения и ухода за больными) – это важные задачи, стоящие перед странами Региона. По имеющимся оценкам, рыночная стоимость изделий медицинского назначения такая же, как и стоимость лекарств. Для обеспечения рационального использования ресурсов и равного доступа разумная организация внедрения новых медицинских технологий не менее важна, чем организация внедрения новых лекарственных препаратов. Для этого требуются система гарантии качества оборудования и услуг, прозрачные процедуры закупки, организация правильного использования медицинских изделий в лечебных учреждениях и в домашних условиях, разработка согласованных показателей рациональности использования медицинских технологий и оценка эффективности их использования для показателей здоровья в долгосрочной перспективе.

Укрепление механизмов финансирования здравоохранения

Помочь в решении этой задачи может совершенствование механизмов финансирования здравоохранения, что, в свою очередь, приведет к повышению уровня социальной справедливости и солидарности, а также к улучшению показателей здоровья населения в Регионе.

Достижение и поддержание всеобщего доступа остается важным вопросом для Европейского региона, особенно вследствие экономического спада. В *Докладе о состоянии здравоохранения в мире, 2010 г. – Финансирование систем здравоохранения: путь к всеобщему охвату населения медико-санитарной помощью (237)* представлен всесторонний обзор ситуации в мире с точки зрения всеобщего охвата и даются реализуемые рекомендации по тому, как далее укреплять системы финансирования здравоохранения в государствах-членах. Всеобщий охват может быть достигнут или сохранен с помощью одной из следующих стратегий или их сочетания: увеличение государственного финансирования здравоохранения за счет общих налогов и/или налога на фонд заработной платы; уменьшение раздробленности каналов финансирования системы здравоохранения (объединение фондов); внедрение таких механизмов закупок, которые стимулировали бы рациональное поведение поставщиков услуг; уменьшение нерациональности в структуре систем оказания услуг и внедрение механизмов ценообразования и регулирования для сдерживания роста цен на лекарственные препараты *(235)*. Обеспечение всеобщего охвата отражает главную суть принципов солидарности и социальной справедливости в системах здравоохранения и является одним из главных инструментов реализации обязательств, принятых в Таллиннской хартии *(24)*.

Опыт последних лет в реформировании системы финансирования здравоохранения показывает, что отход от широких классификаций систем здравоохранения или от таких ярлыков, как модели Бевериджа, Бисмарка или Семашко, расширяет пространство для инноваций и экспериментирования. Например, сегодня размываются границы между системами социального страхования, финансируемыми за счет общих налогов и за счет налога на фонд заработной платы, потому что страны начинают все больше осознавать, что смешанная база поступлений более всего способствует достижению устойчиво высоких уровней охвата, при этом не создавая излишнего бремени для экономики *(238)*. Это наиболее передовой подход к финансированию здравоохранения с точки зрения достижения и поддержания всеобщего охвата, при котором ресурсы распределяются в обществе в соответствии с потребностями, что позволяет оптимизировать результаты, особенно в ситуации экономического спада.

В распоряжении органов, осуществляющих закупку услуг медико-санитарной помощи, имеются проверенные практикой финансовые инструменты, позволяющие им влиять на поведение поставщиков медико-санитарных услуг и оценивать его, а также стимулировать применение только научно обоснованных клинических методов. Эти инструменты способствуют общему повышению качества медицинской помощи путем сокращения вариабельности клинических методик, масштабов неоправданного и неправильного назначения вмешательств, а также медицинских ошибок – т. е. всех тех факторов, которые во многом являются причиной разрыва по показателям здоровья между странами Европейского региона. Кроме того, повысить заинтересованность поставщиков услуг в улучшении здоровья населения можно также путем оплаты услуг по результатам, которые оговариваются заранее и оцениваются с точки зрения улучшения здоровья населения. В частности, необходимо разработать такие механизмы закупок услуг, которые поддерживают и активизируют усилия по укреплению координации помощи. Нефинансовые инструменты не менее важны для стимулирования большей ориентации поставщиков на оказание медико-санитарной помощи на основе фактических данных. К ним относятся профессиональное признание, возможности для профессионального развития, профессиональная культура среди коллег и условия труда, ориентированные на достижение результатов.

Существуют методы финансирования, обеспечивающие стабильный поток поступлений в систему здравоохранения на протяжении экономических циклов. Уроки недавнего финансового кризиса и экономического спада могут помочь руководителям, определяющим политику, более разумно реагировать на будущие кризисы, используя действенные инструменты политики для того, чтобы сохранить всеобщий охват медицинской помощью и лучше подготовиться к трудным временам, когда государственные бюджеты будут испытывать еще большее давление неблагоприятных факторов. Хотя полностью предотвратить экономические спады и их негативное воздействие на бюджеты здравоохранения и социального обеспечения может быть и не удастся, существуют способы снижения уязвимости к таким ударам. Страны, которые накапливают резервы во времена экономического роста или, по крайней мере, сокращают дефицит бюджета и внешний долг, могут прибегать к финансированию путем займов или использования резервов, когда дела в экономике идут плохо. Даже когда подобные возможности отсутствуют, страны могут повысить приоритетность охраны здоровья в пределах наличного государственного бюджета и таким образом снизить отрицательное воздействие экономического спада, однако с политической точки зрения осуществить это нелегко.

Для обеспечения общественной и политической поддержки принимаемых решений, касающихся сохранения всеобщего охвата и движения в направлении его достижения, особенно в период экономического спада, огромное значение имеет приверженность задаче преодоления неэффективности в расходовании средств в секторе здравоохранения. Сложно доказывать необходимость увеличения государственных расходов на здравоохранение, если система демонстрирует нерациональное расходование средств и расточительность. Сокращение бюджетных средств неумолимо давит на поставщиков услуг, заставляя их изыскивать новые резервы повышения экономической эффективности, однако есть предел тому, в какой степени и как скоро повышение уровня экономической эффективности может помочь смягчить последствия экономического спада, поэтому переход к новой, менее дорогостоящей системе оказания услуг должен быть спланирован и организован самым тщательным образом. Краткосрочные решения важны для того, чтобы обеспечить функционирование системы в условиях кризиса, но в долгосрочной перспективе такие компромиссные решения не могут быть устойчивыми. Например, отсрочка основных капиталовложений и эксплуатационных расходов может временно облегчить нагрузку на бюджет, но необходимо стремиться к устойчивому повышению экономической эффективности, например за счет таких мер, как повышение энергоэффективности, перевод большего объема услуг в амбулаторные учреждения, приоритетное финансирование первичной помощи и рентабельных программ охраны общественного здоровья, сокращение наименее рентабельных услуг, более рациональное использование лекарственных средств и др.

Финансовую устойчивость не следует рассматривать как цель политики, которая имеет самостоятельное значение и заслуживает приложения усилий как таковая (*239*). Финансовые ограничения необходимо учитывать при решении задач по достижению социальной справедливости, финансовой защиты и улучшению показателей здоровья. Такие императивы экономической политики, как борьба за повышение конкурентоспособности, нужно воспринимать не как самоцель, а как средства улучшения благополучия жителей Европейского региона.

Улучшение стратегического руководства системами здравоохранения

Качественное стратегическое руководство укрепляет системы здравоохранения, улучшая показатели деятельности, повышая подотчетность и прозрачность. Центральная задача стратегического руководства системой здравоохранения в XXI веке – добиться, чтобы политика здравоохранения стала более научно обоснованной, носила межсекторальный характер и чтобы в ее выстраивании и реализации участвовали все заинтересованные стороны, и перестраивать в соответствии с этим структуру лидерства. Большинство стратегий здравоохранения традиционно разрабатываются с применением вертикальных подходов в направлении «сверху вниз». Однако при общегосударственном подходе необходимо стимулировать горизонтальные взаимоотношения между всеми органами и секторами государственного управления. Более широкое участие граждан и гражданского общества позволит в большей степени ориентировать новые национальные планы здравоохранения на нужды граждан и станет выражением на практике социальных ценностей.

Комплексный и строго упорядоченный подход к долгосрочному планированию и установлению приоритетов будет обеспечен благодаря системному мышлению при разработке национальных и территориальных планов, программ и стратегий здравоохранения. При таком подходе выбранные на основании социальных ценностей цели системы здравоохранения хорошо согласуются с инструментами, которые используются для укрепления систем здравоохранения. Насущные проблемы здравоохранения (такие как современная эпидемия хронических заболеваний) все больше рассматриваются как комплексные вызовы, включающие большое число переменных, множество причинно-следственных влияний, процессы положительных и отрицательных обратных связей. Рост распространенности хронических заболеваний можно сдержать только при всеобъемлющем и целенаправленном подходе, рассчитанном на долгосрочную перспективу. Для того чтобы обеспечить повышение уровня знаний и приспособление к новым условиям, неотъемлемой частью деятельности по реализации политики должны быть мониторинг и оценка.

Министерства здравоохранения и их партнеры в министерствах финансов, окружающей среды и образования должны иметь больше полномочий для того, чтобы обосновывать и отстаивать необходимость инвестирования в здоровье и в его социальные детерминанты. Имеется огромная база фактических данных, подтверждающих, что здоровье способствует повышению социального и экономического благополучия всего общества. Тем не менее, часто в процессе формирования бюджета вопросам здоровья и стратегиям, которые могут его улучшить, намеренно или непредумышленно придается низкая степень приоритетности, особенно если у руководителей, отвечающих за политику здравоохранения, не находится убедительных аргументов. Важно, чтобы системы здравоохранения в условиях растущего спроса функционировали максимально эффективно и чтобы министерства здравоохранения играли ведущую роль в обеспечении и убедительном демонстрировании полезной отдачи на вложенные в систему здравоохранения средства. Наконец, необходимо расширить возможности министерств здравоохранения устанавливать приоритеты при принятии решений о распределении ресурсов, особенно в период экономического спада, чтобы надежно поддерживать всеобщий доступ к услугам здравоохранения на основе потребностей и в целях защиты малообеспеченных и уязвимых групп населения.

Реформы системы здравоохранения нового поколения требуют создания благоприятной среды, которая позволяла бы успешно развиваться партнерствам, давала бы гражданскому обществу возможность участвовать в процессе установления приоритетов и принятия решений, а гражданам – лучше заботиться о собственном здоровье. Кроме государственных партнерств возможны и многие другие формы: между государственным и частным сектором, когда часть услуг предоставляется частными организациями; выделение государственного финансирования для частных некоммерческих организаций, занимающихся работой с населением на местах (работой «аутрич»); частные организации здравоохранения, в административный совет которых входят местные политики; частные организации здравоохранения, принадлежащие благотворительным организациям; и государственные организации здравоохранения, находящиеся в управлении частных организаций. Для достижения большего разнообразия таких партнерских отношений нужна более открытая и гибкая регуляторная и институциональная база, которая способствовала бы созданию партнерств. В то же время, министерства здравоохранения должны совершенствовать свою деятельность по обеспечению стратегического управления с тем, чтобы деятельность всех этих участников процесса, представляющих как частный, так и государственный сектор, была скоординирована и направлена на улучшение здоровья и благополучия населения.

Государства все шире используют партнерства между государственными и частными структурами, в том числе в секторе здравоохранения, чтобы добиться желаемых результатов государственной политики, и для этого применяют схемы разделения рисков между государственными и частными партнерами. Считается, что такие схемы дают несколько преимуществ: дополнительное и стабильное финансирование капитальных вложений, когда государственных средств для этого не хватает или их объем резко колеблется в зависимости от экономических циклов; более рациональное использование ресурсов и более внимательное отношение к качеству для конечного пользователя. Утверждается, что эти преимущества перевешивают дополнительную стоимость частного капитала, однако полных данных на этот счет пока нет. Важный вывод, который следует из этого, состоит в том, что как инструмент политики государственно-частные партнерства требуют систематического руководства со стороны государственного сектора, чтобы повышения в экономической эффективности и качестве были реализованы целесообразно и способствовали всеобщему доступу к услугам, во избежание их нерационального растрачивания. Все фактические данные свидетельствуют о том, что управление партнерствами между государственным и частным сектором требуют больших усилий. В целом же для того, чтобы эти подходы способствовали достижению определенных государством целей и вносили вклад в копилку общественных ценностей, необходимо иметь хорошо продуманную схему государственного руководства и подотчетности. Кроме того, нужен также тщательно разработанный режим на случай неудачи партнерства, чтобы издержки неудачи были справедливо распределены между государственным и частными секторами аналогично тому, как распределяются плоды успеха.

По-прежнему недостаточно делается для того, чтобы фактические данные систематически использовались в процессе разработки и реализации политики. Для этого нужно постоянно распространять новые знания, повышать квалификацию руководителей, отвечающих за проведение политику, и специалистов по программно-стратегическому анализу, а также внедрять в практику устойчивые организационные решения, увязывающие спрос на фактические данные и их предложение в систему взаимовыгодных и уважительных рабочих отношений. Посредническая деятельность в передаче знаний, творческие форумы для практического применения знаний и их совместной выработки имеют важнейшее значение для укрепления связи между фактическими данными и политикой в целях сокращения разрыва между теми, кто вырабатывает фактические данные, и теми, кто их использует. Особенно полезным представляется подход, при котором регулярно оцениваются показатели деятельности системы здравоохранения. Тщательно продуманные методы позволяют оценивать достижение целей системы здравоохранения, сформулированных в ее стратегиях. Оценка показателей деятельности должна обсуждаться в ходе диалога по вопросам политики внутри системы государственного управления и между программами, государственными органами на национальном, территориальном и местном уровнях, поставщиками медицинской помощи и гражданами. Таким образом, оценка показателей деятельности является главным инструментом укрепления стратегического руководства и способствует повышению подотчетности.

Безопасность общественного здоровья, Международные медико-санитарные правила, готовность и реагирование при чрезвычайных ситуациях в области общественного здравоохранения

Анализ ситуации

Европейский регион ВОЗ подвержен серьезным угрозам безопасности общественного здоровья, связанным с новыми болезнями, вспышками и эпидемиями инфекционных болезней, природными бедствиями и техногенными катастрофами и конфликтами, в том числе вооруженными, риск которых связан с наличием культурных различий между странами или спорных территорий. К природным или техногенным бедствиям относятся биологические, химические и радиационные катастрофы. Кроме того, Регион сталкивается с проблемами, создаваемыми глобальными изменениями, такими как изменение климата, которое сопровождается участившимися и все более тяжелыми экстремальными погодными явлениями, продолжающаяся урбанизация, рост числа международных центров авиасообщений и массовых мероприятий.

Мерам по обеспечению готовности также препятствуют социальная неоднородность и неравноправный доступ к медико-санитарной помощи, в результате которого некоторые группы населения оказываются гораздо более уязвимыми в чрезвычайных ситуациях в области общественного здравоохранения. Эту ситуацию усугубляют последствия экономических кризисов. Наконец, если риск случайных утечек биологического, химического или радиоактивного материала все больше снижается благодаря совершенствованию правил и процедур безопасности, то возможность умышленного выброса таких материалов по мере того, как облегчается доступ к секретной информации и все более мощной технологии, дает все больше поводов для беспокойства.

Опыт прошлых событий показывает, что слабость и неподготовленность систем здравоохранения мешают своевременному и эффективному принятию мер в случае кризиса в области здравоохранения и повышают риск международных последствий кризиса. Решающую роль в осуществлении ответных мер во время пандемии 2009 г. сыграли значительные инвестиции государств-членов в обеспечение готовности к пандемии до ее наступления *(229)*. Однако в целом мир плохо подготовлен к глобальной, затяжной чрезвычайной ситуации в области общественного здравоохранения. Многие страны Региона нуждаются в дополнительной поддержке в деле укрепления своих основных возможностей по выявлению потенциальных угроз здоровью населения и реагированию на них.

Эффективные решения

Ключевое значение имеют разработка стратегий адаптации, повышение устойчивости структур к неблагоприятным воздействиям, а также надежное прогнозирование и обеспечение готовности к чрезвычайным ситуациям. Международные медико-санитарные правила (2005 г., ММСП), вступившие в силу 15 июня 2007 г., служат международно-правовой и практической основой, на которой подписавшие их государства строят более надежную охрану здоровья своего населения. В Международных медико-санитарные правилах содержится четкое требование, чтобы все государства-члены создавали основные возможности для осуществления эпиднадзора и ответных мер, направленных на своевременное выявление, оценку и уведомление о событиях, связанных со случаями заболевания или смерти, частота которых превышает ожидаемые уровни и которые могут представлять собой чрезвычайную ситуацию в области общественного здравоохранения, имеющую международное значение. Страны также должны располагать возможностью оперативно направлять и получать актуальную информацию и выполнять рекомендации ВОЗ в условиях согласованных международных ответных действий.

ВОЗ, как руководящее учреждение Глобального кластера здравоохранения Межучрежденческого постоянного комитета Организации Объединенных Наций, обладает исключительным международным мандатом в системе международной гуманитарной помощи. Этому же мандату следует Европейское региональное бюро ВОЗ в своих процедурах на случай чрезвычайной ситуации в области общественного здравоохранения и в повседневной деятельности своего Центра чрезвычайных операций. Кроме того, Региональное бюро активно поддерживает европейские государства-члены в деле укрепления их способности принимать ответные меры при любых типах чрезвычайных ситуаций в области общественного здравоохранения и играет ведущую роль в налаживании регионального и глобального обмена информацией и координации ответных действий.

Эффективные стратегии по предупреждению будущих кризисов в области здравоохранения и смягчению их последствий предполагают укрепление стратегического руководства, внедрение системы планирования на случай чрезвычайных ситуаций на постоянной основе по принципу готовности к любым угрозам, принятие в министерствах здравоохранения долгосрочных программ управления в кризисных ситуациях и управления рисками для здоровья и усиление механизмов межсекторального сотрудничества.

Поскольку угрозы безопасности общественного здоровья имеют комплексный характер, для действенных ответных мер требуется прозрачный и своевременный обмен информацией и данными между ВОЗ и ее государствами-членами, а также тесное сотрудничество между правительствами, международными организациями, гражданским обществом, частным сектором и другими партнерами *(240)*. В этой связи ВОЗ тесно сотрудничает с ECDC и Европейской комиссией в интересах укрепления безопасности здоровья на общеевропейском уровне.

Совместно с партнерами и другими учреждениями ВОЗ создала такие механизмы, как Глобальная сеть оповещения о вспышках болезней и ответных действий (GOARN), для того чтобы можно было оперативно мобилизовать наиболее осведомленных в конкретной области международных экспертов для осуществления ответных действий в случае чрезвычайных ситуаций и вспышек инфекционных заболеваний. Поддержку в осуществлении Международных медико-санитарных правил оказывают сотрудничающие центры ВОЗ, такие как Глобальная программа выявления болезней Центров США по контролю и профилактике заболеваний (имеющая филиал в Казахстане).

В области биобезопасности и биозащищенности появились новые действующие субъекты, такие как сектор безопасности, которые вкладывают средства в развитие инфраструктуры и готовят кадровые ресурсы общественного здравоохранения, прежде всего в лабораторных и эпидемиологических службах в странах восточной части Европейского региона. Такие инвестиции согласуются с межсекторальными инвестициями в целях повышения уровня безопасности здоровья, которым всячески содействует международная дипломатия с помощью, например, Конвенции о биологическом и токсинном оружии, Группы высокого уровня ООН по угрозам, вызовам и переменам или Комитета ЕС по безопасности здоровья.

Нужно продолжать сбор фактических данных и применять их на практике, чтобы активнее привлекать все секторы государственного управления, такие как сельское хозяйство, транспорт и оборона, а также заинтересованные сообщества и гражданское общество в работу по обеспечению готовности к чрезвычайным ситуациям и реагированию. Планы обеспечения готовности к чрезвычайным ситуациям должны включать тренировки и учения, чтобы регулярно проверять фактический уровень готовности.

Укрепление, высокая степень готовности и четкая организация возможностей по предупреждению и принятию ответных мер в случае кризисов в области здравоохранения – это юридически обязательные требования, предусмотренные в Международных медико-санитарных правилах. Оценить свои собственные системы и выявить их сильные и слабые стороны странам помогают специально разработанные инструменты оценки (241). Конкретным примером содействия мерам по снижению уязвимости лечебно-профилактических учреждений и сохранению их полной функциональной пригодности в период кризиса в области общественного здравоохранения является инициатива «Более безопасные больницы». Центральное место в повышении качества профилактики, раннем выявлении чрезвычайных событий и своевременной организации надлежащих мер занимают инициативы по укреплению межсекторальной координации и междисциплинарных подходов, которые необходимо еще больше усиливать во время проведения международных мероприятий, собирающих большие массы людей. Улучшение систем оповещения и ответных действий, а также обеспечение надежной готовности к чрезвычайным ситуациям может послужить стимулом к значительным улучшениям в работе системы здравоохранения и дать уникальную возможность всем заинтересованным сторонам, включая гражданское общество, осознать свое место и свои обязанности в улучшении здоровья населения.

Важной предпосылкой для содействия готовности к чрезвычайным ситуациям является надлежащее стратегическое руководство, в частности меры по обеспечению прозрачности и сотрудничества между различными секторами. Необходимо продолжать повышение прозрачности и своевременности обмена информацией внутри стран, обращая особое внимание на федеральные структуры, и между странами и ВОЗ согласно процедурам, предусмотренным Международными медико-санитарными правилами, с учетом ведущей роли национальных координаторов по ММСП.

С целью улучшения сбалансированности географической представленности технических партнеров в Европейском регионе ВОЗ будут создаваться новые партнерства, прежде всего с региональными учреждениями. Для обеспечения как наличия технических экспертов, так и культурного взаимопонимания важно более активное участие региональных учреждений в таких сетях, как, например, GOARN.

Будет укрепляться сотрудничество с институтами ЕС, такими как отдел Европейской комиссии по угрозам здоровью населения и ECDC, в частности в рамках оказания поддержки Инициативе ЕС по безопасности общественного здоровья. Это сотрудничество включает (там, где это возможно) дальнейшую разработку инструментов и процедур совместной отчетности, проведение совместных миссий и составление совместных докладов. Сохранив за странами право представлять свои отдельные отчеты как в ВОЗ, так и в ЕС, сотрудничество тем не менее будет способствовать обмену техническим опытом и знаниями и результатами оценки рисков, а также позволит избежать противоречий между сообщениями при распространении информации о рисках.

Обеспечение прочности местных сообществ и создание поддерживающей среды для здоровья

Возможности людей сохранять свое здоровье тесно связаны с условиями, в которых они рождаются, растут, трудятся и стареют. Важное значение имеет систематическая оценка влияний на здоровье, связанных со стремительным изменением условий окружающей среды (особенно в отношении технологий, труда, энергетики и урбанизации), по результатам которой следует предпринимать соответствующие меры, обеспечивающие полезный эффект для здоровья. Прочные сообщества, уверенно пользующиеся своими правами и возможностями, способны к проактивному реагированию на новые или неблагоприятные ситуации: они проявляют готовность к экономическим, социальным и экологическим сдвигам и более эффективно противостоят кризисам и преодолевают трудности. Сообщества, остающиеся малозащищенными и бесправными, имеют диспропорционально плохие показатели как в отношении здоровья, так и по другим социальным детерминантам, таким как уровни образования и распространенность преступности.

Для защиты здоровья людей от угроз, создаваемых опасной, загрязненной или экологически неустойчивой физической окружающей средой, важнейшее значение имеет сотрудничество между секторами охраны окружающей среды и здравоохранения. Вредные факторы окружающей среды являются одной из важнейших детерминант здоровья живущих и будущих поколений; многие нарушения здоровья связаны с экологическими факторами (например, такими как загрязнение атмосферы и изменение климата), и эти факторы, в свою очередь, взаимодействуют с социальными детерминантами здоровья. Благоприятные эффекты для здоровья, связанные с низкоуглеродной экономикой, а также дополнительная польза для здоровья при осуществлении экологических стратегий рассматриваются в контексте Рио+20 – Конференции ООН по устойчивому развитию. Страны начали разрабатывать стратегии, которые одновременно дают положительный эффект как для здоровья планеты, так и для здоровья людей, и пришли к понимаю того, что объединенные усилия обоих секторов имеют ключевое значение для защиты здоровья человека от рисков, связанных с опасной или загрязненной окружающей средой.

Физическая среда

Для большинства европейских стран период 2005–2011 г. был отмечен отсутствием динамики или снижением индекс развития человеческого потенциала (ИРЧП) *(242)*. Этот феномен связывают с более низкими показателями природоохранной деятельности и ростом бремени экологически обусловленных болезней.

В Европейском регионе ВОЗ такие болезни являются причиной каждого пятого случая смерти. Однако доля экологически обусловленного бремени нездоровья в значительной степени различается на территории Региона – в пределах от 14% до 54% *(243)*. Можно привести следующие примеры:

- Подверженность воздействию мелкодисперсных взвешенных частиц снижает ожидаемую продолжительность жизни человека в среднем почти на один год, главным образом вследствие повышенного риска сердечно-сосудистых и респираторных заболеваний и рака легких *(244)*.
- Биологическое загрязнение воздуха помещений вследствие сырости и наличия плесени, повышает риск респираторных заболеваний на 50% *(245)*.

- Шум в окружающей среде вызывает утрату от 2 до 3 млн DALY вследствие роста заболеваемости ишемической болезнью сердца, когнитивных нарушений у детей, расстройств сна и субъективных нарушений (звон в ушах, общий дискомфорт) *(246)*.

- Плохо спланированные и неудовлетворительно функционирующие транспортные системы являются прямой причиной роста дорожно-транспортного травматизма и смертности и косвенной причиной снижения уровней активного передвижения и усугубления социальной изоляции.

- В период между 2000 и 2010 гг. утроилось число случаев основных болезней водного происхождения, таких как криптоспоридиоз, кампилобактериоз, лямблиоз и легионеллез. По имеющимся оценкам, 1 млн детей дошкольного возраста и более 3 млн школьников в Европейском регионе поражены гельминтами. Это отражает необходимость в обеспечении элементарной гигиены, водоснабжения и санитарии в жилищах и других местах длительного нахождения детей *(246)*.

- Распространенность классических заболеваний, связанных с водой и имеющих высокий эпидемический потенциал, таких как холера, брюшной тиф, шигеллез и инфекция, вызываемая энтерогеморрагической кишечной палочкой, в Европейском регионе снижается, однако 4 млн городских жителей и 14,8 млн человек, проживающих в сельской местности, все еще пользуются неулучшенными источниками водоснабжения; 34,6 млн человек не имеют доступа к улучшенным средствам санитарии. Около 10 % сельского населения пользуются маломасштабными системами водоснабжения, такими как индивидуальные колодцы, эксплуатация которых часто плохо регулируется и которые не защищены от заражения *(248)*.

- Граждане с низким уровнем доходов подвергаются неблагоприятным воздействиям окружающей среды в среднем в пять раз чаще, чем их более обеспеченные соотечественники *(249)*.

Для улучшения здоровья и повышения уровня благополучия необходимо прилагать больше усилий к снижению подверженности неблагоприятным воздействиям, рисков и негативных последствий таких воздействий, одновременно повышая уровень социальной справедливости и укрепляя руководство здравоохранением. За счет сокращения опасных воздействий, связанных с загрязнением воздуха, воды и пищевых продуктов, химическим и шумовым загрязнением, достижения всеобщего доступа к безопасной воде и адекватной санитарии, гарантированного качества питьевой воды и соблюдения основных правил гигиены в Европейском регионе можно предупредить более одной пятой суммарного бремени болезней и значительную долю смертности в детском возрасте.

Однако решения проблемы индивидуальной подверженности воздействию неблагоприятных факторов окружающей среды недостаточно. На самом деле, для того, чтобы добиться сокращения тяжелейшего бремени хронических болезней в современном обществе, требуется экологический подход к охране здоровья населения, учитывающий сложные взаимодействия между биологическими, поведенческими, экологическими и социальными факторами и предусматривающий такие решения в сфере общественного здравоохранения, которые согласуются с достижением глобальной экономической и социальной устойчивости *(250,251)*.

Прогрессу в снижении экологических рисков для здоровья мешают социально-экономические несправедливости и наблюдаемый в настоящее время глобальный экономический спад. Независимо от уровня благосостояния страны, люди с низкими доходами подвергаются гораздо большему риску, связанному с нездоровой окружающей средой, чем их более обеспеченные сограждане. Важную роль в уровнях подверженности воздействию экологических факторов и тяжести последствий для здоровья отдельных людей и групп населения играют социальные детерминанты. Например, высокие или растущие уровни бедности ослабляют защитные функции сектора водоснабжения и санитарии в национальных системах здравоохранения. Малообеспеченные семьи обычно проживают в худших санитарных условиях, в менее безопасных районах, ближе к источникам промышленных выбросов и других видов химического и иного загрязнения, в некачественных жилищах, имеют меньше доступа к зонам и объектам, способствующим здоровому образу жизни *(249)*.

Под постоянными неблагоприятными воздействиями находится качество воды, и его защита очень важна для питьевого водоснабжения, производства продовольствия и использования воды в рекреационных целях. В странах ЕС, где в основу законодательных требований положено Руководство ВОЗ по обеспечению качества питьевой воды, часто наблюдается несоответствие качества воды по энтерококкам, мышьяку, свинцу, никелю, нитратам и другим загрязняющим агентам. В восточной части Европейского региона степень несоблюдения нормативов выше, и в системах питьевого водоснабжения присутствует больше патогенных микроорганизмов. Дополнительных неблагоприятных воздействий можно ожидать от изменения климата, роста численности населения, потребностей промышленности и дефицита воды в жилом секторе: по прогнозам, суммарный водозабор в период с 2000 по 2030 гг. в ЕС сократится более чем на 10 % и это вызовет водный стресс в Центральной и Южной Европе и Центральной Азии *(252)*.

В связи с резко возросшими в последнее время масштабами приготовления пищи вне домашних условий растущую проблему общественного здравоохранения представляют болезни пищевого происхождения. Обеспечение безопасности по всей усложняющейся пищевой цепи требует сотрудничества между сектором здравоохранения, сельским хозяйством, предприятиями по перевозке пищевых продуктов и предприятиями общественного питания, а также пищевой промышленностью. Безопасность пищевых продуктов и продовольственная безопасность во многом зависят от доступности безопасной воды, политики в отношении землепользования и наличия современных технических средств для улучшения производства, хранения, транспортировки и приготовления пищи.

Глобальные изменения в окружающей среде, такие как истощение озонового слоя, изменение климата, утрата биоразнообразия, рост числа природных бедствий и экстремальных погодных явлений, быстрое внедрение новых материалов и технологий, могут вызвать новые проблемы здравоохранения, усугубить уже имеющиеся и подчеркнуть слабость современных систем здравоохранения. В Европейском регионе уже ощущаются некоторые эффекты изменения климата: гибель 70 тысяч человек в период сильной жары в 2003 г. послужила предупреждением о том, что может произойти, если не будет принято никаких мер. По прогнозам, риск для здоровья в результате изменения климата еще более возрастет в будущем: речь идет о таких негативных проявлениях, как учащение периодов аномальной жары, засух, наводнений и пожаров; повышение уровня моря, что будет иметь серьезные последствия для прибрежных районов; таяние слоя вечной мерзлоты в северных районах, что поставит под угрозу их инфраструктуру и обитаемость; деградация традиционных экологических и социальных детерминант здоровья (таких как качество воздуха, качество и количество воды и пищи). Также прогнозируются изменения в географическом распределении инфекционных болезней с возможными локальными вспышками новых или вновь возникающих инфекционных болезней (таких как лихорадка денге) *(253)*. Многие последствия изменения климата могут ощущаться далеко за пределами тех мест, где они первоначально возникают. Они также могут порождать конфликты и борьбу за ресурсы и служить причиной миграции населения. Масштабы экономического ущерба огромны и оцениваются в пределах от 5 % до 10 % ВВП *(254)*.

Хотя вмешательства в области окружающей среды и охраны здоровья осуществляются с участием широкого круга действующих субъектов, различные типы воздействия окружающей среды (например, через воздух, воду, почву, шум, ионизирующее и неионизирующее излучение) должны рассматриваться как комплексные детерминанты здоровья и благополучия на всех этапах жизни человека и в любой среде пребывания. Такие секторы, как транспорт, управление водными ресурсами, санитария, энергетика, сельское хозяйство и другие, играют здесь более значительную роль и больше влияют на здоровье, чем отдельно взятый сектор здравоохранения, причем межсекторальные стратегии дают эффект на всех уровнях – от местного до международного. Сектору здравоохранения принадлежит особая роль в стимулировании вмешательств других секторов в области общественного здравоохранения, выявлении рисков для здоровья и детерминант здоровья и проведении мониторинга и оценки эффективности стратегий и вмешательств.

Страны Европейского региона 20 лет назад начали Европейский процесс «Окружающая среда и здоровье». Это пример уникального механизма стратегического руководства, действующего через серию министерских конференций, в которых на равных условиях участвуют министерства, отвечающие за вопросы здравоохранения и окружающей среды. Он усиливает связи и синергию с целым рядом многосторонних природоохранных соглашений, а также укрепляет партнерство с другими межправительственными органами, такими как Европейская экономическая комиссия Организации Объединенных Наций, Программа Организации Объединенных Наций по окружающей среде и Европейская комиссия, а также с организациями гражданского общества *(255)*.

Большое значение для более тесного увязывания вопросов охраны здоровья и устойчивого развития будет иметь реализация принятого на Пятой министерской конференции по окружающей среде и охране здоровья, состоявшейся в 2010 г. в Парме (Италия), «Заявления о приверженности активным действиям» *(256)*. Пармская конференция поставила, в частности, следующие приоритетные задачи в области охраны окружающей среды и здоровья, предусматривающие достижение всеми европейскими государствами-членами к 2020 году определенных целевых показателей:

- защита здоровья населения путем улучшения доступа к безопасному водоснабжению и санитарным удобствам;
- борьба с ожирением и травматизмом путем обеспечения безопасной окружающей среды, адекватного уровня физической активности и здорового питания;
- профилактика заболеваний органов дыхания путем улучшения качества воздуха внутри и вне помещений;
- профилактика заболеваний, связанных с небезопасной химической, биологической и физической окружающей средой.

Кроме того, в «Заявлении о приверженности активным действиям» содержится призыв:

- учитывать интересы здравоохранения при реализации любых мер, программ и стратегий смягчения и адаптации к изменению климата;
- укреплять системы и службы здравоохранения, социальной защиты и охраны окружающей среды в целях повышения их способности эффективно противодействовать негативным последствиям изменения климата;

- развивать и укреплять системы раннего предупреждения и обеспечения готовности к экстремальным погодным явлениям и к борьбе со вспышками болезней;
- разрабатывать и осуществлять программы просвещения и информирования населения;
- повышать вклад сектора здравоохранения в снижение выбросов парниковых газов и
- содействовать научным исследованиям и разработкам.

В борьбе с болезнями, связанными с водой и пищевыми продуктами, большое значение имеет основная деятельность ВОЗ, особенно по укреплению национальных систем здравоохранения с целью улучшения служб эпиднадзора, оповещения и принятия ответных мер, равно как и ее деятельность по борьбе с болезнями, предупреждаемыми с помощью вакцин, и с т. н. забытыми болезнями. Значительных улучшений в показателях здоровья можно добиться, если более строго соблюдать рекомендации ВОЗ в отношении болезней, предупреждаемых с помощью вакцин, таких как вирусный гепатит А.

Одной из центральных функций сектора здравоохранения является оценка экологических детерминант здоровья и стратегий различных секторов с точки зрения их воздействия на здоровье. Она предполагает выявление рисков, понимание того, какое отношение они имеют к здоровью человека, и выработку эффективных и рациональных мер по противодействию рискам. Оценка воздействия на здоровье важна для разработки и внедрения экологических нормативов и снижения или устранения рисков и неблагоприятных воздействий окружающей среды.

Предпринимаемые в рамках первичной профилактики болезней меры по улучшению городского планирования, созданию возможностей для повышения уровня физической активности, повышению мобильности стареющего населения или людей с ограниченными возможностями способствуют улучшению здоровья и благополучия населения. Повышение безопасности на рабочем месте и на объектах общественного пользования и улучшение жилищных условий снижает травматизм и подверженность воздействию экологических факторов риска для здоровья, таких как жара и холод, химические вещества и шум. Комплексные системные подходы к организации дорожного движения, которые приводят к повышению безопасности среды на дороге, транспортных средств и поведения водителей и направлены на сокращение ведущих факторов риска дорожно-транспортного травматизма (таких как превышение скорости движения, управление транспортными средствами в состоянии алкогольного опьянения и недостаточное использование защитных приспособлений), значительно повышают безопасность дорог для водителей и пешеходов, тем самым существенно сокращая число случаев смерти и травматизма в результате дорожно-транспортных происшествий. Налогово-бюджетные меры, такие как ценообразование на услуги водоснабжения и санитарии, налогообложение выбросов загрязняющих веществ (включая парниковые газы) и материальное стимулирование переориентации моделей потребления, способствуют применению экологически чистых технологий, более рациональному использованию природных ресурсов и сохранению биоразнообразия. Эти меры необходимы не только для улучшения здоровья живущих сегодня, но и для защиты будущих поколений.

Эффективным механизмом руководства стратегическими действиями по решению проблем гигиены окружающей среды на протяжении последних десятилетий стало сочетание добровольно предпринимаемых мер и многосторонних соглашений и конвенций, имеющих обязательную юридическую силу. Например, Протокол по проблемам воды и здоровья к Конвенции по охране и использованию трансграничных водотоков и международных озер 1992 г. обязал страны Европейского региона установить целевые ориентиры и предоставлять отчетность о прогрессе в таких областях, как доступ к воде и санитарии, снижение распространенности болезней, связанных с водой, и охрана водных ресурсов (257). Большое влияние на развитие мер охраны здоровья оказала Барселонская конвенция по защите морской среды и прибрежных районов Средиземноморья: в ней содержался призыв к обеспечению безопасной очистки сточных вод и их повторного использования для ирригации (как один из путей адаптации к изменению климата).

К числу других заметных примеров сотрудничества между ВОЗ и другими учреждениями системы Организации Объединенных Наций в деле реализации многосторонних соглашений в области охраны окружающей среды относятся вклад Рекомендаций ВОЗ по качеству воздуха в выполнение положений Конвенции о трансграничном загрязнении воздуха на большие расстояния и сотрудничество между ВОЗ и Европейской экономической комиссией ООН в выполнении Общеевропейской программы по транспорту, окружающей среде и охране здоровья (ОПТОСОЗ) – единственной в своем роде платформы, объединяющей министерства, отвечающие за транспорт, окружающую среду и охрану здоровья, в целях достижения здоровых и устойчивых транспортных моделей. Европейское региональное бюро ВОЗ также вносит свой вклад в разработку и принятие глобальных конвенций, например проводя анализ влияний на здоровье и продвигая интересы здоровья в Рио-де-Жанейрских конвенциях (в частности, в конвенциях об изменении климата и о биоразнообразии).

Европейское региональное бюро ВОЗ выполняет важные функции по предоставлению консультаций и обеспечению поддержки другим учреждениям системы ООН, например ЮНИСЕФ – в рамках Совместной программы мониторинга водоснабжения и санитарии, которая осуществляется с целью контроля за прогрессом в достижении Цели развития тысячелетия 7[9], межучрежденческому механизму «ООН – водные ресурсы» – в проведении Глобальной ежегодной оценки санитарии и питьевой воды, а также Европейской экономической комиссии – в обеспечении социальной справедливости в доступе к безопасной воде и улучшенным средствам санитарии.

Хорошо функционирующая система стратегического руководства в области окружающей среды и охраны здоровья на уровне Европейского региона ВОЗ играет важную роль в объединении усилий заинтересованных сторон из многих различных секторов и стимулировании согласованных действий, направленных на снижение экологического бремени болезней. В будущем, вероятно, особенно важным фактором в стратегическом руководстве в сфере окружающей среды и охраны здоровья станет деятельность организаций гражданского общества. Во многих местах озабоченность вопросами окружающей среды и охраны здоровья на политическом уровне стала запоздалой реакцией на требования гражданского общества.

Точно так же, как качество окружающей среды и характер развития являются важными детерминантами здоровья, так и здоровье является важным стимулом для других аспектов развития. Здоровье человека зависит от способности общества так управлять связью между деятельностью человека и окружающей средой, чтобы обеспечить охрану и укрепление здоровья, при этом не ставя под угрозу целостность природных систем, от которых зависит окружающая среда.

---

[9] К 2015 г. сократить вдвое долю населения, не имеющего постоянного доступа к безопасной питьевой воде и основным санитарно-техническим средствам.

Устойчивое развитие

Цель устойчивого развития заключается в том, чтобы удовлетворять потребности настоящего времени, не ставя под угрозу способность будущих поколений удовлетворять свои потребности. Концепция устойчивого развития – это больше, чем просто обеспечение равновесия между потреблением природных ресурсов и сохранением целостности окружающей среды. Устойчивое развитие подразумевает смену парадигмы, переход от модели развития, основанной на социальной несправедливости и эксплуатации ресурсов, к модели, требующей новых форм ответственности, солидарности и подотчетности не только на уровне страны, но и в общемировом масштабе и во взаимоотношениях между поколениями.

Связь между улучшением здоровья, экономикой и устойчивостью окружающей среды давно известна: здоровые люди имеют больше возможностей учиться, зарабатывать на жизнь и вносить позитивный вклад в жизнь общества, в котором они живут. И напротив, здоровая окружающая среда является предпосылкой хорошего здоровья *(258)*.

Глобальный план действий, согласованный на Конференции Организации Объединенных Наций по окружающей среде и развитию в 1992 г. *(259)*, и Рио-де-Жанейрская декларация по окружающей среде и развитию *(260)* сохраняют свою актуальность и поныне. Однако, хотя в Европейском регионе ВОЗ и наблюдался стабильный и быстрый экономический рост и был достигнут значительный прогресс в охране здоровья населения, включая успехи в достижении нескольких Целей развития тысячелетия, эти позитивные тенденции сопровождались увеличением диспропорций, социальным неравенством в отношении здоровья, ухудшением состояния окружающей среды, изменением климата и повторяющимися экономическими, финансовыми, энергетическими и продовольственными кризисами *(261)*. Необходимость в новом, более согласованном подходе к выработке природоохранной политики иллюстрируется также тем фактом, что сегодня, 20 лет спустя после первого саммита в Рио-де-Жанейро, принимаемые во многих странах ключевые решения, влияющие на окружающую среду – политика в области развития, городского планирования, транспорта, энергетики, сельского хозяйства и жилищного строительства – не уменьшают, а, скорее, увеличивают загрязнение воздуха, шумовое и химическое загрязнение и дорожно-транспортный травматизм.

Несколько исследований конкретных ситуаций, выполненных на уровне стран и на местном уровне, проиллюстрировали тот факт, что стратегии различных секторов также могут способствовать укреплению здоровья. Во многих из них применяются экологичные подходы к ведению хозяйственной деятельности (принцип «зеленой» экономики). Приведенные ниже примеры показывают, как решения, принимаемые в одной области (например, на транспорте или в городском планировании), приводят к улучшению здоровья и благополучия.

Организация Объединенных Наций *(262)* констатирует, что без реальных действий, направленных на снижение уровней потребительского отношения к ресурсам и их эксплуатации, какие-либо системные изменения едва ли будут возможны. Если же будут предприниматься действия, например, направленные на снижение чрезмерного потребления энергии, ограничение использования некоторых опасных веществ и поощрение изменений в моделях потребления, результатом будет снижение распространенности неинфекционных заболеваний, таких как диабет 2 типа и сердечно-сосудистые болезни. Здоровое питание с пониженным суммарным потреблением энергии могло бы не только улучшить здоровье и уменьшить распространенность ожирения, но и улучшить состояние окружающей среды благодаря уменьшению загрязнения от транспорта и выбросов парниковых газов. Дополнительные выгоды принесло бы снижение потребления жиров и белков животного происхождения, если учесть, сколько земли, воды и энергии требуется для их производства. Прилагаются большие усилия к тому, чтобы найти способы стимулирования здорового питания, сделать его выбор легким и популярным и улучшить среди населения понимание его пользы. Руководители, формирующие политику в Европейском регионе, опираются в своих действиях на некоторые механизмы и согласованные на международном уровне планы по снижению потребления транс-жирных кислот и соли, такие как План действий по реализации Европейской стратегии профилактики и борьбы с неинфекционными заболеваниями, 2012–2016 гг. *(178)*.

Одним из ключевых направлений деятельности является поощрение активных способов передвижения и общественного транспорта. Имеются многочисленные примеры того, как благодаря развитию общественного транспорта в сочетании с ездой на велосипеде и ходьбой пешком можно снизить уровень загрязнения воздуха, шума и выбросов парниковых газов, уменьшить потребление энергии и дорожные заторы, повысить безопасность дорожного движения, сохранить в лучшем состоянии ландшафты и укрепить социальную сплоченность населения в городах, одновременно создавая возможности для физической активности *(263)*.

Эти стратегии уменьшают риск сердечно-сосудистых и респираторных заболеваний, диабета 2 типа, некоторых видов онкологических заболеваний и артериальной гипертензии, а также снижают дорожно-транспортный травматизм. Совсем недавно стали появляться данные, свидетельствующие о том, что при таком сочетании стратегий в области транспорта могут также появиться возможности создания новых рабочих мест или придания существующим рабочим местам большей экологичности.

Большую пользу для здоровья может принести сочетание в жилищно-строительном секторе таких мер, как более эффективное использование активной и пассивной естественной вентиляции для охлаждения; меры по уменьшению образования плесени и сырости; энергосберегающие системы отопления жилищ, бытовые приборы и способы приготовления пищи; обеспечение безопасной питьевой водой; улучшение средств санитарии и строительство более прочных зданий. Многие страны, регионы и города экспериментируют со стратегиями, учитывающими интересы здоровья населения и имеющими благоприятное соотношение затрат и эффективности, для смягчения последствий изменения климата для жилищного сектора; эти стратегии следует систематически изучать и оценивать с точки зрения их пользы для здоровья населения *(264)*.

Положительное влияние на здоровье оказывают зеленые зоны в городах. Многие меры, принимаемые на местном уровне, приносят большую пользу для здоровья. Там, где имеются зеленые зоны и лесные массивы, люди их используют для прогулок, игр и езды на велосипедах, и физическая активность становится неотъемлемой частью их повседневной жизни, благодаря чему у людей снижается риск травматизма и уменьшается эффект городского теплового острова, снижаются уровни стресса и шумового загрязнения окружающей среды, повышается социальная активность. Зеленые зоны также могут помогать в борьбе с паводками *(246)*.

Сектор здравоохранения является одним из наиболее активных потребителей энергии, одним из крупнейших нанимателей и источником значительного объема отходов, в том числе биологических и радиоактивных. Поэтому обеспечение экологической безвредности медицинских услуг создает большие возможности для улучшения окружающей среды. Больницы и амбулаторные учреждения могут добиться значительных выгод для здоровья и экономики, если будут осуществляться меры энергосбережения, такие как разработка медицинских приборов с низкой потребляемой мощностью, использование возобновляемой энергии, экономия воды и обеспечение ее безопасного хранения на своей территории, улучшение организации закупок, вторичная переработка отходов и использование пищевых продуктов местного производства. Сектору здравоохранения также принадлежит важная роль в смягчении последствий изменения климата и в снижении воздействия факторов окружающей среды, за счет мер, направленных на ограничение собственного негативного воздействия на климат и на окружающую среду. Тем не менее, потенциал и возможности для повышения экологической ответственности служб здравоохранения у разных стран совершенно разные, причем различия углубляются в направлении «запад–восток». Помочь в преодолении препятствий на пути осуществления этих преобразований могут такие меры, как принятие соответствующего законодательства, стимулирование повышения способности ведомств и организаций осуществлять первоначальные инвестиции, предоставление технологий, использующих возобновляемые источники энергии, и энергосберегающих технологий, а также повышение уровня информированности.

По мере усиления внимания к данной тематике появляется все больше объективных свидетельств благотворного эффекта в отношении здоровья и социальной справедливости, который дают экологичные подходы *(251)*. Здесь важными областями исследований могут быть влияние новых технологий и инноваций на здоровье и выгоды для здоровья и благополучия от стратегий «зеленого» роста в других секторах на основе широкого вовлечения различных секторов и слоев общества. «Зеленый» рост и процветание могут и не распространяться на все слои общества и не стимулировать снижения бедности, если не будут сопровождаться такими методами работы, которые совпадают с интересами малоимущих и в которых акцентируется внимание на то, чтобы во всяком «зеленом» подходе к развитию были учтены интересы здоровья. Экономическая доступность – это лишь одна составляющая роста, охватывающего все слои общества, и справедливого доступа. Было предложено несколько мер экономической поддержки в различных секторах, чтобы решить проблему доступа к воде, пище, санитарии и энергии для бытовых целей – от прямой финансовой поддержки и технических усовершенствований до гарантированного предоставления минимального объема услуг наиболее нуждающимся.

Демонстрация зависимости между устойчивым развитием и здоровьем является убедительным аргументом в поддержку необходимости принятия мер по обеспечению устойчивого развития в целом и по смягчению изменения климата и адаптации к его последствиям в частности. Показатели здоровья можно измерить, и они могут вызывать общественный и политический интерес. В том, как после Рио+20 будут отслеживаться прогресс и эффект устойчивого развития, охрана здоровья будет одним из наиболее важных элементов.

Эффективность общественного здравоохранения повышается благодаря расширению междисциплинарного и межсекторального сотрудничества в области охраны здоровья людей, животных и окружающей среды. Это требует соблюдения следующих условий: принятие мер, направленных на всестороннее соблюдение многосторонних экологических соглашений, а также рекомендаций Европейского процесса по окружающей среде и здоровью; активное расширение базы научных знаний; оценка эффектов политики в различных секторах на здоровье, особенно тех, которые влияют как на здоровье, так и на окружающую среду; обеспечение непрерывного развития и адаптации услуг по охране окружающей среды и здоровья; стимулирование усилий по повышению уровня экологической ответственности в деятельности самого сектора здравоохранения.

Городская среда

Модели предоставления медицинских услуг варьируются в масштабе Региона. В широком плане, управление деятельностью больниц обычно осуществляется непосредственно центральными и региональными органами, а первичная медико-санитарная помощь, как правило, децентрализована. На местных органах власти часто лежит основная ответственность за оказание помощи пациентам с хроническими состояниями и инвалидам, организация или непосредственное предоставление различных услуг в сфере жилья, здравоохранения и социального обеспечения, особенно для пожилых людей. Раньше функции общественного здравоохранения и гигиены окружающей среды на муниципальном уровне часто осуществлялись совместно, но в настоящее время они, как правило разделены, хотя в некоторых странах отмечается тенденция к повторному объединению.

Около 69% населения Европейского региона – городские жители. Условия жизни и работы в городах оказывают и положительное, и отрицательное воздействие на здоровье людей и перспективы в отношении здоровья через сложную систему различных видов воздействий и механизмов. В городах сосредоточены группы населения с различными демографическими, экономическими и социальными характеристиками, некоторые со свойственными им особыми рисками для здоровья и уязвимостью.

Города дают индивидам и семьям прекрасные возможности для успеха и процветания и могут предоставлять благоприятные для здоровья условия благодаря улучшенному доступу к услугам, культурным ценностям и условиям для отдыха. Тем не менее, хотя города являются двигателями экономического процветания и местом, где нередко сосредоточены самые большие деньги в стране, они являются местами наибольшей концентрации бедности и нездоровья *(265)*. В последние годы начала развиваться наука и практика городского здравоохранения, которая стала обрамляющей парадигмой для целой сферы исследований и политики, призванной объединить и сориентировать действия целого ряда сил, от которых зависит здоровье городских жителей *(266)*.

Жизнь в городе может влиять на здоровье человека через природную и искусственную среду, социальное окружение и доступ к услугам и помощи. Качество жилья, планировка жилых кварталов, плотность застройки и структура землепользования, доступ к зеленым зонам, наличие мест отдыха и велосипедных дорожек, качество воздуха, шум и воздействие токсичных веществ – все это по-разному влияет на здоровье и благополучие населения. Некоторые обстоятельства жизни в городах, особенно изоляция и бедность, вносят дополнительный вклад в это неравенство и усугубляют его, способствуя непропорциональному воздействию губительных для здоровья и нежелательных для общества моделей реакции на экономические и социальные лишения. Увеличение числа живущих в городах людей старшего возраста требует переосмысления принципов городского планирования и стандартов оказания услуг *(267)*.

На большинство местных органов власти в Европейском регионе возложена общая обязанность способствовать благополучию своих граждан и обеспечивать равноправный и справедливый доступ к муниципальным ресурсам и возможностям. Города могут обеспечить такой доступ благодаря своему влиянию в таких сферах, как здравоохранение, социальное обеспечение, охрана окружающей среды, образование, экономика, жилищно-коммунальное хозяйство, безопасность, транспорт и спорт. Партнерства между секторами и инициативы по расширению прав и возможностей местных сообществ легче осуществлять на местном уровне, при активной поддержке местных органов власти. Многочисленные примеры успешной практики в этом отношении дает деятельность сети «Здоровые города».

Города оказывают значительное влияние на здоровье и благополучие людей, принимая и осуществляя различные стратегии и вмешательства, в том числе в таких областях, как борьба с социальным отчуждением и предоставление поддержки, содействие здоровой и активной жизни (например, строительство велосипедных дорожек и организация общественных мест, свободных от табачного дыма), вопросы безопасности и окружающей среды для детей и людей старшего возраста, условия труда, готовность к преодолению последствий изменения климата, подверженность опасным факторам и неудобствам, отвечающее интересам здоровья городское планирование и проектирование (планирование жилых кварталов, устранение архитектурных барьеров, доступность и близость бытовых услуг) и процессы с возможностью активного и широкого участия граждан *(268)*.

Тем, кто имеет отношение к деятельности по охране здоровья и благополучия населения, рассмотрение этих вопросов сквозь призму городской жизни позволяет сделать несколько практических выводов о необходимости:

- понимать и учитывать особенности жизни и распределение социально-экономических и экологических детерминант здоровья в городе;
- влиять на условия, которые увеличивают потенциальный риск и уязвимость в отношении инфекционных и неинфекционных заболеваний;
- учитывать в своих действиях меняющийся демографический и социальный ландшафт городов, например, старение населения и миграцию;
- включать вопросы городского здравоохранения в национальные стратегии, программы и планы здравоохранения;
- признавать важную роль местных органов власти в продвижении интересов охраны здоровья и социальной справедливости в отношении здоровья во всех местных стратегиях, а также важность вовлечения в эти процессы всего общества.

Лидерство в интересах здоровья и благополучия на местном уровне и роль мэров городов и местных общественных лидеров

По многим причинам у местных органов власти есть поистине уникальные возможности выступать в роли лидеров в вопросах охраны здоровья и благополучия населения. Многие социальные детерминанты здоровья действуют на местном и коммунальном уровне. По этой причине в сложном современном мире, где существуют многочисленные уровни государственной власти, секторы и государственные и частные заинтересованные стороны, именно местные органы обладают реальной возможностью влиять на детерминанты и неравенства в отношении здоровья. Их положение позволяет им влиять на землепользование, строительные нормативы и системы водоснабжения и канализации, практически внедрять и обеспечивать соблюдение ограничений на потребление табака и правил охраны труда и техники безопасности. Во-вторых, многие местные органы способны разрабатывать и осуществлять комплексные стратегии укрепления здоровья. В-третьих, их демократический мандат наделяет их властью и дает им необходимые полномочия для того, чтобы организовывать партнерства и активно вовлекать в них различные сектора. В-четвертых, местные органы власти каждый день находятся в контакте с гражданами и стоят ближе всех к их заботам и насущным потребностям. Это дает уникальную возможность для партнерского сотрудничества с частным и некоммерческим секторами, гражданским обществом и общественными организациями. В-пятых, у местных органов власти есть потенциал для мобилизации местных ресурсов и их использования таким образом, чтобы создать дополнительные возможности для малоимущих и уязвимых групп населения и защитить и поддержать права городских жителей.

Однако лидерство не ограничивается пониманием того, как имеющиеся у кого-то власть и потенциальные сферы влияния могут способствовать укреплению здоровья и сокращению несправедливостей в отношении здоровья. Эффективное лидерство в поддержку здоровья на местном уровне характеризуется следующими чертами: перспективное видение и понимание важности здоровья для социального и экономического развития; прочная приверженность созданию новых партнерств и альянсов; повышение уровня ответственности за здоровье у действующих субъектов на местном уровне, как обязанных заниматься вопросами здоровья по закону, так и не имеющих такой обязанности; обеспечение согласованности между действиями на местах и национальными стратегиями; предвидение перемен и планирование их осуществления; выполнение роли попечителя, посредника, катализатора, сторонника и защитника права всех жителей на наивысший уровень здоровья *(249, 269)*.

Для успешного лидерства в вопросах здоровья и благополучия требуются политическая приверженность, видение будущего и стратегический подход, благоприятная институциональная структура, поддержание неформальных контактов и связей с другими лицами, добивающимися таких же целей *(270, 271)*. Подлинная сила местных лидеров, позволяющая им содействовать укреплению здоровья и повышению благополучия, заключается не в их официальных полномочиях. Она кроется в их способности вдохновлять людей и вести их за собой. Используя общие усилия многих действующих субъектов, местные органы власти могут умножить свои силы и добиться реальных позитивных сдвигов в состоянии здоровья и благополучия местных сообществ. Все эти важнейшие элементы эффективных действий нацелены на изменение того, как граждане, сообщества, неправительственные организации, частный сектор и местные органы власти понимают здоровье и социальную справедливость в отношении здоровья и принимают соответствующие решения.

Общественная среда: социальные детерминанты и ресурсы здоровья

Повышение устойчивости к внешним негативным воздействиям рассматривается как ключевой фактор в защите и укреплении здоровья как на индивидуальном, так и на общественном уровне. Здоровье любого человека тесно связано со здоровьем сообщества. Местные общины играют ключевую роль в осуществлении мер по укреплению здоровья и профилактике болезней, а также в обеспечении полноценного включения людей, страдающих хроническими заболеваниями, и людей с ограниченными возможностями в жизнь общества. Эта роль формируется под влиянием комплексных взаимоотношений между различными факторами природной, искусственной и социальной среды. Стратегические меры, направленные на оздоровление средовых условий помогают сообществам и их членам активно пользоваться своими правами и возможностями в интересах поддержания здоровья.

В условиях быстро меняющейся окружающей среды главным в поддержании здоровья является постоянное сосредоточение всех усилий на улучшении условий жизни и труда. На макроуровне социально-экономическая политика должна создавать такие условия внешней среды, при которых люди во все периоды своей жизни имели бы больше возможностей полностью реализовать свой потенциал здоровья. На микроуровне весьма действенными могут быть меры, инициируемые в конкретных социальных условиях, в которых люди живут, общаются, работают и отдыхают – дома, в школе, на работе, в местах проведения досуга, в домах престарелых. Множество примеров того, как вырабатывать устойчивость, особенно путем привлечения местного населения и формирования коллективной ответственности за вопросы здоровья, дает движение ВОЗ «Здоровые города и сообщества». Аналогичный опыт демонстрируют и другие сети по различным типам средовых условий, такие как сети школ и рабочих мест, содействующих укреплению здоровья. Важными точками первого контакта являются службы медицинской и социальной помощи, особенно службы первичной медико-санитарной помощи, непосредственно работающие с семьями на дому, с работниками на предприятиях и с группами людей в местных сообществах в течение всей их жизни и особенно в критические периоды *(235,272)*.

Возможности людей зависят от их собственной инициативы: путем наращивания властных полномочий и использования собственных ресурсов, с помощью внешних структур и благоприятных жизненных обстоятельств. Местные сообщества могут поддерживать отдельных граждан и пациентов, создавая социальные сети и мобилизуя социальную поддержку, что в совокупности укрепляет сплоченность людей и может поддерживать их в трудные периоды жизни и в периоды болезни и уязвимости. Сообщества должны обеспечивать отдельным лицам, группам людей и жителям микрорайонов структуры, ресурсы и возможности для того, чтобы они могли объединяться в сети, становиться более организованными и укреплять потенциал вместе с другими действующими субъектами, вырабатывать навыки лидерства и брать на себя ответственность за свое здоровье и за свою жизнь. В последние годы были разработаны инструменты и накоплен практический опыт в данной области. Ряд примеров приведен в литературе по проблемам ресурсов здоровья и наращивания «прочности» сообществ *(273,274)*. Цель этих инноваций – помогать гражданам и сообществам выявлять доступные ресурсы для надежного решения местных задач и обеспечивать более эффективное использование внешней поддержки со стороны социальных служб и др. Так например, недавно созданный в Шотландии Альянс ресурсов (Assets Alliance) служит платформой для обмена ресурсами и помощи правительству Шотландии и национальным агентствам в разработке политики *(275)*.

Полезное значение для здоровья и социальной справедливости имеет наличие адекватной системы социальной защиты. Расходы государства на социальные нужды оказывают существенное влияние на уровень бедности, который, в свою очередь, ассоциируется с более высокой смертностью, особенно среди женщин и детей и в первую очередь – среди женщин с низким уровнем образования. Социальная защита влияет и на здоровье взрослых, особенно в странах с низким и средним уровнем доходов.

Принцип общегосударственной ответственности за охрану здоровья требует, чтобы при использовании мер нормативно-правового регулирования самым серьезным образом учитывалось, какие последствия они будут иметь для здоровья *(47)*. Сохраняющиеся и зачастую нарастающие социально детерминированные проявления несправедливости в отношении здоровья требуют принятия комплексных мер и системного подхода *(276,277)*. Необходимы твердая политическая приверженность, эффективные системы здравоохранения, показывающие высокие результаты своей деятельности, и согласованность всех направлений государственной политики, а также безупречно функционирующие институты, способные влиять на формирование политики в секторе здравоохранения и в других стратегически важных секторах. Обеспечение систематической целенаправленности государственных стратегий и частных инициатив и рациональная организация финансовых, кадровых и экологических ресурсов позволят мобилизовать усилия на улучшение здоровья и благополучия и добиться справедливого распределения соответствующих показателей в обществе *(49,51,278)*.

Важнейшей целью политики должно быть поддержание уровня жизни, необходимого для того, чтобы быть здоровым. Фактические данные показывают, что расходы на социальные нужды больше в тех странах, где политика социальной защиты носит более всеохватывающий характер и где выше доля работающего населения. Для обеспечения эффективной социальной защиты рекомендуются следующие конкретные меры: обеспечение доступа женщин и детей к доходу, необходимому для здоровой жизни; выделение достаточных средств на социальные нужды, особенно для поддержки женщин с низким уровнем образования; всеобщий доступ нуждающихся к эффективным услугам систем социальной защиты в странах с низким и средним уровнем доходов; проведение программ активизации рынка труда, параллельно с мерами надежной социальной защиты, в целях содействия трудоустройству.

Для того чтобы воздействовать на социальные детерминанты здоровья и добиваться устранения социальных несправедливостей в отношении здоровья, нужно идти дальше, не останавливаясь на применении традиционной модели оказания медико-санитарной и социальной помощи. В дополнение к государственным мерам государствам для устранения тех или иных недостатков необходимо также направлять усилия на рациональное использование всех внутренних ресурсов и средств поддержки, которыми могут располагать местные сообщества и которые могут усилить и дополнить помощь, предлагаемую государственным сектором *(27)*. Многие программы, задуманные с намерениями укрепить здоровье и сократить обусловленную социальными причинами несправедливость в отношении здоровья, оканчиваются неудачей только потому, что они не строятся на таком общесистемном подходе.

Поскольку ресурсы здоровья связаны с социальными детерминантами, подходы, предполагающие учет и использование ресурсов здоровья, способны преодолеть некоторые из имеющихся препятствий на пути к максимальному улучшению здоровья, повышению уровня благополучия и сокращению несправедливостей в отношении здоровья. Такие подходы тесно связаны с моделями укрепления здоровья и вмешательств. В них придается особое значение укреплению защитных и благоприятствующих факторов для здоровья отдельных людей и сообществ: для этого выявляются навыки и умения, сильные стороны, потенциал и знания отдельных людей и социальный капитал сообществ. В таких моделях акцент делается на выявление имеющихся ресурсов, которые позволят защищать, сохранять и укреплять здоровье граждан и сообществ. Целью здесь является максимально эффективное использование этих ресурсов для того, чтобы обеспечить надежное решение местных проблем, относящихся к здоровью людей, и дать возможность более эффективного использования любой поддержки извне (например услуг по укреплению здоровья и повышению благополучия) *(279–281)*.

Большое значение имеют усилия, направленные на снижение уязвимости и ослабление процессов социального отторжения. Для того, чтобы дать возможность обществу направить деятельность органов государственного управления и других ведомств на обеспечение здоровья и благополучия как коллективных целей общества, требуется более разумное управление. Для этого нужны новые структуры стратегического руководства и лидерства. Вместо того, чтобы создавать потенциал за счет поддержки извне, необходимо строить такие социальные, политические и экономические системы, которые расширяют права и возможности всех членов общества, раскрепощают потенциал, имеющийся внутри организаций, профессиональных групп, местных сообществ, семей и малозащищенных групп населения. Для того, чтобы добиться такого расширения прав и возможностей, требуются самые разнообразные виды знаний и фактических данных, построенных на опыте и мнениях людей, входящих в соответствующие группы и сообщества.

Эти подходы помогают перевести такие концепции и принципы в плоскость действий на местном уровне. При этом цель состоит в том, чтобы направить государственные инвестиции в местные общины, разумно используя их сильные стороны и ресурсы, чтобы пробудить энтузиазм, повысить устойчивость к неблагоприятным внешним воздействиям и высвободить имеющийся потенциал *(282)*. Таким образом, основанные на учете и использовании ресурсов здоровья подходы являются неотъемлемой частью укрепления здоровья и должны стать такой же неотъемлемой частью стратегий улучшения здоровья и снижения социальных несправедливостей в отношении здоровья *(283, 284)*.

Если местные сообщества, семьи и отдельные граждане будут лучше информированы о существующих возможностях для осуществления изменений и получения поддержки, а также о том, что каждый человек может помочь в устранении препятствий на пути к лучшей и более здоровой жизни, это может дать больше свободы людям с нарушениями здоровья, особенно с хроническими заболеваниями и с ограниченными возможностями, и позволит им вносить значимый вклад в жизнь местного сообщества. Основная задача – определить и усилить роли различных заинтересованных сторон и обеспечить надежное отслеживание хода работы и подотчетность. Можно отметить следующие необходимые действия: привлечение объединений пациентов и членов их семей, осуществляющих уход, а также профильных НПО к оказанию помощи пациентам и предоставление им поддержки за счет государственных средств; обеспечение поддержки на уровне местных сообществ, дающей людям возможность жить максимально самостоятельной жизнью; содействие созданию благоприятных условий для самостоятельного ведения болезни по месту работы больного; укрепление механизмов социальной поддержки по месту жительства, поощряющих вовлечение людей с хроническими заболеваниями и с ограниченными возможностями в жизнь общества; инициирование и финансирование программ противодействия стигматизации с целью изменения негативного отношения к людям с хроническими заболеваниями и с ограниченными возможностями. Перспективным и действенным подходом, обеспечивающим динамическое взаимодействие между индивидуумами и средой, в которой они живут и трудятся, является повышение медико-санитарной грамотности. Речь при этом идет об обучении и выработке умений по различным аспектам здоровья, включая навыки ориентирования среди комплексных социальных и медико-санитарных систем при решении вопросов, связанных со здоровьем. Работа по повышению медико-санитарной грамотности населения требует внимания ко всем периодам жизни человека, учета культуральных и контекстуальных факторов и проводится как на индивидуальном уровне, так и в организациях.

Неформальные помощники по уходу несут на своих плечах наибольшую нагрузку по оказанию помощи. Оказание помощи им самим в выполнении этой работы, обучение, а также защита их благополучия позволяет добиться положительных результатов для здоровья самих неформальных помощников по уходу и тех, кто находится на их попечении. Основными мерами в этой связи являются: официальное признание труда неформальных помощников по уходу, предоставление им финансовой поддержки и пособий по социальному обеспечению; вовлечение неформальных помощников по уходу в процессы принятия решений по вопросам политики и услуг здравоохранения; организация посещений специалистами на дому и обеспечение регулярного общения между профессиональными и неформальными помощниками по уходу (включая оценку состояния здоровья неформальных помощников по уходу и безопасности их труда и применения технических вспомогательных средств); использование опыта работы неформальных помощников по уходу со своими подопечными в подготовке профессиональных патронажных работников; осуществление мер по охране психического здоровья неформальных помощников по уходу – например, предоставление возможности работать по гибкому графику и неполный рабочий день, создание программ взаимной поддержки и самопомощи, обучение и предоставление инструментов для оценки потребностей самих помощников в услугах охраны психического здоровья.

Часть 3

Здоровье-2020: повышение эффективности реализации – требования, подходы и непрерывное обучение

Введение

В части 3 описываются требования и практические пути, которые могут содействовать эффективной реализации политики Здоровье-2020. Здесь предстоит решить две рядом стоящие сложные задачи: первая – обеспечить рациональное стратегическое управление системами здравоохранения и их укрепление – это то, что мы называем «руководством здравоохранением» (health governance); вторая – организовать совместные действия сектора здравоохранения и других секторов, государственных и частных структур и самих граждан во имя общих целей – иными словами, «стратегическое руководство в интересах здоровья» (governance for health). Реализация политики Здоровье-2020 требует работы по ряду ключевых элементов: лидерство; стратегический замысел (отраженный в национальных и субнациональных стратегиях) охраны здоровья; совместная работа в рамках партнерств; ответственность всего общества и всего государства за здоровье людей; мониторинг, оценка и научные исследования в области общественного здравоохранения; обеспечение активной роли ВОЗ.

Реализация намеченного: сложные задачи, стоящие перед руководителями, отвечающими за проведение политики

В процессе осуществления политики Здоровье-2020 страны не только столкнутся с разными контекстами и исходными позициями: им также понадобится выработать способность адаптироваться как к прогнозируемым, так и к непредвиденным условиям, в которых должны реализовываться их стратегии. Мир сегодня совершенно не похож на ту среду, в которой принималась и осуществлялась прежняя политика «Здоровье для всех», и в данном документе, равно как и в исследовании, посвященном стратегическому руководству в интересах здоровья, уже было обращено внимание на такие проблемы, как глобальная взаимозависимость и взаимосвязанность, ускоряющиеся темпы перемен, дополнительная сложность среды, определяющей политику, и повышение степени неопределенности. Для того, чтобы эффективно работать в таком мире, нужны новые стратегические подходы и инструменты *(285)*.

Государства-члены будут выбирать разные подходы и выстраивать свои действия и решения в соответствии со своими политическими, социальными, эпидемиологическими и экономическими реалиями, своими возможностями вырабатывать и реализовывать политику, а также своими традициями и культурой. Государствам-членам необходимо проанализировать и критически оценить свои позиции по отношению к основам политики Здоровье-2020 и то, в какой мере их инструменты политики, законодательство, организационная структура, кадровые ресурсы и ситуация и меры в налогово-бюджетной сфере способствуют либо, напротив, препятствуют реализации политики Здоровье-2020. Такой анализ включает в себя оценку сложности системы, ее потенциала, показателей функционирования и динамики. В основах политики Здоровье-2020 изложены уже существующие, появляющиеся и будущие проблемы, которые должны будут решаться, но подчеркивается также и то, что перед руководителями, проводящими политику, стоит непростая задача – оперативно приспосабливаться к непредвиденным проблемам и изменениям в общем контексте, которые будут оказывать влияние на стратегические цели. Потребуется постоянно анализировать обстановку и вносить коррективы в политику, в том числе и быть готовыми отказаться от стратегий, которые утратили актуальность или стали неэффективными. Реализация основ политики Здоровье-2020 потребует больших усилий. В исследовании, которое провело недавно Европейское региональное бюро ВОЗ в рамках подготовки основ политики Здоровье-2020 и для последующего содействия ее реализации, были рассмотрены различные обязательства в сфере общественного здравоохранения, принятые государствами-членами в период между 1990 и 2010 гг. В составленный перечень вошло внушительное число резолюций, программных заявлений и юридически обязательных правовых документов. В них уже было затронуто большинство тем, которые рассматриваются в основах политики Здоровье-2020, хотя некоторым из них, по-видимому, можно было бы уделить больше внимания – например, проблемам пожилых людей, оказанию помощи при отдельных неинфекционных заболеваниях и экономическим аспектам здоровья и болезни. Авторы поставили под сомнение перспективность такого подхода и подняли вопрос о трудностях мониторинга и оценки реализации и риске повторения и дублирования.

Для поддержки процесса формирования политики в столь сложных условиях было предложено семь следующих принципов.

- *Комплексный прогностический анализ*. Выявив ключевые факторы, влияющие на результаты политики, и определив сценарии, по которым эти факторы могут эволюционировать в будущем, можно сделать политику устойчивой к воздействию целого ряда ожидаемых условий и выработать показатели, с помощью которых при необходимости можно будет инициировать внесение в политику важных корректив.
- *Обсуждение с широким участием заинтересованных сторон*. Это коллективные, совместные действия общества по изучению какого-либо вопроса с разных точек зрения до того, как будет принято решение. Совещательные процессы укрепляют общую схему разработки политики, так как содействуют формулированию общих ценностей, развитию коллективной приверженности, выявлению возникающих проблем, а также всестороннему анализу причинно-следственных связей.
- *Автоматическая корректировка политики*. Всегда можно предвидеть некоторую изначально присутствующую изменчивость социально-экономических и экологических условий, а мониторинг основных показателей может помочь в выработке и внесении в политику важных корректив, чтобы политика продолжала успешно выполнять свою функцию.
- *Создание благоприятных условий для самоорганизации и объединения в социальные сети*. Действия, направленные на то, чтобы стратегии не подрывали существующий социальный капитал, на создание форумов, дающих возможность объединяться в социальные сети, на облегчение обмена передовой практикой и устранение препятствий на пути к самоорганизации позволяют повысить возможности заинтересованных сторон реагировать на непредвиденные события разнообразными инновационными способами.
- *Децентрализация принятия решений*. Передача прав и обязанности принимать решения либо существующему, либо специально создаваемому подразделению на самом нижнем уровне в системе стратегического руководства, при котором еще сохраняется эффективность и подотчетность, может привести к повышению способности политики давать нужные результаты при возникновении непредвиденных обстоятельств.
- *Поощрение разнообразия*. Учитывая сложность большинства ситуаций, в которых осуществляется политика, реализация разнообразных направлений политики для достижения одной и той же цели повышает вероятность достижения желательных результатов. Разнообразие ответных мер

также представляет собой один из распространенных подходов к управлению рисками и повышает способность эффективно функционировать при возникновении непредвиденных условий.

- *Систематический формальный пересмотр политики и непрерывная учеба*. Регулярный пересмотр, даже в тех случаях когда политика дает хорошие результаты, и проведение тщательно спланированных пилотных проектов на протяжении всего срока действия политики для апробирования различных вариантов, может помочь в решении возникающих проблем и во внесении важных корректив.

Лидерство, включая укрепление роли министров здравоохранения и сектора здравоохранения

Лидерство в области здравоохранения и обеспечения социальной справедливости в отношении здоровья сегодня важнее, чем когда-либо ранее. Лидерство в интересах здоровья может принимать различные формы с участием многочисленных действующих субъектов, например следующих: международные организации, задающие стандарты и «правила игры»; главы правительств, отдающие приоритет вопросам охраны здоровья и благополучию граждан; министры здравоохранения, не ограничивающиеся рамками своего сектора, а обращающиеся к министрам других секторов; парламентарии, проявляющие интерес к вопросам здравоохранения; руководители коммерческих структур, стремящиеся так переориентировать модели бизнеса с учетом интересов здоровья; организации гражданского общества, привлекающие внимание к недостаткам в профилактике болезней или в оказании услуг; академические институты, предоставляющие объективные свидетельства об эффективности (или неэффективности) медико-санитарных вмешательств, а также необходимые для инноваций научные данные; местные органы, решающие сложные задачи учета интересов здоровья во всех стратегиях. Все чаще в роли лидеров в деле охраны здоровья и достижения социальной справедливости стали выступать отдельные лица – благотворители, медийные знаменитости – и проводимые ими кампании оказывают большое влияние.

Для лидерства в интересах здоровья в XXI веке нужны новые навыки, и нередко результаты лучше достигаются путем влияния, нежели прямым контролем. Авторитет лидеров в области здравоохранения в будущем в значительной степени будет зависеть не только от их положения в системе здравоохранения, но и от способности убеждать других в том, что здоровье и благополучие имеют огромное значение для всех секторов. Лидерство будет не только индивидуальным, но и институциональным, коллективным, сосредоточенным в сообществах и основанным на сотрудничестве. Такие формы лидерства уже появляются на практике. Группы заинтересованных сторон объединяются для решения важнейших проблем здравоохранения на глобальном, региональном, национальном и местном уровнях – примером может служить глобальная борьба против ВИЧ. Аналогичные движения возникают для борьбы с неинфекционными заболеваниями, решения проблем гигиены окружающей среды и укрепления здоровья.

Важнейшая роль в этом отношении принадлежит министрам и министерствам здравоохранения. Их прочное руководство является ключом к успеху всех действий, необходимых для продвижения интересов здоровья, таких как разработка и реализация национальных и территориальных стратегий в области здравоохранения, направленных на укрепление здоровья и благополучия; разъяснение необходимости и организация плодотворного межсекторального сотрудничества в интересах здоровья; привлечение к активному участию в этой деятельности всех заинтересованных сторон; качественное и эффективное выполнение основных функций общественного здравоохранения и оказание медико-санитарных услуг и установление и мониторинг стандартов для показателей деятельности в рамках прозрачной подотчетности.

Возложенная на них ответственность за эффективность, отзывчивость и оперативность в работе медицинских служб также в немалой степени способствует улучшениям в показателях здоровья с соблюдением принципа социальной справедливости. Службы здравоохранения сами вносят вклад в те или иные показатели здоровья и благополучия, и можно ожидать возрастания этого вклада в будущем по мере улучшения технологической вооруженности служб здравоохранения по всему спектру состояний нездоровья и заболеваний. Кроме того, службы здравоохранения сами по себе являются мощной социальной детерминантой здоровья в смысле распределенных по социальному признаку неравенств в доступе к медицинским услугам и в пользовании ими.

Разработка, реализация и оценка национальных и субнациональных программ, стратегий и планов с использованием вклада различных секторов

Стратегии охраны здоровья нацелены на достижение конкретных и измеримых улучшений здоровья, особенно по таким показателям, как продолжительность здоровых лет жизни и возможность жить без посторонней помощи при хроническом заболевании. Забота о здоровье людей – это ключевой приоритет политики на всех уровнях руководства, требующий наличия эффективной и интегрированной системы здравоохранения, которая служит нуждам охраны общественного здоровья и уделяет важнейшее внимание первичной медико-санитарной помощи. Решение этих задач включает подготовку всестороннего плана действий, направленных на улучшение здоровья и повышение уровня благополучия, в том числе путем развития и укрепления систем здравоохранения. Непосредственное отношение к этому имеет также цель укрепления межсекторальных подходов.

Подобные инструменты планирования не должны ограничиваться рамками оказания медико-санитарной помощи, они должны охватывать всю широкую повестку дня охраны здоровья, а также социальные детерминанты здоровья и вопросы взаимодействия между сектором здравоохранения и другими секторами общества. Национальная стратегия здравоохранения – в любой возможной форме – может играть роль всеобъемлющей стимулирующей и воодушевляющей стратегической платформы, объединяющей широкий круг заинтересованных сторон и секторов в их совместных усилиях по улучшению здоровья населения. Такая стратегия способна поддерживать общие ценности, развивать синергизм и содействовать прозрачности и подотчетности. В странах с низким и средним уровнем доходов процесс разработки политики, стратегий и планов здравоохранения также может помочь донорам в планировании программ по охране здоровья и способствовать эффективной координации их усилий. Этот процесс должен строиться на основе всесторонней оценки потребностей здравоохранения с учетом возрастных и гендерных факторов, а также социального положения и условий жизни конкретных групп населения.

Результаты научных исследований и другие аналитические данные указывают на то, что многие вмешательства и услуги с вполне доказанной эффективностью не достигают нуждающихся в них групп населения. Речь идет о таких, например, мерах, как снижение потребления соли и насыщенных жиров, повышение налогов на табачные изделия, выявление и лечение артериальной гипертензии, ведение пациентов с инсультом мультдисциплинарными бригадами и активное ведение третьего периода родов. Существует множество причин, мешающих внедрению достижений науки в политику и практику. Некоторые из них имеют техническую природу и вытекают из типа и сути научных данных; другие определяются организационными факторами и возникают при слабости партнерств или межсекторального сотрудничества; наконец, третья группа причин связана с политическими аспектами – когда объективные данные противоречат интересам тех, кто устанавливает приоритеты и принимает инвестиционные решения. Успех вмешательств также зависит от наличия у целевых групп достаточных возможностей для устойчивого поддержания полученного полезного эффекта.

Несомненно фактические данные редко выступают в качестве единственного или даже основного фактора, определяющего принятие решений. Не менее важное значение имеют ценностные установки и другие влияния. Тем не менее, существуют возможности для расширения масштабов предоставления важнейших затратно-эффективных услуг и высвобождения ресурсов, однако для этого необходимо приложить усилия, направленные на расширение научно обоснованных видов помощи для наиболее нуждающихся и на сокращение нерациональных видов услуг и малополезных медико-санитарных вмешательств. Для успеха данного подхода ученые, организаторы и практики должны работать по-новому – сосредоточив свои усилия на совместном генерировании знаний и на использовании фактических данных для удовлетворения своих реальных нужд.

Наряду с необходимыми, а нередко и дополнительными фондами, важнейшее значение имеет борьба против неэффективной траты ресурсов в секторе здравоохранения, что является залогом обеспечения общественной и политической поддержки для увеличения расходов. Повышение эффективности должно занимать ключевое место в планах и стратегиях по охране здоровья, а не быть лишь временной реакцией на сокращение бюджета, при этом переход к новой, менее затратной системе предоставления услуг должен тщательно управляться и может потребовать краткосрочных инвестиций. Основная цель – устойчивое улучшение показателей экономической эффективности, включая повышение энергетической эффективности, перевод большего объема услуг на амбулаторный уровень, выделение большего объема ресурсов на первичную медико-санитарную помощь и рентабельные программы охраны общественного здоровья, сокращение наименее рентабельных видов деятельности и более рациональное использование лекарственных средств.

Показатели работы систем здравоохранения, страдающих фрагментированностью, нередко не соответствуют растущим ожиданиям общества и граждан. В вопросах, касающихся услуг здравоохранения, люди рассчитывают на более активное участие в принятии решений, расширение своих реальных прав и возможностей, соблюдение социальной справедливости и прав человека. Выдвигаются также пожелания увеличить объем государственного финансирования медицинского обслуживания, однако ресурсы всегда ограничены. Важным компонентом действий в ответ на эти ожидания является совершенствование руководства системами здравоохранения и их общее укрепление. Министры и министерства здравоохранения и другие руководящие органы национального уровня нуждаются в помощи и поддержке при обеспечении улучшения показателей деятельности систем здравоохранения и повышения их подотчетности и прозрачности.

Политика здравоохранения разрабатывается, как правило, с использованием разнообразных подходов, на различных уровнях и с различными целями. Упрощенные, механистические подходы здесь не состоятельны и действуют неполноценно. Требуются более гибкие и комплексные подходы, позволяющие оперативно реагировать на меняющиеся обстоятельства и учитывать достоверные свидетельства об эффективности (или недостаточной эффективности) вмешательств. Разработка всеобъемлющей стратегии здравоохранения, по своей природе, является сугубо политическим процессом, и это должно учитываться на каждой стадии.

Для обеспечения долгосрочной устойчивости крайне важны политические и правовые обязательства. Необходима гибкость, позволяющая адаптироваться к неожиданным изменениям в политической и экономической среде и сфере здравоохранения. Сам процесс во многом имеет самостоятельную ценность. Вероятность успеха в реализации таких стратегий будет выше, если их «полновластными хозяевами» и исполнителями будут те же люди, которые их разработали, и если эти стратегии будут строиться с учетом имеющегося потенциала, ресурсов и ограничений. Эти инструменты должны указывать реалистичные способы развития организационно-кадрового потенциала и ресурсной базы путем мобилизации партнеров и заинтересованных сторон, нередко имеющих конкурирующие интересы.

Увеличение суммарного вклада благодаря партнерствам в интересах здоровья

Цели политики Здоровье-2020 будут достигаться сочетанием индивидуальных и коллективных усилий. Ключом к успеху в реализации политики Здоровье-2020 будет тесное сотрудничество государств-членов с ВОЗ и их активная работа по привлечению других партнеров. Находящиеся в центре политики Здоровье-2020 общегосударственный подход и принцип участия всего общества в деятельности по улучшению здоровья и благополучия находят свое отражение в стратегиях, укрепляющих объединенное и согласованное руководство, улучшающих координацию и интеграцию и способствующих рассредоточению ответственности за охрану здоровья по всей системе государственного управления и по всему обществу. Для решения сложных современных проблем здравоохранения необходим многоуровневый общегосударственный подход с вовлечением всего общества, при котором в этой деятельности, помимо государства, участвуют гражданское общество, частный сектор и средства массовой информации. Непременные условия для успеха – наличие общей задачи и широкие совместные усилия в каждой стране: речь идет о правительствах, неправительственных организациях, гражданском обществе, частном секторе, науке и академической сфере, работниках здравоохранения, сообществах и всех отдельных гражданах.

Сегодняшние лидеры в борьбе за охрану и улучшение здоровья должны отстаивать необходимость партнерств в интересах здоровья и создавать такие партнерства. Эти партнерства являются одним из стержневых элементов общесистемного подхода, заложенного в основах политики Здоровье-2020. Создание полноценных партнерств с учреждениями, гражданами и местными сообществами, гражданским обществом и заинтересованными сторонами из государственного и частного сектора на нескольких уровнях чрезвычайно важно для более глубокого понимания местных детерминант здоровья, завоевания поддержки на всех уровнях общества и содействия развитию местных общин. Отчасти речь идет о том, чтобы улучшить качество общегосударственного и межсекторального стратегического руководства в интересах здоровья, а отчасти – о том, чтобы создать широкие международные, национальные и местные группы поддержки здоровья.

Партнерства внутри системы государственного управления и вне ее зависят от наличия общих интересов, доброжелательных личных отношений, а также благоприятной среды для деятельности. Имеется множество типов партнерств, строящихся на различных формах взаимоотношений; так, партнерства могут быть формальными и неформальными либо носить преимущественно технический характер. Фактические данные демонстрируют чрезвычайную важность таких параметров, как прочность, качество и прозрачность связей между партнерами, механизмы распределения сфер ответственности, а также, что имеет особое значение, правила формирования бюджета и отчетности. Эти характеристики партнерств оказывают определяющее влияние на конечные результаты и эффективность их работы.

На всех уровнях структур необходимо учитывать важные вопросы, касающиеся асимметрии власти. Несмотря на то, что многие организации одобряют партнерства и признают важность взаимного учета интересов сторон, данные исследований и другие формы анализа убедительно демонстрируют, что участники порой не полностью следуют принципу добросовестных партнерских отношений, не всегда учитывают особенности корпоративной культуры партнерской организации, соблюдают провозглашенные ими самими принципы или приемы надлежащей операционной и управленческой практики. Решение многих наиболее трудных проблем требует наличия механизмов или процедур для урегулирования вопросов, связанных со скрытыми намерениями, или потенциальных конфликтов интересов, а также для достижения договоренности об основных положениях партнерства. Партнерства занимают важнейшее место в системе межсекторального стратегического руководства, но то, каким образом партнеры вносят свой вклад в информационную и ресурсную базу для принятия решений, может иметь скорее иерархический, чем горизонтальный характер.

Поддержка гражданского общества укрепляет информационно-агитационную работу в интересах здоровья и социальной справедливости. Принципы и ценность вовлечения местных сообществ и расширения их прав и возможностей признаны повсеместно, и поддержка гражданского общества во всем его многообразии – общества людей, которые часто добровольно и бесплатно отдают свое время и силы для участия в важных вмешательствах и в реализации принятых подходов – имеет ключевое значение. Дополнительное преимущество организаций гражданского общества заключается в их способности поддерживать неформальное общение с людьми. Государственным ведомствам и официальным органам принадлежит важная роль в донесении до людей точной и заслуживающей доверия информации, однако восприниматься такая информация от государства и от гражданского общества может совершенно по-разному. При решении сложных, деликатных или стигматизированных вопросов структуры гражданского общества нередко располагают возможностями, которые отсутствуют у официальных органов. Речь может идти, например, об укреплении взаимодействий с маргинальными группами, которые до этого оставались без внимания, или о привлечении частного бизнеса с соблюдением норм этики. Добровольные организации и группы взаимоподдержки вносят свой важный вклад и оказывают практическую помощь нуждающимся. Новую и постоянно растущую роль в формулировании и распространении сведений и установок по различным вопросам здоровья играют онлайновые социальные сети.

Партнерства с международными организациями, действующими в Европейском регионе, имеют важнейшее значение в реализации целей политики Здоровье-2020. Роль ВОЗ и ее взаимосвязи с этими организациями основаны не только на ее стремлении к техническому совершенству, научно обоснованной практике и управлению, ориентированному на результаты, но также на ее приверженности совместной работе по оказанию помощи государствам-членам в полной реализации их потенциала здоровья. Сотрудничество между ВОЗ и другими международными организациями постоянно укрепляется. Среди них такие структуры, как специализированные учреждения Организации Объединенных Наций, Всемирный банк и региональные банки развития, ОЭСР, Европейский Союз, Совет Европы, Глобальный фонд для борьбы со СПИДом, туберкулезом и малярией, агентства и фонды в поддержку развития, а также ведущие неправительственные организации. Во многих ключевых областях общественного здравоохранения важнейшим партнером является ЮНИСЕФ. Совместно с этой организацией проводится работа по таким направлениям, как охрана здоровья матери и ребенка, иммунизация, содействие улучшению здоровья и профилактика болезней путем укрепления систем здравоохранения, совершенствование мониторинга разрыва по показателям здоровья.

Прочный фундамент, большие возможности и дополнительные выгоды принесет сотрудничество с ЕС. Европейская комиссия выпустила «белую книгу», в которой предложены фундаментальные принципы и сформулированы стратегические задачи Комиссии в ее работе в области здравоохранения *(22)*. Изложенные положения вытекают из статьи 168 Договора о функционировании Европейского союза с поправками в соответствии с Лиссабонским договором *(112)*, где констатируется, что «при планировании и реализации всех стратегий и мероприятий Союза должен гарантироваться высокий уровень защиты здоровья людей».

Страны-кандидаты на вступление в ЕС, потенциальные кандидаты и страны, сотрудничающие в рамках Инструмента Европейской политики соседства и партнерства, также активно приводят свое законодательство и практику в соответствие с правилами ЕС. Эти процессы могут сыграть важную роль в реализации политики Здоровье-2020. Важным шагом по пути укрепления партнерства в деле улучшения информации здравоохранения, укрепления безопасности общественного здоровья, улучшения финансирования здравоохранения, снижения неравенств в отношении здоровья, проведения научных исследований и улучшения сотрудничества внутри отдельных стран является совместная декларация Европейской комиссии и ВОЗ, которая включает шесть «дорожных карт» для развития более тесного сотрудничества. Отдельные инициативы Европейской комиссии, такие как Европейское инновационное партнерство по вопросам активной старости и здорового старения *(286)*, открывают дополнительные возможности для сотрудничества.

Еще один важный источник поддержки – развитие связей с новыми и возникающими типами партнерств в интересах здоровья, которые проводят активную деятельность на различных уровнях стратегического руководства в масштабах Региона. Значительный полезный вклад вносят инновационные механизмы сотрудничества, в том числе следующие: Евразийское экономическое сообщество; Сеть здравоохранения Юго-Восточной Европы и «Северное измерение»; сети по конкретным направлениям политики, такие как Европейская сеть ВОЗ «Здоровые города» и «Регионы за здоровье»; субрегиональные сети в пределах СНГ; общерегиональные сети ВОЗ по укреплению здоровья в различных средовых условиях, включая школы, рабочие места, больницы и пенитенциарные учреждения.

Важными потенциальными партнерами являются академические и профессиональные учреждения, включая медицинские профессиональные ассоциации, сотрудничающие центры ВОЗ и сети общественного здравоохранения на региональном и страновом уровнях.

Необходимо изыскивать пути рационального и этически приемлемого сотрудничества с частным сектором, включая фармацевтическую индустрию, которая проводит все более активную деятельность в различных странах Европейского региона. В разных странах и внутри одной и той же страны имеются разные отношения к частному сектору. Однако частный бизнес (от местного до глобального) все больше проникает во все аспекты жизни людей. Коммерческие структуры присутствуют во всех сообществах и на всех уровнях, и их знание и понимание местных условий является ценным ресурсом, который часто остается невостребованным и который, при его правильном использовании, может внести значительный вклад в здоровье и благополучие. Многие малые и крупные частные предприятия выступают в роли основных спонсоров проводимых на уровне местных сообществ мероприятий, и в дальнейшем использовании их в этой роли кроется реальный потенциал. Совершенно очевидно, однако, что их влияние может как способствовать охране здоровья, так и подрывать его.

Генеральная Ассамблея Организации Объединенных Наций в статье 44 своей политической декларации по профилактике и борьбе с неинфекционными заболеваниями *(180)* призвала частный сектор увеличить вклад в профилактику и борьбу с неинфекционными заболеваниями и выдвинула повестку дня из пяти следующих пунктов: следование рекомендациям ВОЗ по сокращению вредного воздействия рекламы продуктов питания на детей; производство пищевых продуктов более здорового состава (включая снижение содержания соли); обеспечение более здоровой рабочей среды; совершенствование снабжения и повышение ценовой доступности основных лекарств и медицинских вмешательств.

Создание и поддержание партнерств в интересах здоровья требует новых подходов к решению вопросов их организации, структуры и функционирования. Ключевое значение имеют рабочие взаимоотношения между партнерами, которые должны носить открытый и уважительный характер. Более приемлемыми могут быть структуры сетевого типа, нежели традиционные бюрократические формы. Методы принятия решений, распределения ресурсов и подотчетности должны быть видимыми для всех и открытыми для изучения таким образом, чтобы каждый мог влиять на них.

Формирование ответственности всего государства и общества за работу по охране здоровья

Потенциал стратегического руководства в интересах здоровья: с участием всего общества и всего государства и путем учета вопросов здоровья во всех стратегиях – взгляд через призму управления

Ответственность всего общества и всего государства за охрану здоровья будет опираться на прочную политическую приверженность, рациональное государственное управление и поддержку со стороны общества. Для того чтобы эта ответственность была значимой и действенной, необходимы конкретные структуры межсекторального стратегического руководства, которые будут обеспечивать принятие необходимых мер в целях отражения интересов здоровья во всех соответствующих направлениях политики, деятельности секторов и в конкретных условиях. Структуры межсекторального руководства равным образом применимы в отношении исполнительных органов государственного управления, парламентов, местных органов власти, общества, заинтересованных сторон и индустрии.

Цель принципа участия всего общества заключается в расширении общегосударственного подхода за счет усиления роли частного сектора и гражданского общества, а также широкого круга лиц, принимающих политические решения, таких как депутаты парламента. Стратегические сети, изначально возникшие в рамках структур государственного управления, все в большей мере выходят за их пределы, вовлекая другие общественные силы. Принцип участия всего общества подразумевает появление нового, дополнительного потенциала коммуникации и сотрудничества в комплексной и разветвленной среде сетевого общения и подчеркивает важную роль медийных средств и новых форм обмена информацией. Каждая сторона должна вкладывать свои ресурсы, опыт и знания. Благодаря привлечению частного сектора, гражданского общества, местных сообществ и отдельных граждан, принцип участия всего общества повышает устойчивость сообществ по отношению к угрозам их здоровью, безопасности и благополучию. Как было отмечено Paquet *(287)*, «сотрудничество – это новый безоговорочный императив». Подход на основе участия всего общества не ограничивается формальными структурами: он оказывает мобилизующее влияние на местную и глобальную культуру и средства массовой информации, сельские и городские сообщества и все стратегически важные для здоровья секторы политики, включая образование, транспорт, охрану окружающей среды и даже градостроительное проектирование, что иллюстрируется на примере проблемы ожирения и глобальной продовольственной системы. Подходы на основе участия всего общества – это форма коллективного руководства, при которой особое внимание уделяется координации деятельности путем использования нормативных ценностей и укрепления взаимного доверия среди разнообразных действующих субъектов в обществе. Эти подходы обычно подразумевают использование инструментов руководства, которые имеют менее предписывающий характер, менее ориентированы на единообразие методов, с меньшей степенью централизации и иерархичности. Хорошей отправной точкой для них является постановка совместных стратегических задач и целевых ориентиров, как, например, в стратегии США «Здоровый народ-2020» *(288)*. Аналогичную основу имеют под собой многие стратегии ЕС, поскольку их принятию предшествует процесс широких консультаций, в котором обычно участвуют все заинтересованные стороны, как государственные, так и частные, хотя и с разным уровнем влияния.

Вместе с тем, государство должно по-прежнему нести конечную ответственность и проявлять приверженность делу защиты и укрепления здоровья и благосостояния людей и общества, которым служат государственные органы и которым они подотчетны. Для того чтобы поставить ответственность и подотчетность за улучшение здоровья и благополучия во главу угла на всех уровнях общества, важнейшим и непременным условием является политическая приверженность. Таким образом, для обеспечения стратегического руководства и социальной справедливости в отношении здоровья государство должно обеспечить максимальную согласованность стратегий, инвестиционной деятельности, услуг и практических мер, осуществляемых различными секторами и заинтересованными сторонами. Требуется комплекс дополняющих и усиливающих друг друга стратегий, часто за рамками сектора здравоохранения, подкрепленных структурами и механизмами, способствующими сотрудничеству и создающими для него необходимые условия. Многие детерминанты здоровья и социальной справедливости в отношении здоровья являются общими приоритетами для ряда различных секторов; к таким приоритетам относятся повышение качества образования, содействие социальному приобщению и сплоченности, сокращение масштабов бедности, и повышение устойчивости и уровня благополучия местных сообществ. Они служат объединяющей платформой для практических действий в разных секторах, способствующих улучшению здоровья населения и укреплению социальной справедливости в отношении здоровья *(289)*. Важная роль в приведении в общие аналитические рамки параметров здоровья и конечных результатов реализации других направлений политики принадлежит методике оценки воздействия на здоровье.

Обеспечение эффективного общегосударственного стратегического руководства в интересах здоровья может быть сопряжено с трудностями и препятствиями. Для этого требуется гораздо больше, чем просто мандат *(290)*. Фактические данные в поддержку межсекторального стратегического руководства нередко носят скудный, фрагментированный, недостаточно убедительный или эпизодический характер. Тем не менее, как показывает опыт реализации программ в области устойчивого развития, прогресс в этом направлении возможен. Одним из ключевых направлений деятельности является создание новых или совершенствование существующих инструментов и механизмов, обеспечивающих равное право голоса для всех и учет всех точек зрения в процессе принятия решений. При эффективном стратегическом руководстве в интересах здоровья модели совместной работы используются для решения следующих задач: увеличение ресурсных потоков; оптимизация распределения детерминант, определяющих возможность поддержания здоровья; сокращение типичных проявлений и масштаба имеющихся несправедливостей в отношении здоровья; снижение рисков и ослабление последствий заболеваемости и преждевременной смертности в масштабах всего населения.

В отчете Целевой группы по механизмам руководства и практического решения задач *(291)* – одной из целевых групп, относящихся к Европейскому обзору социальных детерминант и разрыва по показателям здоровья *(17)*, – указано, что вмешательства, воздействующие на социальные детерминанты здоровья и направленные на сокращение несправедливостей в отношении здоровья, обычно требуют наличия улучшенных систем стратегического руководства и практического достижения полезных результатов. Они должны действовать на всех уровнях руководства, вовлекая все общество и всю структуру государственного управления, и обеспечивать национальный и местный контекст для действий в поддержку здоровья. Целевая группа сформулировала ряд основных причин несостоятельности систем стратегического руководства и практического решения задач в сфере воздействия на социальные детерминанты здоровья и вытекающие из них несправедливости в отношении здоровья:

- несостоятельность концептуализации и действий по всей цепи причинно-следственных связей, ведущих к желаемому результату – сокращению несправедливостей в отношении здоровья (концептуальная несостоятельность);
- несостоятельность в отношении формирования эффективной цепи практических мер и поддерживающих стимулов, а также организационных механизмов, способных достичь улучшенных результатов в плане социальных детерминант здоровья и несправедливостей в отношении здоровья (несостоятельность цепи реализации);
- несостоятельность в плане разработки стратегии контроля, которая призвана обеспечить мониторинг всего процесса реализации (несостоятельность стратегии государственного контроля).

Последняя несостоятельность часто связана с низким потенциалом для выявления и оперативного исправления широкого круга дефектов, таких как организационные, финансовые и законодательные несоответствия и другие причины сниженной эффективности.

Таким образом, государства-члены могут рассматривать ряд предварительных условий и мер, необходимых для успешной реализации и повышения эффективности стратегического руководства. Обзор исследований, в которых анализируется прогресс в данной области, проливает свет на важные уроки и возможности сокращения риска вышеуказанных неудач *(291)*. В настоящее время имеется ряд инновационных методов и инструментов для эффективного вовлечения всего общества и применения общегосударственного подхода к реализации действий по сокращению несправедливостей в отношении здоровья. Страны могут рассматривать и адаптировать эти методы к своим конкретным условиям на национальном и субнациональном уровнях.

Наиболее актуальными могут быть следующие направления действий.

- *Государственные структуры*. В рамках кабинета министры могут разработать общие стратегии, либо под эгидой главы правительства, либо в сотрудничестве между отдельными министерствами. Можно формировать подкомитеты кабинета министров для рассмотрения вопросов здоровья как часть общегосударственного подхода, что будет содействовать формированию общих представлений по предлагаемым решениям. Могут использоваться институциональные платформы, такие как укомплектованный сотрудниками за счет различных ведомств отдел политики здравоохранения при секретариате премьер-министра, совместные комитеты или рабочие группы. Накоплению фактических данных и разработке и координации политики могут способствовать межминистерские комитеты. Для того чтобы поддерживать неослабевающий интерес к вопросам здоровья и развития, может быть необходим небольшой специальный отдел, который бы мог свободно взаимодействовать и общаться с различными сообществами и секторами, организовывать и стимулировать регулярный диалог и создавать платформы для дебатов. Предоставление правового мандата отражает поддержку на самом высоком уровне работы по воздействию на социальные детерминанты здоровья.

- *Мегаминистерства и слияние министерств*. Эти меры внедряются в попытках повысить эффективность и согласованность политической и административной работы на уровне правительства. В то время как обоснование таких изменений может представляться убедительным, объективные фактические свидетельства улучшения межсекторальной согласованности подобной убедительностью не обладают.

- *Министры общественного здравоохранения*. Эти должностные лица могут иметь прямой межсекторальный мандат в поддержку общегосударственных действий в интересах здоровья. Им может оказывать поддержку национальный руководящий комитет высокого уровня, в составе представителей ключевых национальных, региональных и местных органов управления и агентств.

- *Министерские связи и стратегические альянсы*. Эти структуры собирают вместе разрозненные, а порой и изолированные стратегические области на высшем уровне принятия решений. Имеются различные подходы к установлению стратегической согласованности на уровне кабинета. Такие межгосударственные альянсы между секторами политики могут получать стимулы через ряд механизмов, которые являются взаимоусиливающими и требуют ответственности от ключевых секторов. Один из подходов – это совместная деятельность министров кабинета в разработке политики, при которой каждый из них отвечает за определенное число целевых ориентиров в совместной политике, согласовывает подчиненные ориентиры друг с другом так, чтобы общие цели политики не входили в конфликт друг с другом. Другая возможность установления министерских связей – это передача определенных стратегических функций от министерства финансов каждому из других министерств. Подобные механизмы обеспечения совместных целевых ориентиров и общих целей, подкрепленные заявлениями о взаимной ответственности, доказывают свою эффективность, особенно при их позиционировании в качестве одного из путей совместного управления рисками и повышения взаимной ответственности организаций *(292)*.

- *Общий и объединенный бюджеты.* Текущие экономические трудности, с которыми сталкиваются правительства по всему Европейскому региону, могут заставить сектора политики изменить свои методы работы в пользу более тесного сотрудничества, таким образом внедряя в реальную жизнь принципы общегосударственного подхода и вовлечения всего общества в рассмотрение вопросов, связанных с несправедливостями в отношении здоровья и их социальными детерминантами. Страны уже пользуются некоторыми новыми механизмами, которые могут способствовать построению и поддержанию стратегических альянсов между секторами. Объединение и консолидация бюджетов среди секторов политики может помочь в развитии новых методов отчетности и формировании новых фондов. Имеются примеры из Южной Австралии, и такая практика появляется и в Европе, главным образом на субнациональном уровне *(293)*. Эти механизмы могут включать финансовые стимулы и системы поощрения, которые содействуют вертикальной и горизонтальной интеграции, необходимой для сокращения несправедливостей в отношении здоровья. В некоторых случаях они также могут включать объединение и ротацию кадровых и других ресурсов между границами секторов в качестве средства укрепления межсекторального сотрудничества и доверия *(294)*.

- *Совместная оценка стратегий и вмешательств.* Эти инструменты все в более широкой степени используются в общегосударственных подходах для содействия межсекторальным мерам и укрепления сотрудничества. Так, например, некоторые страны Региона, участвующие в реализации планов действий по улучшению здоровья народности рома (цыган) используют совместные обзоры политики и получили в частности рекомендации по четырем стратегическим областям: образование, жилищное обеспечение, трудоустройство и здравоохранение *(295)*.

- *Поддержка путем предоставления фактических данных.* Фактические данные дают возможность обеспечить общее понимание фактов, цифр, анализа и трактовок. Это дает общую почву для диалога и оценки совместных стратегий, программ и проектов, позволяет осуществлять обмен опытом и проведение корректировок по ходу разработки политики и ее реализации, а также помогает в поддержании приверженности и устойчивости с течением времени *(290)*.

- *Активная работа среди населения и заинтересованных сторон.* Правительства должны активно устанавливать внешние контакты, стремясь привлечь к деятельности в интересах здоровья население, пациентов, заинтересованные сектора общества, в том числе и, по мере целесообразности, частный сектор. Этой цели служат общественные консультации, национальные конференции по вопросам здравоохранения и тематические платформы. Подобная информационно-разъяснительная деятельность может относиться к поддержке государственных стратегий, законов и нормативных актов, направленных на изменения в интересах здоровья в таких областях, как налогообложение, маркетинг и реклама. Целью информационно-разъяснительной деятельности может быть не только стимулирование положительного отношения к правовым изменениям, но и обеспечение сдвигов в поведении, культуре, социальной и физической среде.

Методологические аспекты успешного использования структур межсекторального руководства

Имеющаяся литература и примеры из практики, послужившие основой для научных исследований, дают представление о немеханистической природе структур межсекторального руководства. Они не являются инструментами, которые можно использовать в любой обстановке вне зависимости от конкретных обстоятельств и имеющейся на данный момент ситуации. Их успешное использование и достижение желаемых результатов зависит от ряда факторов.

- *Политическая воля*. В условиях необходимости действий и рассмотрения на уровне министерств межсекторальные механизмы, такие как межминистерские связи, комитеты на уровне кабинета и парламентские комитеты, несомненно, нуждаются в наличии политической воли. Эти структуры руководства не могут существовать без высокого уровня политической воли и заинтересованности. Для учреждений административного плана, таких как межведомственные комитеты и подразделения, политическая воля не является важнейшим требованием, однако наличие политической поддержки или заинтересованности (например, требование предоставлять регулярные министерские брифинги) повышают их способность оставаться активными и соответствующими поставленным задачам.
- *Политическая важность рассматриваемых вопросов здравоохранения*. Это является ключевым фактором при выборе механизмов стратегического руководства, особенно для тех из них, которые требуют наличия политической воли. Подтверждение политической важности той или иной проблемы поступает из комитетов на уровне кабинета и парламента, поскольку они изначально созданы для решения политически важных вопросов, где требуется широкая поддержка для действий.
- *Степень неотложности в решении проблемы*. Для решения неотложных проблем хорошими вариантами является как объединение бюджетов, так и вовлечение индустрии. Для совместного финансирования проблемой является долгосрочная устойчивость, но такие варианты нередко используются для краткосрочных проектов. Связи с индустрией обычно формируются по конкретным вопросам здравоохранения и поэтому могут развиваться в короткие сроки. Парламентские комитеты обычно требуют от правительства, в ответ на свои заключения, действий в четкие календарные сроки, таким образом их рекомендации должны носить краткосрочный или среднесрочный характер. В отличие от них, комитеты на уровне кабинета министров, предлагают более долгосрочные решения по различным секторам, которые, в зависимости от характера предлагаемых мер – в сфере политики или инвестиций – могут выходить за пределы срока полномочий конкретного состава правительства.
- *Лидерство*. Учреждение комитетов на уровне кабинета министров требует инициативного руководства со стороны секретариата премьер-министра или другого высшего правительственного руководителя для определения как структуры, так и функций, а также аргументации для рассмотрения широкого спектра вариантов политики межведомственного значения.

Аналогичным образом, при слиянии министерств и формировании мегаминистерств требуется прочное лидерство и личное руководство всем процессом силами одного из наиболее деятельных министров. Больше шансов на успех имеется в тех случаях, слияние запланировано в целях реализации четкой стратегии при руководящей поддержке со стороны конкретного органа или ответственного деятеля. Лидерство рассматривается как наиболее важный аспект для вовлечения заинтересованных сторон, особенно когда оно позволяет успешно разрешать конфликты и устранять трения между участниками процесса для поддержания диалога и сотрудничества в условиях конкурирующих интересов. Следует внимательно учитывать возможный дисбаланс власти между заинтересованными сторонами, для того чтобы определить наиболее подходящую кандидатуру для выполнения функций лидера в процессе вовлечения участников. Властные и ресурсные дисбалансы влекут за собой риск серьезных сбоев в решении данной задачи. Наконец, важнейшую и обязательную роль для эффективного вовлечения индустрии имеют четкие и управляемые структуры стратегического руководства с определенными ролями и функциями.

- *Контекст.* Следует учитывать более широкий контекст, в котором действует структура стратегического руководства. Примеры контекстуальных условий, приведенные в исследованиях *(290)*, отражают потенциал для согласования различных интересов. Контекст в этих случаях относится не только к политическому ландшафту, но и к ситуационным факторам, таким как внезапные непредвиденные события, «имидж» политики и внутренние или внешние «шоки» в определенный момент времени, которые создают возможности для реализации действий структуры межсекторального стратегического руководства.

- *Ресурсы.* Одно из условий эффективной деятельности структур стратегического руководства – это ресурсная поддержка. Несмотря на то, что ресурсы, несомненно, привязаны и к некоторым другим факторам, таким как практические аспекты осуществления, наличие фондов для осуществления и поддержки деятельности структур межсекторального стратегического руководства – это неминуемый аспект при рассмотрении их практической реализуемости и потенциала для решения поставленных перед ними задач. Слияния и мегаминистерства связаны со значительными расходами при неопределенном позитивном эффекте. По сути, реорганизация системы – это дорогостоящее дело. В качестве альтернативного варианта совместное финансирование может быть обеспечено за счет демонстрирования экономических обоснований для действий, при котором министерства могут предоставить более детальную информацию о стоимости и выгодах совместных программ для каждого участвующего сектора в качестве аргументации и стимула для межсекторального руководства.

- *Практические аспекты реализации.* При реализации структуры руководства следует учитывать множество практических аспектов. Например, деятельность межведомственных комитетов должна осуществляться согласованно с другими межведомственными мероприятиями (такими как копирование другим министерствам соответствующей переписки) для того, чтобы укрепить связи между министерствами. Межминистерские подразделения должны быть надежным союзником по крайней мере в отношении хотя бы некоторых из интересов соответствующих секторов. Сочетание подразделений и комитетов в контексте политических механизмов, таких как министерский комитет, должно служить мощной и эффективной комбинацией. Слияния и мегаминистерства работают лучше, когда объединенные подразделения в организационном порядке не слишком отличаются друг от друга и когда более мелкие подразделения вливаются в более крупные и подчиняются направлениям политики более крупного подразделения. Гарантия поддержки со стороны активной группы должностных лиц в соответствующих министерствах, включая эффективный секретариат кабинета, имеет важнейшее значение для оптимального функционирования постоянного комитета кабинета министров в плане его способности поддерживать диалог по определенным вопросам межминистерской важности.

Потенциал воздействия на социальные детерминанты здоровья и сокращения разрывов по показателям здоровья – взгляд через призму социальной справедливости

Несправедливости в отношении здоровья нельзя уменьшить без устранения несправедливостей, лежащих в основе причин нездоровья: таких как социальное разобщение, неравное воздействие вредных факторов и различные уровни устойчивости к внешним негативным воздействиям. Требуются также новые системы стратегического руководства и практической работы, действующие на всех уровнях. Страны могут использовать подходы к обеспечению социальной справедливости в вопросах здоровья во всех стратегиях как ключевой фактор, лежащий в основе последующих действий по воздействию на социальные детерминанты здоровья и сокращение неравенств в отношении здоровья.

Получение улучшенных и более справедливых результатов в отношении здоровья требует, чтобы на всех уровнях, во всех системах и секторах обеспечивалось скоординированное воздействие на социальные детерминанты здоровья и сокращение несправедливостей по этим показателям. Параллельно требуются многочисленные структуры руководства. В части 2 настоящего документа описана важность руководства путем сотрудничества и путем сочетания регулирования, убеждения и вовлечения граждан, а также важность модернизации и укрепления систем общественного здравоохранения. В отчете Целевой группы по механизмам руководства и выполнения *(291)* приведен ряд конкретных рекомендаций по наращиванию потенциала стран для воздействия на социальные детерминанты здоровья и соблюдения принципа социальной справедливости в отношении здоровья при проведении политики.

Некоторые из этих рекомендаций представляются особенно важными, вне зависимости от структуры системы здравоохранения и уровня централизации и децентрализации политики в той или иной стране. Ключевые требования для практической реализации включают наличие странового потенциала для воздействия на социальные детерминанты здоровья и сокращения разрыва по показателям здоровья. При этом необходимо выполнение ряда общих условий *(296)*:

- наличие достоверных данных по масштабам и тенденциям несправедливостей в отношении здоровья в стране, их вариациям на национальном и субнациональном уровнях, а также их основным детерминантам;
- наличие или разработка четких задач и целевых ориентиров, направленных на соблюдение социальной справедливости, и целей, непосредственно завязанных на политику, действия и необходимые финансовые ресурсы;

- реалистичная оценка возможностей и ограничений с особым вниманием к внешним нездоровым воздействиям, которые могут быть источником или обострять несправедливости в отношении здоровья;
- адекватный потенциал управления практическим внедрением, включая эффективные механизмы, обеспечивающие соблюдение социальной справедливости в отношении здоровья во всех стратегиях, межсекторальное сотрудничество и координацию и последовательность действий на национальном и субнациональном уровнях;
- разработка адекватных механизмов подотчетности: например в качестве важного защитника интересов межсекторального руководства в интересах здоровья могут выступать парламентские комитеты.

Системы практической реализации мер по сокращению несправедливостей в отношении здоровья должны отвечать следующим требованиям:

- четко установленная последовательность действий при осуществлении намеченных вмешательств;
- четкое распределение сфер ответственности и активное межсекторальное управление программами;
- наличие адекватных рычагов и стимулов для системы здравоохранения и других секторов, поддерживающих их заинтересованность в сокращении неравенств в отношении здоровья;
- наличие системы оценки эффективности с четкими количественными показателями, которая способна обеспечить прочное лидерство и направление усилий для всех секторов;
- систематический анализ и оценка итоговых результатов вмешательств;
- устойчивое финансирование, повышение профессиональной квалификации и обучение граждан;
- политическая поддержка и установление формальных сфер ответственности за осуществление эффективных программ;
- высокий уровень общественной информированности и участия граждан в работе государственных и других секторов;
- ежегодная отчетность, поддержка развитию и открытый общественный анализ неравенств в отношении здоровья;
- регулярное подведение итогов деятельности на всех уровнях руководства, особенно на уровне провинций и муниципалитетов.

Принцип социальной справедливости в отношении здоровья во всех стратегиях направлен на то, чтобы все процессы государственного принятия решений учитывали и были подотчетны в отношении дистрибутивного воздействия этих решений на здоровье населения. Имеющиеся механизмы подотчетности должны обеспечивать принцип соблюдения социальной справедливости в отношении здоровья во всех стратегиях. В этом смысле подотчетность означает гарантированное наличие механизмов, позволяющих заинтересованным сторонам и законодателям надлежащим образом спрашивать с тех, на кого возложены соответствующие обязанности. Механизмы контроля за ответственными за воздействие на социальные детерминанты здоровья должны быть согласованы с рекомендациями по сокращению неравенств в отношении здоровья *(292)*.

Признано, что страны находятся на весьма разных позициях в смысле состояния здравоохранения, социальной справедливости в отношении здоровья и социально-экономического развития. Это может ограничить осуществимость некоторых мер в краткосрочной перспективе и повлиять на сроки решения конкретных вопросов. Однако это не должно влиять на долгосрочные цели необходимых для всех стран стратегий сокращения распространенности и масштабов несправедливостей в отношении здоровья путем воздействия на его социальные детерминанты.

К сожалению, механизмы подотчетности для мониторинга и действий в соответствии с тенденциями несправедливостей в отношении здоровья в Европе, все еще развиты недостаточно. Согласно выводам доклада о стратегическом руководстве по вопросам социальной справедливости в отношении здоровья и социальных детерминант здоровья *(289)*, инструменты «жесткого регулирования», такие как законы и нормативные правила в сочетании с более «мягкими» механизмами, включая совместные обзоры, являются наиболее перспективными для поддержания межсекторального осуществления стратегий по воздействию на социальные детерминанты здоровья. В этом докладе описан ряд перспективных методов, касающихся подотчетности по вопросам социальной справедливости в отношении здоровья. Наглядным примером использования законодательства для стимулирования других секторов в плане учета влияния их действий на здоровье и социальную справедливость и для принятия этого во внимание при планировании, осуществлении и оценке стратегий и услуг как на национальном, так и на местном уровнях является Акт об общественном здоровье, принятый в 2011 г. в Норвегии. Тем не менее, такие механизмы часто наиболее эффективны при поддержке других инструментов, которые позволяют требовать отчета от других секторов и стимулировать совместные действия. Характер и соотношение мер, используемых для обеспечения подотчетности секторов за их воздействия на здоровье и детерминанты социальной справедливости в отношении здоровья, зависят от превалирующих руководящих норм и систем.

Поддержка в проведении оценки и укреплении общего потенциала руководства для воздействия на социальные детерминанты здоровья и сокращение разрывов по показателям здоровья

Большинство стран заявляют о том, что социальная справедливость и равноправие являются ключевыми ценностями, лежащими в основе принятия решения, но при этом нередко уделяется недостаточное внимание вопросам влияния государственной политики и процессов на здоровье и социальную справедливость, а также механизмам, которые лежат в основе решений по политике и инвестициям. Согласованность действий между секторами и заинтересованными сторонами должна быть укреплена в целях увеличения ресурсов, направленных на исправление имеющих место дисбалансов и сокращение масштабов неравенств в отношении здоровья. Это улучшит распределение детерминант, позволит достичь более полного соблюдения социальной справедливости в отношении здоровья и выровнять имеющийся градиент по верхним значениям. Для этого требуются модели сотрудничества, позволяющие устойчиво поддерживать поступление ресурсов в повышенном объеме.

Воздействие на социальные детерминанты здоровья и сокращение разрывов по показателям здоровья требует прочной политической приверженности, эффективных систем здравоохранения, ориентированных на социальную справедливость, активных программ и инфраструктуры общественного здравоохранения, а также согласованности различных направлений государственной политики. Странам нужны безупречно функционирующие учреждения, способные поддерживать выработку и проведение политики в секторе здравоохранения и в других секторах. Для координации деятельности заинтересованных сторон из министерств, академических и научных секторов, неправительственных организаций и структур гражданского общества необходимо иметь соответствующий потенциал руководства. Ряд стран уже обратились с запросом на поддержку для повышения их общего потенциала в этой области *(297)*. В практическом отношении такая поддержка направлена на следующие аспекты *(298)*:

- анализ текущей ситуации в области стратегического руководства в стране в целях воздействия на социальные детерминанты здоровья и сокращение неравенств в отношении здоровья;
- достижение консенсуса в отношении краткосрочных и среднесрочных действий, направленных на повышение эффективности стратегического руководства;
- планирование и осуществление конкретных мер на национальном или субнациональном уровне и, при необходимости, в рамках международного сотрудничества, направленных на укрепление странового потенциала;
- проведение систематической оценки эффективности предпринимаемых усилий.

Во всех случаях задача заключается в том, чтобы приобрести новые знания и укрепить базу фактических данных для выработки и принятия эффективных мер политики и стратегического руководства для обеспечения непрерывности усилий по постепенному укреплению социальной справедливости в отношении здоровья. Более широкие социально-поведенческие науки во все большей мере используются для совершенствования конкретных вмешательств в отношении различных групп населения, эти науки также помогают в воздействии на причинные факторы, такие как социальные детерминанты. Так, например, повышение внимания к поведенческим факторам может помочь в разработке и популяризации политики, а также в проведении соответствующего стратегического анализа и планирования. Весьма важно обеспечить систематический учет вопросов социальной справедливости в работе местных структур управления как на городском, так и сельском уровне, а также разрабатывать местные решения по воздействию на традиционно сложившиеся характеристики социальных несправедливостей в отношении здоровья.

Осуществление стратегического руководства в интересах здоровья требует поиска более совершенных способов оценки здоровья и благополучия, которые учитывали бы при разработке политики как объективную, так и субъективную информацию, а также предусматривали их рассмотрение сквозь призму социальной справедливости и устойчивого развития. Практические пути поступательного движения – это внедрение новых методов количественной оценки и новых типов отчетности в области общественного здравоохранения с применением современных технологий, что позволит стимулировать дебаты на политическом, профессиональном и общественном уровне и укреплять подотчетность. Необходим также систематический сбор достоверных фактических данных о том, как многочисленные проводимые стратегии влияют на здоровье и, напротив, как здоровье влияет на другие стратегии.

На национальном уровне следует разрабатывать целевые ориентиры по показателям социальной справедливости как часть политического процесса с вовлечением всех заинтересованных сторон. Это, в свою очередь, требует создания системы мониторинга с использованием индикаторов, базирующихся на соответствующих данных. Речь идет, в частности, о мониторинге социального распределения воздействий (факторов риска), итоговых показателей и действий системы здравоохранения, а также полезных эффектов вмешательств на популяционном уровне.

Новые запросы стран на предоставление технической помощи и ответные действия ВОЗ

В своих усилиях по сокращению неравенств в отношении здоровья и воздействию на социальные детерминанты страны находятся на различных отправных позициях. Они зависят от уровня их развития, механизмов разработки и проведения политики здравоохранения, уровней централизации или децентрализации в управлении системами здравоохранения, включая инфраструктуру и вмешательства общественного здравоохранения, а также от других особенностей странового контекста. Тем не менее, страновые усилия в этой области должны опираться на подход с позиции социальных детерминант. В течение последнего десятилетия наблюдается постоянный рост запросов на техническую помощь силами ВОЗ для наращивания потенциала стран по воздействию на социальные детерминанты здоровья и сокращению связанных с ними неравенств в отношении здоровья *(299)*. Эти запросы, по-видимому, будут расти и в последующем, после принятия основ политики Здоровье-2020, и таким образом Европейскому региональному бюро ВОЗ будет необходимо удовлетворять растущий и разнообразный спрос на техническую поддержку.

- *Поддержка по интегрированию задач обеспечения социальной справедливости в отношении здоровья в стратегии развития страны.* Некоторые государства-члены уже запрашивают техническую поддержку по интеграции задач обеспечения социальной справедливости в отношении здоровья в существующие или планируемые социально-экономические стратегии и программы экономического развития *(277)*.

- *Поддержка в использовании подхода с позиций социальных детерминант здоровья в целях повышения эффективности программ борьбы с конкретными болезнями.* Страны все в большей мере осознают, что многие программы борьбы с конкретными болезнями, для обеспечения более совершенной профилактики и эффективности, должны воздействовать не только на вторичные, результирующие факторы, но также и на исходные, причинные аспекты *(300–302)*.

- *Поддержка стратегий, нацеленных на конкретные группы населения.* Подходы с позиций конкретных групп населения (группоспецифичные подходы) касаются основных групп населения, таких как дети, пожилые люди, маргинализированные группы и лица с высоким риском социального исключения и плохого состояния здоровья. Группоспецифичные стратегии в типичных случаях должны комбинироваться с подходами, основанными на воздействии на социальные детерминанты здоровья.

- *Поддержка подходам интегрированного обучения и развития нового мышления.* Страны заинтересованы в изыскании путей использования и апробации механизмов обучения с применением материалов социально-поведенческих наук и практического внедрения полученных знаний, особенно наработок из таких областей, как стратегический социальный маркетинг, поведенческая экономика и наука о нервной деятельности.

- Поддержка в интеграции подходов, основанных на принципе гендерного равноправия и соблюдении прав человека, в стратегии развития стран и национальную политику и программы. Задачи обеспечения социальной справедливости в вопросах здоровья должны быть интегрированы с аспектами гендера и прав человека, но при этом опыт показывает, что для работы по этим направлениям необходимы отдельные усилия по наращиванию потенциала. Государства-члены запрашивают механизмы для обеспечения мониторинга и подотчетности в вопросах прав человека и приоритизации гендера, таких как гендерный анализ, гендерное бюджетирование, гендерное обучение и оценка влияния гендерных факторов. Европейское региональное бюро ВОЗ разрабатывает интегрированный подход к учету этих междисциплинарных аспектов.

Наращивание потенциала в целях повышения эффективности стратегий и руководства в воздействии на социальные детерминанты здоровья и сокращение неравенств в отношении здоровья

В будущем наращивание организационно-кадрового потенциала, которое запрашивают государства-члены, должно быть сосредоточено на решении проблем и развитии экспертизы для работы в сложной области социальных детерминант здоровья и сокращения разрыва по показателям здоровья в странах и между странами. Эта работа должна опираться на укрепление партнерств между странами и европейскими и международными организациями, развитие экспертизы по решению общих проблем и улучшение практических приемов работы. Такое наращивание потенциала могло бы включить следующие компоненты:

- структурированные учебные обмены между странами для решения общих проблем, взаимного обмена опытом и обогащения национальной и местной политики;
- использование «подхода открытых источников» для наращивания потенциала в применении управляющих решений посредством многострановых и региональных диалогов по вопросам политики, семинаров и онлайновых обменов информацией и обучения;
- выделение новых и перспективных аспектов, влияющих на эффективность в воздействии на социальные детерминанты здоровья и формулирование наиболее перспективных решений путем симуляционных упражнений по проведению политики, панельных дискуссий в партнерствах и консорциумов по фактическим данным.

Мониторинг, оценка и приоритетные направления научных исследований в области общественного здравоохранения

Все стратегии и действия по улучшению здоровья требуют прочной базы знаний, и реализация политики Здоровье-2020 также потребует укрепления базы объективной информации для деятельности в интересах здоровья. Разработчикам политики требуются достоверные, актуальные сведения о показателях здоровья и благополучия, потребностях в отношении здоровья и целей и результатах деятельности системы здравоохранения. Медико-санитарная информация – это ресурс политики, который имеет важнейшее значение для планирования, реализации и оценки стратегий и программ в области охраны здоровья. Необходимо также располагать объективной информацией по вопросам здоровья и здравоохранения, вытекающей из результатов научных исследований по таким аспектам, как потребности в услугах здравоохранения, а также функционирование, эффективность, рентабельность и итоговые результаты деятельности систем здравоохранения.

Разработка и оценка политики принципиально зависит от приведения в соответствие и объединения медико-санитарной информации и результатов научных исследований по проблемам здравоохранения и здоровья.

В странах Региона необходимо существенно повысить уровень развития систем и служб информационного обеспечения здравоохранения. К их числу относятся эпидемиологические системы, используемые для оценки потребностей здравоохранения, системы, позволяющие получать информацию об эффективности лечебно-профилактической помощи, а также системы по конкретным видам патологии, такие как онкологические регистры.

Европейское региональное бюро ВОЗ оказывает содействие странам в проведении оценки и обеспечении технического совершенствования и предоставляет им информацию по вопросам здравоохранения:

- осуществляя сотрудничество с международными партнерами, включая ЕС и ОЭСР, для обеспечения стандартизации, повышения уровня международной сравнимости и качества данных по вопросам здравоохранения;
- сотрудничая с сетью учреждений и агентств, непосредственно занимающихся вопросами информации и фактических данных по вопросам здоровья;
- проводя активный сбор, распространение и предоставление удобного доступа к медико-санитарным данным и результатам научных исследований.

Основным хранилищем статистики здравоохранения в Европейском регионе являются базы данных Европейского регионального бюро ВОЗ. Этот ключевой информационный ресурс содержит достоверные и надежные данные о показателях общественного здоровья и здравоохранения по 53 странам Региона. Он дает возможность проводить сравнительный анализ ситуации и тенденций в области здравоохранения в масштабе Региона, осуществлять эпиднадзор за заболеваниями и мониторинг тенденций в стратегических областях, включая основные детерминанты здоровья (такие как употребление алкоголя, табака и характер питания). ВОЗ также проводит работу по созданию платформы для мониторинга целевых ориентиров и индикаторов политики Здоровье-2020. Эти мероприятия являются частью усилий ВОЗ, направленных на создание, совместно с ЕС, интегрированной системы медико-санитарной информации для Европы и разработку европейской стратегии информации в области здравоохранения.

Другие организации, занимающиеся вопросами здоровья в Регионе (такие как ЕС и ОЭСР), располагают аналогичными базами медико-санитарных данных, которые отчасти заимствуют сведения из баз данных ВОЗ.

Высококачественные исследования по проблемам, относящимся к здоровью, представляют собой один из наиболее ценных и важных имеющихся у общества инструментов обеспечения базы для разработки более совершенных стратегий по улучшению здоровья и совершенствованию услуг здравоохранения. Европейский регион может использовать результаты работы многих лидирующих академических и научно-исследовательских учреждений мира, однако существует дополнительная потребность в исследованиях прогностического характера для поиска ответов на следующие вопросы: Каковы наиболее экономически эффективные пути поддержания здоровья и обеспечения устойчивости систем здравоохранения? Какое воздействие будут иметь новые технологии? Каковы оптимальные пути для улучшения здоровья людей крайне преклонного возраста? Как могут выглядеть системы здравоохранения будущего? Какое воздействие будет иметь изменение климата? Какое воздействие будут иметь новые коммуникационные технологии здравоохранения? Будет ли обеспечена достаточная численность врачей и других медицинских работников? Какого рода навыки и умения будут им нужны? Будут ли нужны новые типы больниц? Каков потенциал оказания помощи на дому и на базе местных сообществ? Вкратце: каковы наилучшие пути обеспечения готовности к неопределенным будущим сценариям по вопросам, связанным со здоровьем?

Охрана здоровья – на перекрестке вызовов XXI века

Во взаимозависимом мире неизмеримо возрастает важность совместных действий стран. Сегодня множество сложных глобальных и региональных воздействий могут в той или иной мере создавать угрозу для здоровья людей и оказывать негативное влияние на его детерминанты. Экономический кризис и его социальные последствия дают наглядный пример взаимосвязанности систем и проводимой политики. Сегодня все больше людей могут рассчитывать на улучшение своего здоровья, однако ни одна страна не в состоянии, опираясь только на собственные силы, полностью использовать потенциал инноваций и реформ и преодолеть препятствия на пути к здоровью и благополучию, стоящие перед отдельными странами и социальными группами.

Будущее процветание Европейского региона зависит от решимости и способности стран ответить на стоящие вызовы и воспользоваться вновь открывающимися возможностями для улучшения здоровья и повышения уровня благополучия живущих и будущих поколений. Здоровье-2020 построено как рамочная основа политики, позволяющая адаптацию и обладающая практической направленностью, которая призвана предоставить странам уникальную платформу для взаимообогащающего обмена экспертными знаниями и опытом. Каждая страна уникальна и будет идти своим собственным путем к достижению общих целей. Тем не менее, Здоровье-2020 дает основу для сближения этих различных подходов, объединенных общим предназначением, путем адаптации совместно установленных региональных целевых ориентиров. Критически важное значение имеет наличие политической поддержки данному процессу.

На различных уровнях стратегического руководства в Европейском регионе появляются новые типы партнерств в интересах здоровья. Принципы стратегического руководства в интересах здоровья актуальны на всех уровнях – глобальном, региональном, национальном, субнациональном и местном. В масштабах Региона активно действуют различные сети – такие как Европейские сети ВОЗ «Здоровые города» и «Регионы – за здоровье», сети по укреплению здоровья в различных средовых условиях, таких как школы, рабочие места, больницы и пенитенциарные учреждения.

Цели политики Здоровье-2020 будут достигаться сочетанием индивидуальных и коллективных усилий. Непременные условия для успеха – наличие общей задачи и широкое консультативное согласование усилий различных общественных структур в каждой стране: речь идет о структурах государственного управления, неправительственных организациях, гражданском обществе, науке и академической сфере, работниках здравоохранения, сообществах и всех отдельных гражданах. Сектор здравоохранения должен научиться систематически анализировать и усиливать вклад секторов-партнеров в укрепление здоровья и благополучия. Необходимо, в частности, иметь четкое представление о сферах стратегической ответственности, проводимых программах и особенностях организации работы своих партнеров. По мере того, как круг партнеров расширяется, разумное стратегическое руководство призвано прояснить ответственность сторон за осуществление действий в условиях, когда охрана здоровья является всеобщим делом, в которое каждый вносит свой вклад. Непременным условием успешного межсекторального сотрудничества является взаимное доверие. В основе создания и поддержания отношений доверия лежат такие факторы, как обмен информацией и знаниями, а также демонстрация компетентности, добрых намерений и добросовестное выполнение взятых на себя обязательств. Конъюнктурное поведение той или иной партнерской организации может быстро приводить к потере доверия.

Активная роль, которую призвана играть ВОЗ

Залогом успеха политики Здоровье-2020 станет тесное сотрудничество государств-членов и ВОЗ и их усилия по привлечению других партнеров. Здоровье-2020 станет всеобъемлющей региональной основой для развития здравоохранения, на которой будут формироваться другие региональные направления политики, стратегии и действия. Под этим углом зрения следует рассматривать также все существующие обязательства Европейского региона ВОЗ и его государств-членов. Результаты недавно проведенного обзора этих обязательств *(302)* свидетельствуют о том, что Здоровье-2020 позволит пересмотреть и свести воедино многие из них в рамках стройного и новаторского подхода, преодолевая раздробленность и содействуя успешному осуществлению поставленных задач. При этом ряд вопросов, такие как здоровье пожилых людей, оказание помощи при некоторых неинфекционных заболеваниях и экономические аспекты здоровья и болезней, требуют сегодня более пристального внимания. В обзоре также указано на необходимость более точного формулирования и тщательной разработки механизмов и принципов реализации комплексных стратегий. Наконец, в нем предложено, чтобы резолюции Регионального комитета содержали краткий обзор прогресса в выполнении ранее взятых обязательств.

Региональное бюро продолжит выполнение своей уставной роли – действовать в качестве направляющего и координирующего органа для международной работы в сфере охраны здоровья в Европейском регионе. Бюро будет развивать и поддерживать эффективное сотрудничество с многочисленными партнерами и предоставлять техническую помощь странам. Оно будет привлекать широкий круг заинтересованных сторон, повышая согласованность политики путем использования общих стратегических платформ, обеспечивая обмен наборами медико-санитарных данных, объединяя силы в осуществлении эпиднадзора и поддержке развития новых типов сетевого и онлайнового сотрудничества. Региональное бюро будет действовать в качестве общеевропейского хранилища фактических данных об эффективных решениях и будет развивать и внедрять новые типы стратегий сотрудничества со странами. Бюро продолжит работу в тех областях, где оно имеет прямой мандат на установление стандартов, например в области биологических и фармацевтических препаратов. Важнейшее значение будет иметь тесное сотрудничество между Европейским региональным бюро ВОЗ, штаб-квартирой ВОЗ и другими регионами.

Европа – это важный источник экспертных знаний и опыта, особенно в области здравоохранения и развития, который может быть использован как ценный ресурс для остальных регионов мира. Во многих европейских странах имеются агентства двустороннего сотрудничества, предоставляющие техническую экспертизу и поддержку в целях развития. Страны Региона вносят свой вклад в сотрудничество с международными организациями, но также и получают от него конкретную пользу. Этот ресурс имеет важнейшее значение в реализации целей политики Здоровье-2020. Роль ВОЗ и ее взаимосвязи с этими организациями основаны не только на ее стремлении к техническому совершенству, научно обоснованной практике и управлению, ориентированному на результаты, но также на ее приверженности совместной работе по оказанию помощи государствам-членам в полной реализации их потенциала здоровья.

Внося свой вклад в достижение всеобъемлющих глобальных целей, ВОЗ находится в процессе реформы, задачи которой – добиться улучшения здоровья людей, укрепить согласованность охраны здоровья в общемировом масштабе, а также всемерно направить Организацию на достижение профессионального совершенства, повышение эффективности, отзывчивости, транспарентности и подотчетности. Общая цель – осуществить переход от организации, решающей частные задачи путем осуществления серии технических программ, к организации, которая обеспечивает получение конечного полезного эффекта, в тесном сотрудничестве с национальными органами, с помощью совместных и координированных усилий страновых офисов, региональных бюро, штаб-квартиры и ее удаленных подразделений, работающих как единая взаимосвязанная сеть.

Взгляд в будущее

Во взаимозависимом мире неизмеримо возрастает важность совместных действий стран. Сегодня множество сложных глобальных и региональных воздействий являются источником серьезных вызовов для здоровья людей и его детерминант. По сравнению с прошлым, сегодня все больше людей могут рассчитывать на улучшение своего здоровья, однако ни одна страна не в состоянии полностью использовать потенциал инноваций и реформ и решить проблемы здоровья и благополучия, опираясь только на собственные силы. Будущее процветание Европейского региона зависит от его решимости и способности воспользоваться вновь открывающимися возможностями для улучшения здоровья и повышения благосостояния нынешних и будущих поколений.

ВОЗ принадлежит особая роль в решении основной задачи, заложенной в ее Уставе (1) – «достижение всеми народами возможно высшего уровня здоровья». ВОЗ стремится к такому миру, в котором будет сокращен разрыв по показателям здоровья; обеспечен всеобщий доступ к лечебно-профилактическим услугам; страны обладают устойчивыми и прочными системами здравоохранения, действующими на основе первичной медико-санитарной помощи, которые соответствуют ожиданиям и нуждам людей; достигнуты международно согласованные медико-санитарные цели; взяты под контроль неинфекционные заболевания; страны успешно справляются со вспышками болезней и преодолевают природные бедствия. Никогда ранее в пределах нашей досягаемости не было столько средств для успешного решения этих задач; никогда ранее мы не располагали таким обилием инструментов и ресурсов в поддержку достижения поставленных целей. Однако мы до сих пор не в полной мере используем имеющиеся у нас ресурсы и знания на благо всех граждан.

Задача первостепенной важности – сократить неравенства в отношении здоровья и защитить здоровье будущих поколений. В противном случае некоторые группы населения окажутся перед реальной угрозой ухудшения показателей здоровья в последующих поколениях. Основы политики Здоровье-2020 призваны помочь в преодолении ряда наиболее существенных барьеров, которые сдерживают наше поступательное движение. Они содержат концептуальное видение, стратегические пути, набор приоритетов и целый ряд эффективных решений, предлагаемых на основе научных исследований и практического опыта многих стран. В них четко утверждается, что достичь улучшения здоровья и повышения уровня благополучия можно лишь путем объединения усилий многочисленных партнеров. Из сути Основ не вытекает, что здоровье – это единственная жизненная ценность; общества и граждане могут ставить перед собой много различных целей. Однако в Здоровье-2020 подчеркивается, что для достижения всех этих целей хорошее здоровье представляет огромную важность. Здоровье – это необходимый ресурс для полноценной реализации потенциала каждого человека и для развития общества в целом. Давайте совместными усилиями наращивать это неоценимое богатство и мудро использовать его на благо всех людей!

Библиография
(Все веб-сайты указаны по состоянию на 21 июня 2013 г.)

1. Устав (Конституция) Всемирной организации здравоохранения. В кн.: *Основные документы*, Дополнение, октябрь 2006 г. Женева, Всемирная организация здравоохранения, 2006 (http://www.who.int/entity/governance/eb/who_constitution_ru.pdf).

2. *Всеобщая декларация прав человека*. Париж, Организация Объединенных Наций, 1948 (http://www.un.org/ru/documents/udhr).

3. *Международный пакт об экономических, социальных и культурных правах*. Нью-Йорк, Организация Объединенных Наций, 1966 (http://daccess-dds-ny.un.org/doc/RESOLUTION/GEN/NL6/600/01/IMG/NL660001.pdf? OpenElement).

4. Резолюция WHA30.43 Всемирной ассамблеи здравоохранения. В кн.: *Справочник резолюций и решений, принятых Всемирной ассамблеей здравоохранения и Исполнительным комитетом. Том II: 1978–1984 гг*. Женева, Всемирная организация здравоохранения, 1985:1.

5. *Алма-Атинская декларация. Международная конференции по первичной медико-санитарной помощи, Алма-Ата, СССР, 6–12 сентября 1978 г*. Женева, Всемирная организация здравоохранения, 1978 (http://www.euro.who.int/__data/assets/pdf_file/0007/113875/E93944R.pdf).

6. Генеральная Ассамблея Организации Объединенных Наций. *Глобальная стратегия обеспечения здоровья для всех к 2000 году*. Нью-Йорк, Организация Объединенных Наций, 1981 (http://www.un.org/ru/ga/36/docs/36res.shtml).

7. Всемирная ассамблея здравоохранения. *Всемирная декларация по здравоохранению*. Женева, Всемирная организация здравоохранения, 1998 г.

8. *Рио-де-Жанейрская политическая декларация по социальным детерминантам здоровья*. Всемирная конференция по социальным детерминантам здоровья, Рио-де-Жанейро, Бразилия, 21 октября 2011 г. Женева, Всемирная организация здравоохранения, 2011 (http://www.who.int/sdhconference/declaration/en, http://apps.who.int/gb/ebwha/pdf_files/EB130/B130_15-ru.pdf).

9. Генеральная Ассамблея Организации Объединенных Наций. *Декларация тысячелетия Организации Объединенных Наций*. Нью-Йорк, Организация Объединенных Наций, 2000 (http://www.un.org/russian/documen/declarat/summitdecl.htm).

10. Цели развития тысячелетия [веб-сайт]. Нью-Йорк, Организация Объединенных Наций, 2013 (http://www.un.org/russian/millenniumgoals).

11. *Доклад о развитии человека, 2010. Реальное богатство народов*. Нью-Йорк, Программа развития Организации Объединенных Наций, 2010 (http://www.un.org/ru/development/hdr/2010/hdr_2010_complete.pdf).

12. *Eurostat feasibility study for well-being indicators*. Brussels, Eurostat, 2010 (http://epp.eurostat.ec.europa.eu/portal/page/portal/gdp_and_beyond/documents/Feasibility_study_Well-Being_Indicators.pdf).

13. *Право на здоровье*. Женева, Управление Верховного комиссара ООН по правам человека, 2008 (http://www.un.org/ru/documents/decl_conv/conventions/pactecon.shtml).

14. *Итоговый документ Всемирного саммита 2005 года. Резолюция Генеральной Ассамблеи A/RES/60/1*. Нью-Йорк, Организация Объединенных Наций, 2005 (http://daccess-dds-ny.un.org/doc/UNDOC/GEN/N05/487/62/PDF/N0548762.pdf? OpenElement).

15. *European Social Charter (revised)*. Strasbourg, Council of Europe, 1996 (http://conventions.coe.int/Treaty/en/Treaties/Html/163.htm).

16. *Charter of Fundamental Rights of the European Union*. Brussels, Commission of the European Communities, 2010 (Official Journal of the European Communities, 2000/C 364/01A, http://www.europarl.europa.eu/charter/pdf/text_en.pdf).

17. *European review of social determinants of health and the health divide*. Copenhagen, WHO Regional Office for Europe (готовится к выпуску).

18. *Roma and Travellers glossary*. Strasbourg, Council of Europe, 2006.
19. Sadler JZ et al. Can medicalization be good? Situating medicalization within bioethics. *Theoretical Medical and Bioethics*, 2009, 30:411–425.
20. Рамочная конвенция ВОЗ по борьбе против табака [веб-сайт]. Женева, Всемирная организация здравоохранения, 2013 (http://www.who.int/fctc/ru/index.html).
21. Генеральная Ассамблея Организации Объединенных Наций. *Резолюция A/RES/64/108 о здоровье населения мира и внешней политике*. Нью-Йорк, Организация Объединенных Наций, 2009 (http://daccess-dds-ny. un.org/doc/UNDOC/GEN/N09/468/33/PDF/N0946833.pdf? OpenElement).
22. *White paper. Together for health: a strategic approach for the EU 2008–2013*. Brussels, Commission of the European Communities, 2007 (COM (2007) 630 final; http://ec.europa.eu/health/ph_overview/Documents/strategy_wp_en.pdf).
23. *Основы политики достижения здоровья для всех в Европейском регионе ВОЗ: обновление 2005 г.* Копенгаген, Европейское региональное бюро ВОЗ, 2005 (документ EUR/RC55/8, http://www.euro.who.int/__data/assets/pdf_file/0008/87884/RC55_rdoc08.pdf).
24. *Системы здравоохранения — здоровье — благосостояние: Европейская министерская конференция ВОЗ по системам здравоохранения: Таллинн, Эстония, 25–27 июня 2008 г.: отчет*. Копенгаген, Европейское региональное бюро ВОЗ, 2009 (http://www.euro.who.int/__data/assets/pdf_file/0003/78951/E92150R.pdf).
25. *The European health report 2012: charting the way to well-being* [Доклад о состоянии здравоохранения в Европе, 2012 г: курс на благополучие]. Copenhagen, WHO Regional Office for Europe, 2013 (http://www.euro.who.int/en/what-we-do/data-and-evidence/european-health-report-2012)
26. Европейская база данных "Здоровье для всех" [онлайновая база данных]. Копенгаген, Европейское региональное бюро ВОЗ, 2013 (http://www.euro.who.int/hfadb?language=Russian).
27. Комиссия по социальным детерминантам здоровья. *Ликвидировать разрыв в течение жизни одного поколения. Соблюдение принципа справедливости в здравоохранении путем воздействия на социальные детерминанты здоровья. Заключительный доклад Комиссии по социальным детерминантам здоровья*. Женева, Всемирная организация здравоохранения, 2009 (http://www.who.int/social_determinants/thecommission/finalreport/ru/index.html).
28. *Рамочная конвенция Организации Объединенных Наций об изменении климата*. Нью-Йорк, Организация Объединенных Наций, 1992 (http://unfccc.int/resource/docs/convkp/convru.pdf).
29. Dooris M et al. The settings-based approach to health promotion. In: Tsouros A et al., eds. *Health-promoting universities: concept, experience and framework for action*. Copenhagen, WHO Regional Office for Europe, 1998.
30. *Оттавская хартия по укреплению здоровья*. Копенгаген, Европейское региональное бюро ВОЗ, 1986 (http://www.euro.who.int/__data/assets/pdf_file/0009/146808/Ottawa_Charter_R.pdf).
31. *Промежуточный отчет о социальных детерминантах и различиях по показателям здоровья в Европейском регионе ВОЗ — исполнительное резюме*. Копенгаген, Европейское региональное бюро ВОЗ, 2010 (http://www.euro.who.int/__data/assets/pdf_file/0017/124460/e94370R.pdf).
32. Adler NE et al. Socioeconomic status and health: the challenge of the gradient. *American Psychologist*, 1994,49:15–24.
33. *Genome-based research and population health. Report of an expert workshop held at the Rockefeller Foundation Study and Conference Centre, Bellagio, Italy, 14–20 April 2005*. Cambridge, PHG Foundation, 2005.
34. Wertz D, Fletcher JC, Berg K *Review of ethical issues in medical genetics. Report of consultants to WHO*. Geneva, World Health Organization, 2003.
35. Kirschner MW. The meaning of systems biology. *Cell*, 2005, 121:503–504.
36. McDaid D, Sassi F, Merkur S, eds. *Promoting health, preventing disease: the economic case*. Maidenhead, Open University Press (forthcoming).
37. Stuckler D, Basu S, McKee M. Budget crises, health, and social welfare programs. *British Medical Journal*, 2010, 340:c3311.

38. Rittel H, Webber M. Dilemmas in a general theory of planning. *Policy Sciences*, 1973, 4:155–169.
39. *Tackling wicked problems: a public policy perspective*. Canberra, Australian Public Service Commission, 2007.
40. Dahlgren G, Whitehead M. *Tackling inequalities in health: what can we learn from what has been tried?* London, King's Fund, 1993.
41. *Предварительный второй доклад о социальных детерминантах здоровья и различиях в состоянии здоровья населения Европейского региона ВОЗ*. Копенгаген, Европейское региональное бюро ВОЗ, 2011 (http://www.euro.who.int/__data/assets/pdf_file/0020/150095/RC61_rInfDoc5.pdf).
42. *Reducing health inequalities in the EU. European Parliament Resolution, 9 March 2011*. Brussels, European Parliament, 2011 (http://www.europarl.europa.eu/sides/getDoc.do?type=REPORT&reference=A7-2011-0032&language=EN).
43. *The Banja Luka Pledge. Health in all policies in south-eastern Europe: a shared goal and responsibility. Third Health Ministers' Forum, Banja Luka, Bosnia and Herzegovina, 13–14 October 2011*. Copenhagen, WHO Regional Office for Europe, 2011 (http://www.euro.who.int/__data/assets/pdf_file/0020/152471/e95832.pdf).
44. Wilkinson R, Pickett K. *The spirit level: why more equal societies almost always do better*. London, Allen Lane, 2009.
45. Popay J et al. *Understanding and tackling social exclusion. Final report to the WHO Commission on Social Determinants of Health, from the Social Exclusion Knowledge Network*. Lancaster, WHO Social Exclusion Knowledge Network, 2008 (http://www.who.int/social_determinants/knowledge_networks/final_reports/sekn_final%20report_042008.pdf).
46. The Marmot Review. *Fair society, healthy lives: strategic review of health inequalities in England 2010*. London, Marmot Review, 2010.
47. *Резолюция WHA62.14 Всемирной ассамблеи здравоохранения "Уменьшение несправедливости в отношении здоровья посредством воздействия на социальные детерминанты здоровья"*. Женева, Всемирная организация здравоохранения, 2009 (http://apps.who.int/gb/or/r/r_wha62r1.html).
48. *Предварительный доклад о выполнении положений Таллиннской хартии*. Копенгаген, Европейское региональное бюро ВОЗ, 2010 (http://www.euro.who.int/__data/assets/pdf_file/0004/134617/08R_InterimTallinn_110515-V2.pdf).
49. *Governance and delivery for social determinants. Task group report, European review on social determinants of health*. Copenhagen, WHO Regional Office for Europe (готовится к выпуску).
50. Marmot M et al. Building of the global movement for health equity: from Santiago to Rio and beyond. *Lancet*, 2011, 379:181–188.
51. Kickbusch I, Gleicher D. *Governance for health in the 21st century*. Copenhagen, WHO Regional Office for Europe, 2012 (http://www.euro.who.int/__data/assets/pdf_file/0019/171334/RC62BD01-Governance-for-Health-Web.pdf). *Стратегическое руководство в интересах здоровья в XXI веке: исследование, проведенное для Европейского регионального бюро ВОЗ*. Копенгаген, Европейское региональное бюро ВОЗ, 2011 (документ EUR/RC61/Inf. Doc./6; http://www.euro.who.int/__data/assets/pdf_file/0004/149971/RC61_rInfDoc06.pdf).
52. Worldwide Governance Indicators Project [web site]. Washington, DC, World Bank, 2013 (http://info.worldbank.org/governance/wgi/resources.htm).
53. Marteau TM et al. Judging nudging: can nudging improve population health? *British Medical Journal*, 2011, 342: d228.
54. Nanda G et al. *Accelerating progress towards achieving the MDG to improve maternal health: a collection of promising approaches*. Washington, DC, World Bank, 2005.
55. *Небезопасный аборт: глобальные и региональные оценки частоты небезопасных абортов и связанной с ними смертности в 2008 г.* (на англ. яз.). 6-е изд. Женева, Всемирная организация здравоохранения, 2011 (http://www.who.int/reproductivehealth/publications/unsafe_abortion/9789241501118/en).

Библиография

56. Sedgh G et al. Induced abortion: rates and trends worldwide. *Lancet*, 2007, 370:1338–1345.
57. Oliveira da Silva M et al. The reproductive health report. The state of sexual and reproductive health within the European Union. *European Journal of Contraception and Reproductive Health Care*, 2011, 16(Suppl. 1).
58. Currie C и др. *Неравенство в состоянии здоровья молодежи. Международный отчет HBSC по результатам обследования, проведенного в 2005–2006 гг.* Копенгаген, Европейское региональное бюро ВОЗ, 2008 (http://www.euro.who.int/ru/what-we-publish/abstracts/inequalities-in-young-peoples-health.-hbsc-international-report-from-the-20052006-survey).
59. Malarcher S. *Social determinants of sexual and reproductive health. Informing future research and programme implementation*. Geneva, World Health Organization, 2010 (http://www.who.int/reproductivehealth/publications/social_science/9789241599528/en/index.html).
60. *Дети: сокращение смертности*. Женева, Всемирная организация здравоохранения, 2012 (Информационный бюллетень No. 178; http://www.who.int/mediacentre/factsheets/fs178/ru/index.html).
61. *Новорожденные: снижение смертности*. Женева, Всемирная организация здравоохранения, 2012 (Информационный бюллетень No. 333; http://www.who.int/mediacentre/factsheets/fs333/ru/).
62. Beck S и др. Распространенность преждевременных родов в странах мира: систематическое исследование материнской смертности и заболеваемости (на англ. яз.). *Бюллетень Всемирной организации здравоохранения*, 2010, 88:31–38. (http://www.who.int/bulletin/volumes/88/1/ru/index.html).
63. Набор учебных материалов по эффективной перинатальной помощи и уходу (ЭПУ) (на англ. яз.) [веб-сайт]. Копенгаген, Европейское региональное бюро ВОЗ, 2013 (http://www.euro.who.int/en/what-we-do/health-topics/Life-stages/maternal-and-newborn-health/policy-and-tools/effective-perinatal-care-training-package-epc).
64. WHO, UNICEF, UNFPA and World Bank. *Trends in maternal mortality: 1990 to 2008. Estimates developed by WHO, UNICEF, UNFPA and the World Bank*. Geneva, World Health Organization, 2010 (http://www.who.int/reproductivehealth/publications/monitoring/9789241500265/en/index.html).
65. Цифры и судьбы: улучшение здоровья матерей и новорожденных в Европе. *Entre Nous: Европейский журнал по сексуальному и репродуктивному здоровью*, 2010, No. 70 (http://www.euro.who.int/__data/assets/pdf_file/0019/128710/en70r.pdf).
66. Европа на пути к достижению ЦТР3, 4 и 5. *Entre Nous: Европейский журнал по сексуальному и репродуктивному здоровью*, 2011, No. 71 (http://www.euro.who.int/__data/assets/pdf_file/0014/141521/en71r.pdf).
67. *Европейский стратегический подход к обеспечению безопасной беременности: улучшение материнского и перинатального здоровья*. Копенгаген, Европейское региональное бюро ВОЗ, 2009 (http://www.euro.who.int/__data/assets/pdf_file/0007/136726/E90771R.pdf).
68. *Действия систем здравоохранения по устранению гендерного неравенства, способствующие ускорению прогресса в достижении Целей развития тысячелетия 4 и 5, касающихся здоровья матери и ребенка* (на англ. яз.). Копенгаген, Европейское региональное бюро ВОЗ, 2010 (http://www.euro.who.int/__data/assets/pdf_file/0006/127527/e94498.pdf).
69. *Цели развития тысячелетия в Европейском регионе ВОЗ. Анализ ситуации накануне пятилетнего рубежа* (на англ. яз.). Копенгаген, Европейское региональное бюро ВОЗ, 2010 (http://www.euro.who.int/__data/assets/pdf_file/0003/87438/E93723.pdf).
70. *Доклад о состоянии здравоохранения в Европе, 2009 г. Здоровье и системы здравоохранения*. Копенгаген, Европейское региональное бюро ВОЗ, 2009 (http://www.euro.who.int/__data/assets/pdf_file/0006/117186/E93103R.pdf).
71. *A review of progress in maternal health in eastern Europe and central Asia*. Istanbul, UNFPA Regional Office for Eastern Europe and Central Asia, 2009.

72. *Achieving Millennium Development Goal 5: target 5A and 5B on reducing maternal mortality and achieving universal access to reproductive health. Briefing note.* Geneva, World Health Organization, 2009 (http://www.who.int/reproductivehealth/publications/monitoring/rhr_09_06/en/index.html).

73. World Health Organization, United Nations Population Fund, UNICEF and World Bank. *Accelerated implementation of maternal and newborn continuum of care as part of improving reproductive health: mapping of in-country activities. Joint country support.* Geneva, World Health Organization, 2009 (http://www.who.int/reproductivehealth/publications/monitoring/9789241599733/en/).

74. *Стратегия в области репродуктивного здоровья в целях ускорения прогресса в направлении достижения международных целей и задач в области развития.* Женева, Всемирная организация здравоохранения, 2004 (http://www.who.int/reproductivehealth/publications/general/RHR_04_8/ru/index.html).

75. *Региональная стратегия ВОЗ в области охраны сексуального и репродуктивного здоровья.* Копенгаген, Европейское региональное бюро ВОЗ, 2001 (http://www.euro.who.int/__data/assets/pdf_file/0005/69530/E74558R.pdf).

76. *Глобальная стратегия профилактики инфекций, передаваемых половым путем, и борьбы с ними, 2006–2015 гг.* Женева, Всемирная организация здравоохранения, 2007 (http://www.who.int/reproductivehealth/publications/rtis/9789241563475/ru/index.html).

77. ВОЗ и ЮНИСЕФ. *Глобальная стратегия по кормлению детей грудного и раннего возраста.* Женева, Всемирная организация здравоохранения, 2003 (http://www.who.int/maternal_child_adolescent/topics/newborn/nutrition/global/ru/index.html).

78. *The MDGs in Europe and central Asia: achievements, challenges and the way forward.* Geneva, United Nations Economic Commission for Europe, 2010 (http://www.unece.org/commission/MDGs/2010_MDG.pdf).

79. United Nations Secretary-General. *Global Strategy for Women's and Children's Health.* Geneva, Partnership for Maternal, Newborn and Child Health, 2010 (http://www.who.int/pmnch/activities/jointactionplan/en/index.html).

80. Комиссия по информации и подотчетности в отношении здоровья женщин и детей. *Выполняя обещания, измеряя результаты.* Женева, Всемирная организация здравоохранения, 2011 (http://www.who.int/topics/millennium_development_goals/accountability_commission/ru/index.html)

81. *Роль ВОЗ в деятельности по итогам пленарного заседания высокого уровня Генеральной Ассамблеи Организации Объединенных Наций, посвященного Целям тысячелетия в области развития.* Женева, Всемирная организация здравоохранения, 2011 (резолюция WHA64.12; http://www.who.int/topics/millennium_development_goals/accountability_commission/ru/index.html)

82. *World health statistics 2011.* Geneva, World Health Organization, 2011 (http://www.who.int/whosis/whostat/EN_WHS2011_Full.pdf).

83. *Европейский план действий "Окружающая среда и здоровье детей". Четвертая конференция на уровне министров по окружающей среде и охране здоровья, Будапешт, Венгрия, 23–25 июня 2004 г.* Копенгаген, Европейское региональное бюро ВОЗ, 2004 (http://www.euro.who.int/__data/assets/pdf_file/0004/78646/E83338R.pdf).

84. *Countdown to 2015: tracking progress in maternal, newborn & child survival. The 2008 report.* Geneva, World Health Organization, 2008 (http://www.who.int/child_adolescent_health/documents/9789280642841/en/index.html).

85. *Европейская хартия по борьбе с ожирением.* Копенгаген, Европейское региональное бюро ВОЗ, 2006 (http://www.euro.who.int/__data/assets/pdf_file/0005/87467/E89567R.pdf).

86. Patton GC et al. Global patterns of mortality in young people: a systematic analysis of population health data. *Lancet*, 2009, 374:881–892.

87. Стратегии и услуги в сфере здравоохранения: анализ ситуации в Европейском регионе (на англ. яз). Копенгаген, Европейское региональное бюро ВОЗ, 2010 (http://www.euro.who.int/ru/what-we-do/health-topics/Life-stages/child-and-adolescent-health/publications2/2010/youth-friendly-health-policies-and-services-in-the-european-region2).

Библиография

88. *Охрана психического здоровья: проблемы и пути их решения. Отчет о Европейской конференции ВОЗ на уровне министров.* Копенгаген, Европейское региональное бюро ВОЗ, 2006 (http://www.euro.who.int/__data/assets/pdf_file/0010/96454/E87301R.pdf).

89. Sethi D, Racioppi F, Mitis F. *Дорожная безопасность для детей и молодежи в Европе. Информация о политике.* Копенгаген, Европейское региональное бюро ВОЗ, 2007 (http://www.euro.who.int/__data/assets/pdf_file/0004/98455/E90142R.pdf).

90. *Доклад о профилактике детского травматизма в Европе.* Копенгаген, Европейское региональное бюро ВОЗ, 2008 (http://www.euro.who.int/__data/assets/pdf_file/0005/98744/E92049R.pdf).

91. *Серия "Здоровье молодых людей — ответственность всего общества"* [веб-сайт]. Копенгаген, Европейское региональное бюро ВОЗ, 2009 (http://www.euro.who.int/ru/what-we-do/health-topics/health-determinants/gender/publications/young-peoples-health-as-a-whole-of-society-response-series).

92. *Европейская стратегия "Здоровье и развитие детей и подростков".* Копенгаген, Европейское региональное бюро ВОЗ, 2005 (http://www.euro.who.int/__data/assets/pdf_file/0003/79401/E87710R.pdf).

93. *Adolescent-friendly health services — an agenda for change.* Geneva, World Health Organization, 2002 (http://www.who.int/maternal_child_adolescent/documents/fch_cah_02_14/en/index.html).

94. *Молодежь и риски для здоровья.* Доклад Секретариата. Женева, Всемирная организация здравоохранения, 2011 (документ A64/25, http://apps.who.int/gb/ebwha/pdf_files/WHA64/A64_R28-ru.pdf).

95. *Helping parents in developing countries improve adolescents' health.* Geneva, World Health Organization, 2007 (http://www.who.int/maternal_child_adolescent/documents/9789241595841/en/index.html).

96. *Доклад о состоянии здравоохранения в Европе, 2005 г. Действия общественного здравоохранения в целях улучшения здоровья детей и всего населения.* Копенгаген, Европейское региональное бюро ВОЗ, 2005 (http://www.euro.who.int/__data/assets/pdf_file/0007/82456/E87325R.pdf).

97. *Критическая связь: вмешательства, направленные на обеспечение физического роста и психологического развития.* Женева, Всемирная организация здравоохранения, 1999 (http://whqlibdoc.who.int/hq/1999/WHO_CHS_CAH_99.3R.pdf).

98. *Early child development: a powerful equalizer.* Final report to WHO Commission on Social Determinants of Health. Geneva, World Health Organization, 2007 (http://www.who.int/child_adolescent_health/documents/ecd_final_m30/en/index.html).

99. The Lancet child development in developing countries series [web site]. Geneva, World Health Organization, 2007 (http://www.who.int/child_adolescent_health/documents/lancet_child_development/en/index.html).

100. *IMCI care for development: for the healthy growth and development of children.* Geneva, World Health Organization, 2001 (http://www.who.int/maternal_child_adolescent/documents/imci_care_for_development/en/index.html).

101. *Доклад о политике по борьбе против табака в Европейском регионе.* Копенгаген, Европейское региональное бюро ВОЗ, 2002 (http://www.euro.who.int/__data/assets/pdf_file/0009/68076/E74573R.pdf).

102. *Проблема ожирения в Европейском регионе ВОЗ и стратегии ее решения.* Копенгаген, Европейское региональное бюро ВОЗ, 2007 (http://www.euro.who.int/__data/assets/pdf_file/0011/74747/E90711R.pdf).

103. *Childhood obesity surveillance in the European Region.* Copenhagen, WHO Regional Office for Europe, 2009 (Fact sheet 5; http://www.euro.who.int/__data/assets/pdf_file/0020/123176/FactSheet_5.pdf).

104. *Integrated Management of Childhood Illness computerized training tool.* Geneva, World Health Organization, 2012 (http://www.icatt-training.org).

105. *IMCI chart booklet — standard*. Geneva, World Health Organization, 2008 (http://www.who.int/child_adolescent_health/documents/IMCI_chartbooklet/en/index.html).

106. *Joint statement by heads of United Nations entities for the launch of the International Year of Youth*. New York, United Nations, 2011 (http://social.un.org/youthyear/docs/iyyjointstatement.pdf).

107. *Broadening the horizon: balancing protection and risk for adolescents*. Geneva, World Health Organization, 2001 (http://www.who.int/child_adolescent_health/documents/fch_cah_01_20/en/index.html).

108. *A guide for population-based approaches to increasing levels of physical activity: implementation of the WHO global strategy on diet, physical activity and health*. Geneva, World Health Organization, 2007 (http://www.who.int/dietphysicalactivity/).

109. WHO and UNICEF. *Child and adolescent injury prevention: a global call to action*. Geneva, World Health Organization, 2005 (http://whqlibdoc.who.int/publications/2005/9241593415_eng.pdf).

110. *Европейская стратегия "Здоровье и развитие детей и подростков": от резолюции к действиям, 2005–2008 гг*. Копенгаген, Европейское региональное бюро ВОЗ, 2008 (http://www.euro.who.int/__data/assets/pdf_file/0020/132932/E91655R.pdf).

111. Stuckler D et al. The public health effect of economic crises and alternative policy responses in Europe: an empirical analysis. *Lancet*, 2009, 374:315–323.

112. Consolidated version of the Treaty on the Functioning of the European Union. *Official Journal of the European Union*, 2008, C 115/47(9 May) (http://eur-lex.europa.eu/LexUriServ/LexUriServ.do?uri=OJ:C:2008:115:0047:0199:en: PDF).

113. Резолюция Всемирной ассамблеи здравоохранения WHA60.25 *"Стратегия по включению гендерного анализа и действий в работу ВОЗ"*. Женева, Всемирная организация здравоохранения, 2007 (http://apps.who.int/gb/ebwha/pdf_files/WHASSA_WHA60-Rec1/R/reso-60-ru.pdf).

114. Huber M et al. *Facts and figures on long-term care — Europe and North America*. Vienna, European Centre for Social Welfare Policy and Research, 2009.

115. Przywar B. *Projecting future health care expenditure at European level: drivers, methodology and main results*. Brussels, European Commission, 2010 (European Economic Papers No. 417).

116. Huber M et al. *Quality in and equality of access to healthcare services*. Brussels, European Commission, 2008.

117. *Strategy and action plan for healthy ageing in Europe, 2012–2020*. Copenhagen, WHO Regional Office for Europe, 2012 (http://www.euro.who.int/__data/assets/pdf_file/0008/175544/RC62wd10Rev1-Eng.pdf).

118. *Каковы возможные ответные меры систем здравоохранения в связи со старением населения?* Копенгаген, Европейское региональное бюро ВОЗ, 2009 (http://www.euro.who.int/__data/assets/pdf_file/0005/64967/E92560R.pdf).

119. *Убедительные факты: паллиативная помощь*. Копенгаген, Европейское региональное бюро ВОЗ, 2004 (http://www.euro.who.int/__data/assets/pdf_file/0004/98419/E82931R.pdf).

120. Hall S и др. *Оказание паллиативной помощи лицам пожилого возраста: положительная практика* (на англ. яз.). Копенгаген, Европейское региональное бюро ВОЗ, 2011 (http://www.euro.who.int/ru/what-we-publish/abstracts/palliative-care-for-older-people-better-practices).

121. Резолюция WHA52.7 Всемирной ассамблеи здравоохранения по активному старению. В: *Пятьдесят вторая сессия Всемирной ассамблеи здравоохранения, Женева, 17–25 мая 1999 г. Том 1, Резолюции и решения, приложения*. Женева, Всемирная организация здравоохранения, 1999: 8–9.

122. *Резолюция Исполнительного комитета ВОЗ EB130. R6 "Укрепление политики в области неинфекционных заболеваний для содействия активной старости"*. Женева, Всемирная организация здравоохранения, 2012 (http://apps.who.int/gb/ebwha/pdf_files/EB130/B130_R6-ru.pdf).

123. Организация Объединенных Наций/ДЭСВ. *Мадридский международный план действий по проблемам старения*. Нью-Йорк, Организация Объединенных Наций, 2002, (http://www.un.org/ru/documents/decl_conv/declarations/pdf/ageing_progr.pdf).

124. *Active ageing: a policy framework*. Geneva, World Health Organization, 2002 (http://www.who.int/ageing/publications/active/en).

125. Van Liemt G. *Human trafficking in Europe: an economic perspective*. Declaration/WP/31/2004. Geneva, International Labour Organization, 2004.

126. *Как системы здравоохранения могут способствовать устранению неравенств в отношении здоровья, связанных с миграцией и этнической принадлежностью* (на англ. яз.). Копенгаген, Европейское региональное бюро ВОЗ, 2010 (http://www.euro.who.int/ru/what-we-publish/abstracts/how-health-systems-can-address-health-inequities-linked-to-migration-and-ethnicity).

127. Carballo M. Non-communicable diseases. In: Fernandes A, Pereira Miguel J, eds. *Health and migration in the European Union: better health for all in an inclusive society*. Lisbon, Instituto Nacional de Saúde Doutor Ricardo Jorge, 2009:71–78 (http://www.insa.pt/sites/INSA/Portugues/Publicacoes/Outros/Paginas/HealthMigrationEU2.aspx).

128. Carballo M. Communicable diseases. In: Fernandes A, Pereira Miguel J, eds. *Health and migration in the European Union: better health for all in an inclusive society*. Lisbon, Instituto Nacional de Saúde Doutor Ricardo Jorge, 2009:53–69 (http://www.insa.pt/sites/INSA/Portugues/Publicacoes/Outros/Paginas/HealthMigrationEU2.aspx)

129. Carta MG et al. Migration and mental health in Europe (the State of the Mental Health in Europe Working Group: Appendix 1). *Clinical Practice and Epidemiology in Mental Health*, 2005, 1:13.

130. *Migrant health: background note to the ECDC report on migration and infectious diseases in the EU*. Stockholm, European Centre for Disease Prevention and Control, 2009 (http://www.ecdc.europa.eu/en/publications/Publications/0907_TER_Migrant_health_Background_note.pdf).

131. *An EU framework for national Roma integration strategies up to 2020*. Brussels, European Commission, 2011 (http://ec.europa.eu/justice/policies/discrimination/docs/com_2011_173_en.pdf).

132. *The Roma in central and eastern Europe: avoiding the dependency trap*. Bratislava, United Nations Development Programme, 2003 (http://www.arab-hdr.org/publications/other/undp/hdr/regional/avoiding-dep-trap-03e.pdf).

133. *Health and the Roma community, analysis of the situation in Europe*. Madrid, Fundación Secretariado Gitano, 2009 (http://ec.europa.eu/social/BlobServlet?docId=4309&langId=en).

134. Schaaf M. *Confronting a hidden disease: TB in Roma communities*. New York, Open Society Institute, 2007 (http://www.soros.org/initiatives/health/focus/roma/articles_publications/publications/confronting_20070206/confronting_20070122.pdf).

135. *Left out: Roma and access to health care in eastern and south-eastern Europe*. New York, Open Society Institute, 2007 (http://www.romadecade.org/files/downloads/Health%20Resources/leftout_20070423.pdf).

136. *At risk: Roma and the displaced in southeast Europe*. Bratislava, United Nations Development Programme, 2006 (http://europeandcis.undp.org/home/show/A3C29ADB-F203–1EE9-BB0A277C-80C5F9F2).

137. Milcher S. Poverty and the determinants of welfare for Roma and other vulnerable groups in south-eastern Europe. *Comparative Economic Studies*, 2006, 48:20–35 (http://europeandcis.undp.org/files/uploads/_rbec%20web/roma%20portal/susanne.pdf).

138. *Republic of Macedonia, Multiple Indicator Cluster Survey 2005–2006*. Skopje, State Statistical Office, the former Yugoslav Republic of Macedonia, 2007 (http://www.unicef.org/tfyrmacedonia/MICS-ENG-1(1).pdf).

139. *The state of children in Serbia in 2006*. Belgrade, UNICEF, 2007 (http://www.unicef.org/serbia/State_of_Children_in_Serbia_2006_1–56.pdf).

140. *First findings of Roma Task Force and report on social inclusion*. Brussels, European Commission, 2010 (http://europa.eu/rapid/pressReleasesAction.do?reference=MEMO/10/701&type=HTML)

141. *Резолюция EUR/RC52/R7 Европейского регионального комитета ВОЗ "Бедность и здоровье — фактические данные и действия в Европейском регионе ВОЗ"*. Копенгаген, Европейское региональное бюро ВОЗ, 2002 (http://www.euro.who.int/__data/assets/pdf_file/0018/117144/R07.23601-las.pdf).

142. *Резолюция WHA61.17 Всемирной ассамблеи здравоохранения о здоровье мигрантов*. Женева, Всемирная организация здравоохранения, 2008 (http://apps.who.int/gb/ebwha/pdf_files/WHA61-REC1/A61_REC1-ru.pdf).

143. *Health of migrants — the way forward. Report of a global consultation*. Madrid, Spain, 3–5 March 2010. Geneva, World Health Organization. 2010 (http://www.who.int/hac/events/consultation_report_health_migrants_colour_web.pdf).

144. *Bratislava Declaration on Health, Human Rights and Migration*. Strasbourg, Council of Europe, 2007 (http://www.coe.int/t/dg3/health%5CSource%5Cdeclaration_en.pdf).

145. *Recommendation CM/REC (2011)13 of the Committee of Ministers to Member States on mobility, migration and access to health care*. Strasbourg, Council of Europe, 2011 (http://bit.ly/rKs2YD).

146. *Международная конвенция о защите прав всех трудящихся-мигрантов и членов их семей*. Женева, Управление Верховного комиссара Организации Объединенных Наций по правам человека, 1990 (http://www.un.org/ru/documents/decl_conv/conventions/migrant.shtml).

147. *Council conclusions on an EU Framework for National Roma Integration Strategies up to 2020*. Brussels, Council of the European Union, 2011 (http://www.consilium.europa.eu/uedocs/cms_data/docs/pressdata/en/lsa/122100.pdf).

148. Payne S. *Каким образом системы здравоохранения могут содействовать достижению гендерной справедливости?* Копенгаген, Европейское региональное бюро ВОЗ, 2009 (http://www.euro.who.int/__data/assets/pdf_file/0008/64943/E92846R.pdf).

149. *Резолюция Всемирной ассамблеи здравоохранения WHA64.28 "Молодежь и риски для здоровья"*, 24 мая 2011 г. Женева, Всемирная организация здравоохранения, 2011 (http://apps.who.int/gb/ebwha/pdf_files/WHA64/A64_R28-ru.pdf).

150. Green G, Tsouros A, eds. *Города возглавляют работу по улучшению здоровья населения. Сводная оценка 4-го этапа развития Европейской сети здоровых городов* (на англ. яз). Копенгаген, Европейское региональное бюро ВОЗ, 2008 (http://www.euro.who.int/ru/what-we-publish/abstracts/city-leadership-for-health.-summary-evaluation-of-phase-iv-of-the-who-european-healthy-cities-network).

151. *Help wanted? Providing and paying for long-term care*. Paris, Organisation for Economic Co-operation and Development, 2011.

152. Defining civil society [web site]. Washington, DC, World Bank, 2010 (http://web.worldbank.org/WBSITE/EXTERNAL/TOPICS/CSO/0,contentMDK:20101499~menuPK:244752~pagePK:220503~piPK:220476~theSitePK:228717,00.html).

153. *Прогресс, достигнутый в осуществлении Декларации о приверженности делу борьбы с ВИЧ/СПИДом и Политической декларации по ВИЧ/СПИДу. Доклад Генерального секретаря*. Нью-Йорк, Организация Объединенных Наций, 2009 (http://daccess-dds-ny.un.org/doc/UNDOC/GEN/N09/296/24/PDF/N0929624.pdf? OpenElement).

154. Chapman DP, Perry GS, Strine TW. The vital link between chronic disease and depressive disorders. *Prevention of Chronic Diseases*, 2005, 2 (http://www.cdc.gov/pcd/issues/2005/jan/04_0066.htm).

155. *European cardiovascular disease statistics 2008*. Brussels, European Heart Network, 2008 (http://www.ehnheart.org/cvd-statistics.html).

156. Suhrcke M et al. *Chronic disease: an economic perspective*. London, Oxford Health Alliance 2006.

157. Bloom DE et al. *The global economic burden of noncommunicable diseases*. Geneva, World Economic Forum, 2011 (http://www3.weforum.org/docs/WEF_Harvard_HE_GlobalEconomicBurdenNonCommunicableDiseases_2011.pdf).

158. *Европейская стратегия борьбы против табака*. Копенгаген, Европейское региональное бюро ВОЗ, 2002 (http://www.euro.who.int/__data/assets/pdf_file/0020/68105/e77976r.pdf).

159. *План действий в области пищевых продуктов и питания для Европейского региона ВОЗ на 2007–2012 гг*. Копенгаген, Европейское региональное бюро ВОЗ, 2008 (http://www.euro.who.int/__data/assets/pdf_file/0003/74406/E91153R.pdf).

160. *Основы политики в отношении алкоголя в Европейском регионе ВОЗ*. Копенгаген, Европейское региональное бюро ВОЗ, 2006 (http://www.euro.who.int/__data/assets/pdf_file/0008/79397/E88335R.pdf).

161. *Steps to health. A European framework to promote physical activity for health*. Copenhagen, WHO Regional Office for Europe, 2007 (http://www.euro.who.int/__data/assets/pdf_file/0020/101684/E90191.pdf).

162. MPOWER [веб-сайт]. Женева, Всемирная организация здравоохранения, 2013 (http://www.who.int/tobacco/mpower/ru/index.html).

163. Raise taxes on tobacco [web site]. Geneva, World Health Organization, 2013 (http://www.who.int/tobacco/mpower/raise_taxes/en/index.html).

164. *Глобальная стратегия сокращения вредного употребления алкоголя*. Женева, Всемирная организация здравоохранения, 2010 (http://www.who.int/substance_abuse/activities/msbalcstrategyru.pdf).

165. Cavill N, Kahlmeier S, Racioppi F, eds. *Физическая активность и здоровье в Европе: аргументы в пользу действий*. Копенгаген, Европейское региональное бюро ВОЗ, 2006 (http://www.euro.who.int/__data/assets/pdf_file/0007/87550/E89490R.pdf).

166. *Promoting sport and enhancing health in European Union countries: a policy content analysis to support action*. Copenhagen, WHO Regional Office for Europe, 2011 (http://www.euro.who.int/__data/assets/pdf_file/0006/147237/e95168.pdf).

167. *Глобальные рекомендации по физической активности для здоровья*. Женева, Всемирная организация здравоохранения, 2010 (http://whqlibdoc.who.int/publications/2010/9789244599976_rus.pdf).

168. Edwards P, Tsouros AD. *Содействие физически активному образу жизни в городских условиях. Роль местных органов власти. Убедительные факты*. Копенгаген, Европейское региональное бюро ВОЗ, 2006 (http://www.euro.who.int/__data/assets/pdf_file/0010/98425/E89498R.pdf).

169. *Глобальная стратегия по питанию, физической активности и здоровью*. Женева, Всемирная организация здравоохранения, 2004 (http://whqlibdoc.who.int/publications/2004/9244592223_rus.pdf).

170. Davey Smith G et al. Genetic epidemiology and public health: hope, hype and future prospects. *Lancet*, 2005, 366:1484–1498.

171. Hall WD, Mathews R, Morley KI. Being more realistic about the public health impact of genomic medicine. *PLoS Medicine*, 2010, 7:e1000347.

172. Braubach M, Jacobs DE, Ormandy D. *Экологическое бремя болезней, обусловленное неудовлетворительными жилищными условиями. Методы количественной оценки нарушений здоровья, обусловленных воздействием отдельных факторов риска, связанных с жилищными условиями в странах Европейского региона ВОЗ. Резюме доклада* (на англ. яз.). Копенгаген, Европейское региональное бюро ВОЗ, 2011 (http://www.euro.who.int/ru/what-we-publish/abstracts/environmental-burden-of-disease-associated-with-inadequate-housing.-summary-report).

173. *Руководство ВОЗ по качеству воздуха в помещениях: отдельные загрязнители* (на англ. яз.). Копенгаген, Европейское региональное бюро ВОЗ, 2010 (http://www.euro.who.int/ru/what-we-do/health-topics/environment-and-health/air-quality/publications/2010/who-guidelines-for-indoor-air-quality-selected-pollutants).

174. *Early detection. Cancer control: knowledge into action. WHO guide for effective programmes, module 3*. Geneva, World Health Organization, 2007 (http://www.who.int/cancer/modules/Early%20Detection%20Module%203.pdf).

175. *Prevention of cardiovascular disease: guidelines for assessment and management of total cardiovascular risk*. Geneva, World Health Organization, 2007 (http://www.who.int/cardiovascular_diseases/guidelines/Full%20text.pdf).

176. *Московская декларация по здоровому образу жизни и неинфекционным заболеваниям*. Женева, Всемирная организация здравоохранения, 2011 (http://www.who.int/nmh/events/moscow_ncds_2011/conference_documents/moscow_declaration_ru.pdf).

177. *Резолюция WHA64.11 Всемирной ассамблеи здравоохранения "Подготовка к Совещанию высокого уровня Генеральной Ассамблеи Организации Объединенных Наций по вопросам профилактики неинфекционных заболеваний и борьбы с ними в развитие Московской конференции"*. Женева, Всемирная организация здравоохранения, 2011 (http://apps.who.int/gb/ebwha/pdf_files/WHA64/A64_R11-ru.pdf).

178. *План действий по реализации Европейской стратегии профилактики и борьбы с неинфекционными заболеваниями, 2012–2016 гг.* Копенгаген, Европейское региональное бюро ВОЗ, 2011 (http://www.euro.who.int/__data/assets/pdf_file/0005/147731/wd12R_NCDs_111363-las.pdf).

179. *Европейский план действий по сокращению вредного употребления алкоголя, 2012–2020 гг.* Копенгаген, Европейское региональное бюро ВОЗ, 2011 (http://www.euro.who.int/__data/assets/pdf_file/0007/147733/wd13R_Alcohol-Plan.pdf).

180. *Генеральная Ассамблея Организации Объединенных Наций. Политическая декларация совещания высокого уровня Генеральной Ассамблеи по профилактике неинфекционных заболеваний и борьбе с ними*. Нью-Йорк, Организация Объединенных Наций, 2011 (http://daccess-dds-ny.un.org/doc/UNDOC/LTD/N11/497/79/PDF/N1149779.pdf?OpenElement).

181. *Предотвращение хронических болезней: жизненно важное вложение средств* (обзор доклада). Женева, Всемирная организация здравоохранения, 2005 (http://www.who.int/chp/chronic_disease_report/part1/ru/index.html).

182. *Доклад о состоянии здравоохранения в мире, 2002 г. Уменьшение риска, содействие здоровому образу жизни*. Женева, Всемирная организация здравоохранения, 2002 (http://www.who.int/whr/2002/en/Overview_Russ.pdf).

183. *Курс на оздоровление. Европейская стратегия профилактики и борьбы с неинфекционными заболеваниями*. Копенгаген, Европейское региональное бюро ВОЗ, 2006 (http://www.euro.who.int/__data/assets/pdf_file/0010/76528/E89306R.pdf).

184. Beaglehole R et al. Priority actions for the non-communicable disease crisis. *Lancet*, 2011, 377:1438–1447.

185. World Economic Forum and WHO. *From burden to "best buys": reducing the economic impact of non-communicable diseases in low- and middle-income countries*. Geneva, World Health Organization, 2011 (http://www.who.int/nmh/publications/best_buys_summary.pdf).

186. *WHO Mental Health Gap Action Programme (mhGAP)* [web site]. Geneva, World Health Organization, 2013 (http://www.who.int/mental_health/mhgap/en).

187. *Disease and injury regional estimates: cause-specific mortality (2008 Global Burden of Disease)*. Geneva, World Health Organization, 2008 (http://www.who.int/healthinfo/global_burden_disease/estimates_regional/en/index.htm).

188. Sethi D и др. *Травматизм и насилие в Европе. Почему это вызывает озабоченность и что может быть сделано*. Копенгаген, Европейское региональное бюро ВОЗ, 2006 (http://www.euro.who.int/ru/what-we-publish/abstracts/injuries-and-violence-in-europe.-why-they-matter-and-what-can-be-done).

189. *Показатели смертности в разбивке по 67 причинам смерти, возрасту и полу (HFA-MDB)* [онлайновая база данных]. Копенгаген, Европейское региональное бюро ВОЗ, 2011 (http://www.euro.who.int/ru/what-we-do/data-and-evidence/databases/european-health-for-all-database-hfa-db2).

190. Круг Э. Г и др. *Насилие и его влияние на здоровье. Доклад о ситуации в мире*. Женева, Всемирная организация здравоохранения, 2002 (http://www.who.int/violence_injury_prevention/violence/world_report/en/full_ru.pdf).

191. Рачиоппи Ф. и др. *Предупреждение дорожно-транспортного травматизма: перспективы здравоохранения в Европе*. Копенгаген, Европейское региональное бюро ВОЗ, 2004 (http://www.euro.who.int/__data/assets/pdf_file/0005/87566/E82659R.pdf).

192. *Предупреждение травматизма и насилия. Методическое руководство для министерств здравоохранения*. Женева, Всемирная организация здравоохранения, 2007 (http://whqlibdoc.who.int/publications/2007/9789244595251_rus.pdf).

193. Sethi D et al. Reducing inequalities from injuries in Europe. *Lancet*, 2006, 368:2243–2250.

194. Sethi D и др. *Предупреждение травматизма в Европе: от международного сотрудничества к реализации на местах*. Копенгаген, Европейское региональное бюро ВОЗ, 2010 (http://www.euro.who.int/__data/assets/pdf_file/0003/114159/E93567r.pdf).

195. *Резолюция EUR/RC55/R9 Европейского регионального комитета ВОЗ о предупреждении травматизма*. Копенгаген, Европейское региональное бюро ВОЗ, 1995 (http://www.euro.who.int/__data/assets/pdf_file/0005/88106/RC55_rres09.pdf).

196. *TEACH-VIP users' manual*. Geneva, World Health Organization, 2005 (http://www.who.int/violence_injury_prevention/capacitybuilding/teach_vip/en/index.html).

197. Глобальное предупреждение и ответные действия (GAR): Глобальная сеть предупреждения о вспышках болезней и ответных действий [веб-сайт]. Женева, Всемирная организация здравоохранения, 2013 (http://www.who.int/csr/outbreaknetwork/ru/index.html).

198. Odolini S et al. Travel-related imported infections in Europe. *Clinical Microbiology and Infection*, 2012, 18:468–474.

199. *Доклад ЮНЭЙДС о глобальной эпидемии СПИДа*. Женева, ЮНЭЙДС, 2010 (http://www.unaids.org/globalreport/documents/20101123_GlobalReport_full_ru.pdf).

200. European Centre for Disease Prevention and Control and WHO Regional Office for Europe. *HIV/AIDS surveillance in Europe 2009*. Stockholm, European Centre for Disease Prevention and Control, 2010 (http://www.ecdc.europa.eu/en/publications/publications/101129_sur_hiv_2009.pdf).

201. European Centre for Disease Prevention and Control and WHO Regional Office for Europe. *Tuberculosis surveillance in Europe 2009*. Stockholm, European Centre for Disease Prevention and Control, 2011 (http://ecdc.europa.eu/en/publications/Publications/1103_TB_SUR_2009.pdf).

202. Kardar SS. *Antibiotic resistance: new approaches to a historical problem*. Reston, VA, Action Bioscience, 2005.

203. Heymann DL, Rodier G. Global surveillance, national surveillance, and SARS. *Emerging Infectious Diseases*, 2004, 10:173–175.

204. *Communicable diseases and public policy*. Washington, DC, World Bank, 2007 (siteresources.worldbank.org/EXTABOUTUS/Resources/communicabledisease.ppt).

205. *Immunization summary: a statistical reference containing data through 2009*. New York, UNICEF Statistics and Monitoring Section Division of Policy and Practice and Geneva, World Health Organization, 2011 (http://www.childinfo.org/files/32775_UNICEF.pdf).

206. *Important changes to the childhood immunisation programme*. Brussels, European Cervical Cancer Association, 2009 (http://www.ecca.info/fileadmin/user_upload/HPV_Vaccination/ECCA_HPV_Vaccination_April_2009.pdf).

207. Trotter CL, Ramsay ME, Slack MP. Rising incidence of *Haemophilus influenzae* type b disease in England and Wales indicates a need for a second catch-up vaccination campaign. *Communicable Disease and Public Health* 2003, 6:55–58.

208. *Pneumococcal vaccine added to the childhood immunisation programme; more protection against meningitis and septicaemia*. London, Department of Health, 2006 (http://webarchive.nationalarchives.gov.uk/+/www.dh.gov.uk/en/Publicationsandstatistics/Pressreleases/DH_4128036).

209. Meningococcal vaccines: polysaccharide and polysaccharide conjugate vaccines. *WHO Weekly Epidemiological Record*, 2002, 77:331–338.

210. European Immunization Week [web site]. Copenhagen, WHO Regional Office for Europe, 2013 (http://eiw.euro.who.int)

211. Mankertz A et al. Molecular genotyping and epidemiology of measles virus transmission in the World Health Organization European Region, 2007–2009. *Journal of Infectious Diseases*, 2010, 204(Suppl 1): S335–S342.

212. Централизованная информационная система по инфекционным заболеваниям (ЦИСИЗ) [веб-сайт]. Копенгаген, Европейское региональное бюро ВОЗ, 2013 (http://data.euro.who.int/cisid/?TabID=67).

213. Региональная сеть лабораторий по диагностике полиомиелита [веб-сайт]. Копенгаген, Европейское региональное бюро ВОЗ, 2013 (http://ldms.euro.who.int/Account/LogOn?ReturnUrl=/).

214. Shooter RA. *Report of the investigation into the cause of the 1978 Birmingham smallpox occurrence*. London, H. M. Stationery Office, 1980.

215. Lim PL et al. Laboratory-acquired severe acute respiratory syndrome. *New England Journal of Medicine*, 2004, 350:1740–1745.

216. Kumarasamy KK et al. Emergence of a new antibiotic resistance mechanism in India, Pakistan, and the United Kingdom: a molecular, biological, and epidemiological study. *Lancet Infectious Diseases*, 2010, 10:597–602.

217. *European strategic action plan on antibiotic resistance*. Copenhagen, WHO Regional Office for Europe, 2011 (http://www.euro.who.int/__data/assets/pdf_file/0008/147734/wd14E_AntibioticResistance_111380.pdf)

218. Abubakar I et al. Tackling the spread of drug-resistant tuberculosis in Europe. *Lancet*, 2012, 379:e21–e23.

219. *Roadmap to prevent and combat drug-resistant tuberculosis. The Consolidated Action Plan to Prevent and Combat Multidrug- and Extensively Drug-Resistant Tuberculosis in the WHO European Region 2011–2015*Copenhagen, WHO Regional Office for Europe, 2011 (http://www.euro.who.int/__data/assets/pdf_file/0014/152015/e95786.pdf).

220. Abubakar I и др. *Быстрое внедрение диагностического теста Xpert MTB/RIF*. Женева, Всемирная организация здравоохранения, 2011 (http://whqlibdoc.who.int/publications/2011/9789241501569_rus.pdf).

221. WHO, UNAIDS and UNICEF. *Towards universal access: scaling up priority HIV/AIDS interventions in the health sector. Progress report 2010*. Geneva, World Health Organization, 2010 (http://www.who.int/hiv/pub/2010progressreport/report/en/index.html).

222. *Европейский план действий по ВИЧ/СПИДу на 2012–2015 гг.* Копенгаген, Европейское региональное бюро ВОЗ, 2011 (http://www.euro.who.int/__data/assets/pdf_file/0010/154000/e95953R.pdf).

223. *What is quality improvement in HIV prevention?* Geneva, IQhiv, 2012 (http://iqhiv.org/get-started/what-is-it).

224. Мирзоалиев Ю. и др. Эффективность комплекса лечебно-профилактических мероприятий в республике Таджикистан в постэпидемическом периоде малярии (2000–2007 гг.). *Медицинская паразитология и паразитарные болезни*, 2009 (4):47–49.

225. Barbić L et al. Spreading of West Nile virus infection in Croatia. *Veterinary Microbiology*, 2012, 159:504–508.

226. Christodoulou V. et al. Re-emergence of visceral and cutaneous leishmaniasis in the Greek island of Crete. *Vector-borne Zoonotic Diseases*, 2012, 12:214–222.

227. Ryan J et al. Establishing the health and economic impact of influenza vaccination within the European Union 25 countries. *Vaccine*, 2006, 24:6812–6822.

228. *Как стать признанным ВОЗ национальным центром по гриппу: руководство по процедуре признания для лабораторий по гриппу в Европейском регионе ВОЗ*. Копенгаген, Европейское региональное бюро ВОЗ, 2012 (http://www.euro.who.int/__data/assets/pdf_file/0010/144010/e94432R.pdf).

229. *Рекомендации по надлежащей практике в обеспечении готовности к пандемии: Сформулированы на основе оценки ответных действий при пандемии гриппа A (H1N1) — 2009*. Копенгаген, Европейское региональное бюро ВОЗ, 2010 (http://www.euro.who.int/__data/assets/pdf_file/0016/132910/e94534R.pdf).

230. Ritsatakis A, Makara P. *Улучшение здоровья населения. Анализ развития стратегий борьбы с неинфекционными болезнями в европейских странах* (на англ. яз.). Копенгаген, Европейское региональное бюро ВОЗ, 2009 (http://www.euro.who.int/ru/what-we-publish/abstracts/gaining-health. -analysis-of-policy-development-in-european-countries-for-tackling-noncommunicable-diseases).

231. Busse R et al. *Tackling chronic disease in Europe: strategies, interventions and challenges*. Copenhagen, World Health Organization on behalf of the European Observatory on Health Systems and Policies, 2010 (Observatory Studies Series, No. 20; http://www.euro.who.int/__data/assets/pdf_file/0008/96632/E93736.pdf).

232. *Резолюция EUR/RC58/R4 Европейского регионального комитета ВОЗ "Стратегическое управление/руководство системами здравоохранения в Европейском регионе ВОЗ"*. Копенгаген, Европейское региональное бюро ВОЗ, 2008 (http://www.euro.who.int/__data/assets/pdf_file/0019/70246/RC58_rres04.pdf).

233. *European action plan for strengthening public health capacities and services*. Copenhagen. WHO Regional Office for Europe. 2012. (http://www.euro.who.int/__data/assets/pdf_file/0005/171770/RC62wd12rev1-Eng.pdf).

234. Acheson D. *Public health in England: the report of the Committee of Inquiry into the Future Development of the Public Health Function*. London, H. M. Stationery Office, 1988.

235. *Доклад о состоянии здравоохранения в мире, 2008 г. Первичная медико-санитарная помощь — сегодня актуальнее, чем когда-либо*. Женева, Всемирная организация здравоохранения, 2008 (http://www.who.int/whr/2008/whr08_ru.pdf).

236. The WHO Global Code of Practice on the International Recruitment of Health Personnel. Geneva, World Health Organization, 2010 (http://www.who.int/entity/hrh/migration/code/code_en.pdf).

237. *Доклад о состоянии здравоохранения в мире, 2010 г. Финансирование систем здравоохранения. Путь к всеобщему охвату населения медико-санитарной помощью*. Женева, Всемирная организация здравоохранения, 2010 (http://www.who.int/whr/2010/whr10_ru.pdf).

238. Kutzin J, Cashin C, Jakab S, eds. *Осуществление реформы финансирования здравоохранения: уроки из опыта стран с переходной экономикой*. Копенгаген, Всемирная организация здравоохранения от имени Европейской обсерватории по системам и политике здравоохранения, 2010 (http://www.euro.who.int/__data/assets/pdf_file/0012/151023/e94240R.pdf).

239. Thomson S и др. *К вопросу о финансовой устойчивости в системах здравоохранения*. Копенгаген, Всемирная организация здравоохранения от имени Европейской обсерватории по системам и политике здравоохранения, 2010 (http://www.euro.who.int/__data/assets/pdf_file/0019/76042/E93058R.pdf).

240. Rodier G et al. Global public health security. *Emerging Infectious Diseases*, 2007, 13:1447–1452.

241. *International Health Regulations. IHR Core Capacity Monitoring Framework: checklist and indicators for monitoring progress in the development of IHR core capacities in States Parties*. Geneva, World Health Organization, 2010 (http://www.who.int/ihr/IHR_Monitoring_Framework_Checklist_and_Indicators.pdf).

242. *Human Development Report 2011 — Human Development Index trends 1980–2011*. New York, United Nations Development Programme, 2011 (http://hdr.undp.org/en/reports/global/hdr2011/download/).

243. *Preventing disease through healthy environments. Towards an estimate of the environmental burden of diseases*. Geneva, World Health Organization, 2006 (http://www.who.int/quantifying_ehimpacts/publications/preventingdisease.pdf).

244. *Health and environment in Europe: progress assessment*. Copenhagen, WHO Regional Office for Europe, 2010 (http://www.euro.who.int/__data/assets/pdf_file/0010/96463/E93556.pdf)

245. *WHO guidelines on indoor air quality: dampness and mould*. Copenhagen, WHO Regional Office for Europe, 2009 (http://www.euro.who.int/__data/assets/pdf_file/0017/43325/E92645.pdf)

246. *Burden of disease from environmental noise*. Copenhagen, WHO Regional Office for Europe, 2010 (http://www.euro.who.int/__data/assets/pdf_file/0008/136466/e94888.pdf.

247. PCT databank on soil-transmitted helminthiasis [online database]. Geneva, World Health Organization, 2013 (http://www.who.int/neglected_diseases/preventive_chemotherapy/sth/db/index.html?units=minimal&region=EUR&country=all&countries=all&year=2010).

248. *Progress on sanitation and drinking-water, 2010 update*. Geneva, World Health Organization, 2010 (http://whqlibdoc.who.int/publications/2010/9789241563956_eng_full_text.pdf).

249. *Environmental health inequalities in Europe. Assessment report*. Copenhagen, WHO Regional Office for Europe, 2012 (http://www.euro.who.int/__data/assets/pdf_file/0010/157969/e96194.pdf).

250. Lang T, Rayner G. Overcoming policy cacophony on obesity: an ecological public health framework for policymakers. *Obesity Reviews*, 2007, 8(Suppl. 1):165–181.

251. Morris G et al. Getting strategic about the environment and health. *Public Health*, 2006, 120:889–903.

252. *European environment outlook*. Copenhagen, European Environment Agency, 2005 (EEA Report no. 4/2005; http://www.eea.europa.eu/publications/eea_report_2005_4).

253. Menne B et al. *Protecting health in Europe from climate change*. Copenhagen, WHO Regional Office for Europe, 2009 (http://www.euro.who.int/__data/assets/pdf_file/0016/74401/E91865.pdf).

254. Stern N. *The economics of climate change: the Stern review*. Cambridge, Cambridge University Press, 2007.

255. European process on environment and health [web site]. Copenhagen, WHO Regional Office for Europe, 2013 (http://www.euro.who.int/en/what-we-do/health-topics/environment-and-health/european-process-on-environment-and-health/governance).

256. *Защитим здоровье детей в изменяющейся среде. Отчет о Пятой министерской конференции по окружающей среде и охране здоровья*. Копенгаген, Европейское региональное бюро ВОЗ, 2010 (http://www.euro.who.int/__data/assets/pdf_file/0009/128691/e94331R.pdf).

257. *Regional report on the status of implementation of the Protocol on Water and Health to the Convention on the Protection and Use of Transboundary Watercourses and International Lakes. Second session of the Meeting of the Parties (Bucharest, 23–25 November 2010)*. Economic Commission for Europe and WHO Regional Office for Europe, 2010 (http://www.unece.org/fileadmin/DAM/env/documents/2010/wat/MP_WH/wh/ece_mp_wh_2010_2_E.pdf).

258. United Nations Economic Commission for Europe et al., eds. *From transition to transformation: sustainable and inclusive development in Europe and central Asia*. Geneva, United Nations Economic Commission for Europe, 2012 (http://www.unep.org/roe/Portals/139/Moscow/From-Transition-to-Transformation.pdf).

259. *Earth Summit. Agenda 21. The United Nations Programme for Action from Rio*. New York, United Nations, 1992 (http://www.un.org/esa/dsd/agenda21).

260. *Рио-де-Жанейрская декларация по окружающей среде и развитию*. Нью-Йорк, Организация Объединенных Наций, 1992 (http://www.un.org/ru/documents/decl_conv/declarations/riodecl.shtml).

261. *Глобальные риски 2011*. 6-е изд. Женева, Всемирный экономический форум, 2011 (http://www3.weforum.org/docs/WEF_GlobalRisks_ExecutiveSummary_2011_RU.pdf).

262. *Sustainable development: from Brundtland to Rio 2012*. New York, United Nations, 2010 (http://www.un.org/wcm/webdav/site/climatechange/shared/gsp/docs/GSP1-6_Background%20on%20Sustainable%20Devt.pdf).

263. Hosking J, Mudu P, Dora C. *Health co-benefits of climate change mitigation — transport sector*. Geneva, World Health Organization, 2012 (http://www.who.int/hia/examples/trspt_comms/hge_transport_lowresdurban_30_11_2011.pdf).

264. *Health in the green economy: health co-benefits of climate change mitigation — housing sector*. Geneva, World Health Organization, 2011 (http://www.who.int/hia/hgehousing.pdf).

265. United Nations, Department of Economic and Social Affairs, Population Division. *World urbanization prospects, the 2009 revision: highlights*. New York, United Nations, 2010.

266. Vlahov D et al. (eds). *Urban health: global perspectives*. Hoboken, NJ, Wiley and Sons, 2010.

267. *Unmasking and overcoming health inequities in urban settings*. Geneva, World Health Organization and UN-HABITAT, 2010.

268. Barton H et al. Healthy urban planning in European cities. *Health Promotion International*, 2009, 24:91–99.
269. Tsouros A. City leadership for health and sustainable development. *Health Promotion International*, 2009, 24:4–10.
270. Tsouros A, Green G, Healthy Cities: lessons learnt. In: Vlahov D et al. (eds). *Urban health: global perspectives*. Hoboken, NJ, Wiley and Sons, 2010.
271. *Этап V (2009–2013 гг.) Европейской сети ВОЗ "Здоровые города": цели и требования к участникам*. Копенгаген, Европейское региональное бюро ВОЗ, 2009 (http://www.euro.who.int/__data/assets/pdf_file/0005/100994/E92260R.pdf).
272. Gilson L et al. *Challenging inequity through health systems. Final report of the Knowledge Network on Health Systems of the Commission on the Social Determinants of Health*. Geneva, World Health Organization, 2007 (http://www.who.int/social_determinants/resources/csdh_media/hskn_final_2007_en.pdf).
273. Morgan A, Davies M, Ziglio E. *Health assets in the global context*. London, Springer, 2010.
274. United Nations Secretary–General's High-level Panel on Global Sustainability. *Resilient people, resilient planet: a future worth choosing*. New York, United Nations, 2012.
275. *Assets Alliance Scotland*. Edinburgh, LTCAS, Scottish Community Development Centre and the Scottish Government, 2011 (http://www.scdc.org.uk/media/resources/news-and-events/Assets%20Alliance%20Scotland%20Event%2013%20Dec%202010%20Report.pdf).
276. Strand M et al. *Setting the political agenda to tackle health inequity in Norway*. Copenhagen, WHO Regional Office for Europe, 2009 (http://www.euro.who.int/__data/assets/pdf_file/0014/110228/E93431.pdf)
277. Lim SS et al. Prevention of cardiovascular disease in high-risk individuals in low-income and middle-income countries: health effects and costs, *Lancet*, 2007, 370:2054–2062.
278. Brown C et al. *Governance for SDH — appraisal tool*. Copenhagen, WHO Regional Office for Europe, 2010.
279. Antonovsky A. *Health, stress and coping*. San Francisco, Jossey-Bass, 1979.
280. Antonovsky A. *Unraveling the mystery of health. How people manage stress and stay well*. San Francisco, Jossey-Bass, 1987.
281. Morgan A, Ziglio E. Revitalizing the evidence base for public health: an assets model. *Promotion and Education*, 2007, 2(Suppl.):17–22.
282. *Living Well across communities: prioritizing well-being to reduce inequalities*. Manchester, NHS North West, 2010 (http://www.nwph.net/hawa/writedir/a862Living%20Well.pdf.pdf).
283. Brown C, Buzeti T. *Placing social determinants of health on the regional development agenda: investment for health and development in Slovenia*. Copenhagen, WHO Regional Office for Europe, готовится к выпуску.
284. *A whole-of-government approach to reducing health inequalities: the Scottish experience*. Copenhagen, WHO Regional Office for Europe, готовится к выпуску.
285. Swanson D et al. Seven guidelines for policy making in its uncertain world. In: Swanson D, Bhadwal S, eds. *Creating adaptive policies: a guide for policy making in an uncertain world*. London, Sage, 2009.
286. European Innovation Partnership on Active and Healthy Ageing [web site]. Brussels, Commission of the European Communities, 2012 (http://ec.europa.eu/research/innovation-union/index_en.cfm?section=active-healthy-ageing).
287. Paquet G. The new governance: subsidiarity and the strategic state. In: *Governance in the 21st century*. Paris, Organisation for Economic Co-operation and Development, 2001.
288. HealthyPeople.gov [web site]. Washington, DC, United States Department of Health and Human Services, 2013 (http://healthypeople.gov/2020/default.aspx).
289. Brown C et al. *Governance for health equity and the social determinants of health — a companion resource to support national review*. Copenhagen, WHO Regional Office for Europe (готовится к выпуску).

290. Brown C. *Progress and opportunities in implementing health in all policies — a rapid appraisal of learning from Europe and internationally.* Copenhagen, WHO Regional Office for Europe (готовится к выпуску).

291. Harrison D et al. *Report of the Task Group on Governance and Delivery Mechanisms.* Copenhagen. WHO Regional Office for Europe (готовится к выпуску).

292. Marks L. *Accountability for social determinants of health and health equity. In: Brown C et al. Governance for health equity and the social determinants of health — a companion resource to support national review.* Copenhagen, WHO Regional Office for Europe (готовится к выпуску).

293. *South Australia's Strategic Plan: progress report.* Adelaide, South Australia's Strategic Plan Audit Committee, 2010.

294. McDaid D. Joint budgeting: can it facilitate intersectoral action? In: McQueen D et al., eds. *Intersectoral governance for health in all policies: structures, actions and experiences.* Copenhagen, World Health Organization on behalf of the European Observatory on Health Systems and Policies, 2012 (http://www.euro.who.int/__data/assets/pdf_file/0005/171707/intersectoral-governance-for-health-in-all-policies.pdf, accessed 21 June 2013).

295. *Communication from the Commission to the European Parliament, the Council, the European Economic and Social Committee and the Committee of the Regions: an EU framework for national Roma integration strategies up to 2020.* Brussels, European Commission, 2011 (COM (2011) 173 final).

296. Dahlgren G, Whitehead M. *Европейские стратегии по преодолению социального неравенства в отношении здоровья: Восходящее выравнивание. Часть 2.* Копенгаген, Европейское региональное бюро ВОЗ, 2007 (Исследования социальных и экономических детерминантов здоровья населения, № 3; (http://www.euro.who.int/__data/assets/pdf_file/0019/103825/E89384R.pdf).

297. *Biennial report 2008–2009 and key developments for 2010–2011 of the WHO European Office for Investment for Health and Development.* Copenhagen, WHO Regional Office for Europe, 2011.

298. Brown C, Ziglio E, Rohregger B. *Appraisal of governance systems and capacity for addressing social determinants of health and health equity.* Copenhagen, WHO Regional Office for Europe (готовится к выпуску).

299. *Report on the 3rd Ministerial Meeting of the Countries of the South-Eastern Europe Health Network — opportunities for scaling up and strengthening health in all policies in south-eastern Europe.* Copenhagen, WHO Regional Office for Europe (готовится к выпуску).

300. Blas E, Sivisankara KA, eds. Equity, social determinants and public health programmes. Geneva, World Health Organization, 2011 (http://www.who.int/social_determinants/en).

301. Blas E, Sommerfeld J, Sivasankara AK, eds. *Social determinants approaches to public health: from concept to practice.* Geneva, World Health Organization, 2011 (http://www.who.int/social_determinants/en).

302. Bertollini R, Brassart C, Galanaki C. *Review of the commitments of WHO European Member States and the WHO Regional Office for Europe between 1990 and 2010. Analysis in the light of the Health 2020 strategy.* Copenhagen, WHO Regional Office for Europe, 2012 (http://www.euro.who.int/__data/assets/pdf_file/0020/171902/Review-of-the-commitments-of-WHO-European-Member-States-and-the-WHO-Regional-Office-for-Europe-between-1990-and-2010.pdf).

Приложение. Глоссарий основных понятий и терминов, использованных в Здоровье-2020: рабочие определения и пояснительные комментарии

благополучие (well-being)

Представление о благополучии — это неотъемлемая часть определения здоровья, данного ВОЗ: "Здоровье является состоянием полного физического, душевного и социального благополучия, а не только отсутствием болезней и физических дефектов". Благополучие существует в двух измерениях — субъективном и объективном. Это понятие включает жизненный опыт индивидуума и сравнение переживаемых жизненных обстоятельств с существующими социальными нормами и ценностями. Субъективное благополучие проявляется у человека общим ощущением удовлетворенности жизнью, эффективного психологического функционирования и благоприятного эмоционального состояния. Примеры объективных параметров благополучия и жизненных обстоятельств включают: здоровье, уровень образования, трудоустройство, социальные связи, окружающую среду (искусственную и природную), личную безопасность, участие в жизни общества и принятии решений, жилищные условия и возможности для отдыха.

> Устав (Конституция) Всемирной организации здравоохранения. В кн.: *Основные документы, Дополнение, 2006 г.* Женева, Всемирная организация здравоохранения, 2006 (http://www.who.int/entity/governance/eb/who_constitution_ru.pdf).
>
> *Measurement of and target-setting for well-being: an initiative by the WHO Regional Office for Europe. First meeting of the expert group, Copenhagen, Denmark, 8–9 February 2012.* Copenhagen, WHO Regional Office for Europe, 2012.

гендерная справедливость в вопросах здоровья (gender equity in health)

Гендерная справедливость — это равноправие и честность в распределении благ, властных полномочий, ресурсов и сфер ответственности между женщинами и мужчинами, что позволяет им достигать своего полного потенциала в отношении здоровья. Эта концепция учитывает, что женщины и мужчины обладают различными потребностями и возможностями, которые влияют на состояние их здоровья, доступ к услугам и участие в кадровых ресурсах здравоохранения. В ней констатируется, что эти различия должны быть установлены и учтены таким образом, чтобы устранить дисбаланс между полами. (adapted from WHO 2011: Gender mainstreaming for health managers and WHO 2002: Mainstreaming gender equity in health: the need to move forward — Madrid Statement)

> Адаптировано из:
>
> *Здравоохранительные аспекты обеспечения справедливости и равноправия в отношении полов: необходимость прогресса (Мадридское заявление).* Копенгаген, Европейское региональное бюро ВОЗ, 2002 (http://www.euro.who.int/__data/assets/pdf_file/0009/76509/A75328R.pdf)
>
> *Gender mainstreaming for health managers: a practical approach.* Geneva, World Health Organization, 2011 (http://www.who.int/gender/mainstreaming/tools/en/index1.html).

детерминанты здоровья (determinants of health)

Термин применяется для обозначения различных индивидуальных, социальных, экономических и экологических факторов, определяющих состояние здоровья отдельно взятого человека или населения в целом.

> *Ликвидировать разрыв в течение жизни одного поколения. Соблюдение принципа справедливости в здравоохранении путем воздействия на социальные детерминанты здоровья. Заключительный доклад Комиссии по социальным детерминантам здоровья.* Женева, Всемирная организация здравоохранения, 2008 http://whqlibdoc.who.int/hq/2008/WHO_IER_CSDH_08.1_rus.pdf

здоровье (health)

Состояние полного физического, душевного и социального благополучия, а не только отсутствие болезней или физических дефектов.

> Устав (Конституция) Всемирной организации здравоохранения. В кн.: *Основные документы, Дополнение, 2006 г.* Женева, Всемирная организация здравоохранения, 2006 (http://www.who.int/entity/governance/eb/who_constitution_ru.pdf).

"Здоровье для всех" (Health for All)

Стратегическая цель, заключающаяся в достижении всеми людьми в мире такого уровня здоровья, который позволял бы им вести социально и экономически продуктивную жизнь.

> Адаптировано из: *Глоссарий терминов, используемых в серии "Здоровье для всех".* Женева, Всемирная организация здравоохранения, 1984.

медико-санитарная грамотность, медицинская грамотность (health literacy)

Совокупность когнитивных и социальных навыков, которые определяют стремление и возможности индивидуума находить, понимать и использовать информацию в целях поддержания и укрепления здоровья.

> *Глоссарий терминов по вопросам укрепления здоровья.* Женева, Всемирная организация здравоохранения, 1998 (http://whqlibdoc.who.int/hq/1998/WHO_HPR_HEP_98.1_rus.pdf).

межсекторальные действия (intersectoral action)

Термин относится к усилиям сектора здравоохранения, направленным на развитие сотрудничества с другими секторами общества в целях улучшения показателей здоровья населения.

> Kickbusch I, Buckett K eds. *Implementing health in all policies. Adelaide 2010.* Adelaide, Department of Health, Government of South Australia, 2010 (http://www.who.int/sdhconference/resources/implementinghiapadel-sahealth-100622.pdf).

неравенство в отношении здоровья (health inequality)

Этот термин обозначает различие по показателям здоровья между индивидуумами или группами, например по таким параметрам, как ожидаемая продолжительность жизни, смертность или заболеваемость. Неравенства в отношении здоровья — это различия, колебания и дисбалансы по динамическим показателям состояния здоровья отдельных граждан и групп населения. Некоторые из этих различий зависят от не поддающихся внешнему влиянию биологических или иных факторов, таких как возраст; другие различия, напротив, являются устранимыми.

> Kawachi I. A glossary for health inequalities. *Journal of Epidemiology and Community Health*, 2002, 56: 647.

несправедливость в отношении здоровья (health inequity)

Несправедливость в отношении здоровья — это различие или неравенство в отношении здоровья, которое является устранимым и в основе которой лежит нарушение принципа социальной справедливости в той или иной форме. Несправедливости по показателям здоровья могут наблюдаться как на уровне отдельных групп населения внутри стран, так и между странами. Несправедливости в отношении здоровья возникают в результате различий внутри и между общественными группами и зависят от распределения ресурсов и властных полномочий. Несправедливости — это такие различия в отношении здоровья, которые возникают не случайно и не в результате сознательных решений отдельного человека, но обусловлены устранимыми различиями социальных, экономических и экологических переменных (например, условия жизни и работы, уровень образования, характер профессиональной деятельности, доход, доступ к высококачественным услугам медицинской помощи, профилактики болезней и укрепления здоровья). Эти различия в значительной степени находятся вне индивидуальной сферы влияния и могут быть преодолены только мерами государственной политики.

Следует отметить, что в англоязычной профильной литературе термины *health inequalities* (неравенства в отношении здоровья) и *health inequities* (несправедливости в отношении здоровья) часто используются как синонимы, а в большинстве других языков существует только один термин для описания таких различий (в русских публикациях чаще применяется термин "неравенства"). Таким образом, термин *health inequalities* (неравенства в отношении здоровья) также используется для обозначения различий в здоровье, которые считаются устранимыми и несправедливыми и которые находятся под сильным влиянием действий государственных органов, заинтересованных структур и сообществ и на которые можно воздействовать средствами государственной политики. Термины *неравенство в отношении здоровья* и *несправедливость в отношении здоровья* часто используются для обозначения именно тех различий в отношении здоровья, которые являются несправедливыми и устранимыми.

Kawachi I. A glossary for health inequalities. *Journal of Epidemiology and Community Health*, 2002, 56: 647.

Комиссия по социальным детерминантам здоровья. *Ликвидировать разрыв в течение жизни одного поколения. Соблюдение принципа справедливости в здравоохранении путем воздействия на социальные детерминанты здоровья. Заключительный доклад Комиссии по социальным детерминантам здоровья*. Женева, Всемирная организация здравоохранения, 2008 (http://whqlibdoc.who.int/hq/2008/WHO_IER_CSDH_08.1_rus.pdf).

Memo: questions and answers on solidarity in health: reducing health inequalities in the EU. Brussels, Commission of the European Communities, 2009 (http://ec.europa.eu/health/ph_determinants/socio_economics/documents/com2009_qa_en.pdf).

общественное здравоохранение, охрана общественного здоровья (public health)

Наука и практика предупреждения болезней, продления жизни и укрепления здоровья посредством организованных действий, предпринимаемых обществом.

Acheson D. *Public health in England. The report of the committee of inquiry into the future development of the public health function*. London, HMSO, 1988.

общегосударственный подход (whole-of-government approach)

Общегосударственный подход представляет собой рассредоточение руководства по вертикали — между разными уровнями государственной власти и сферами управления, а также по горизонтали — между секторами. Общегосударственные меры носят многоуровневый характер, от местного до глобального масштаба, и в них все в большей мере вовлекаются группы, формально не входящие в систему государственного управления. Примером общегосударственного подхода является принцип учета интересов здоровья во всех стратегиях, направленный на то, чтобы стратегическое руководство в интересах здоровья и благополучия было приоритетом не только для сектора здравоохранения, но и для других секторов; принцип работает в обоих направлениях: учет влияния деятельности различных секторов на здоровье и учет влияния факторов здоровья на соответствующие секторы.

Kickbusch I, Gleicher D. *Governance for health in the 21st century*. Copenhagen, WHO Regional Office for Europe, 2012 (http://www.euro.who.int/__data/assets/pdf_file/0019/171334/RC62BD01-Governance-for-Health-Web.pdf,

Стратегическое руководство в интересах здоровья в XXI веке: исследование, проведенное для Европейского регионального бюро ВОЗ. Копенгаген, Европейское региональное бюро ВОЗ, 2011 (документ EUR/RC61/Inf. Doc./6; http://www.euro.who.int/__data/assets/pdf_file/0004/149971/RC61_rInfDoc06.pdf).

основные оперативные функции общественного здравоохранения (Essential public health operations)

Важнейшие виды деятельности, которые должны осуществляться в обществе в целью обеспечения максимально высоких показателей здоровья и благополучия, а также наиболее полного соблюдения принципа социальной справедливости в отношении здоровья. В Европейском регионе ВОЗ эти функции следующие: (i) эпиднадзор и оценка состояния здоровья и благополучия населения; (ii) мониторинг и реагирование на опасности для здоровья и при чрезвычайных ситуациях в области здравоохранения; (iii) защита здоровья, включая обеспечение безопасности окружающей среды, труда, пищевых продуктов и др.; (iv) укрепление здоровья, включая воздействие на социальные детерминанты и сокращение неравенств по показателям здоровья; (v) профилактика болезней, включая раннее выявление нарушений здоровья; (vi) обеспечение стратегического руководства в интересах здоровья и благополучия; (vii) обеспечение сферы общественного здравоохранения квалифицированными кадрами достаточной численности; (viii) обеспечение организационных структур и финансирования;

(ix) информационно-разъяснительная деятельность (адвокация), коммуникация и социальная мобилизация в интересах здоровья (х) содействие развитию исследований в области общественного здравоохранения для научного обоснования политики и практики.

Европейский план действий по укреплению потенциала и услуг общественного здравоохранения. Копенгаген, Европейское региональное бюро ВОЗ, 2012 (документ EUR/RC62/12).

первичная медико-санитарная помощь (primary health care)

Важная часть медико-санитарного обеспечения, которая базируется на практических научно обоснованных и социально приемлемых методах при таких затратах, которые сообщество и страна в целом могут себе позволить.

Алма-Атинская декларация. Отчет о международной конференции по первичной медико-санитарной помощи, Алма-Ата, СССР, 6–12 сентября 1978 г. Женева, Всемирная организация здравоохранения, 1978 (http://www.euro.who.int/__data/assets/pdf_file/0007/113875/E93944R.pdf).

принцип участия всего общества (whole-of-society approach)

В основе данного принципа лежит расширение общегосударственного подхода с дополнительным вниманием к роли частного сектора, гражданского общества и политических руководителей, таких как депутаты парламентов. Такой подход, благодаря привлечению частного сектора, гражданского общества, местных общин и отдельных граждан, повышает устойчивость и прочность сообществ — их способность противостоять угрозам здоровью, безопасности и благополучию. Принцип участия всего общества характеризуется выходом за рамки формальных учреждений: он оказывает мобилизующее влияние на местную и глобальную культуру и средства массовой информации, сельские и городские сообщества и все стратегически важные для здоровья секторы политики, такие как образование, транспорт, охрана окружающей среды и даже градостроительное проектирование.

Kickbusch I, Gleicher D. *Governance for health in the 21st century*. Copenhagen, WHO Regional Office for Europe, 2012 (http://www.euro.who.int/__data/assets/pdf_file/0019/171334/RC62BD01-Governance-for-Health-Web.pdf,

Стратегическое руководство в интересах здоровья в XXI веке: исследование, проведенное для Европейского регионального бюро ВОЗ. Копенгаген, Европейское региональное бюро ВОЗ, 2011 (документ EUR/RC61/Inf. Doc./6; http://www.euro.who.int/__data/assets/pdf_file/0004/149971/RC61_rInfDoc06.pdf).

подход с учетом всех периодов жизни, внимание ко всем этапам жизни (life-course approach)

Этот принцип предполагает, что показатели здоровья индивидуума и сообщества зависят от взаимодействия множественных защитных факторов и факторов риска на протяжении всей жизни людей. Подход с учетом всех периодов жизни обеспечивает более всестороннее представление о здоровье и его детерминантах и сосредоточивает внимание на вмешательствах, необходимых для того или иного возрастного этапа жизни человека.

Глоссарий по укреплению систем здравоохранения [веб-сайт, на англ. яз.]. Женева, Всемирная организация здравоохранения, 2013 (http://www.who.int/healthsystems/hss_glossary/en/index6.html).

Адаптировано из: Lu M, Halfon N. Racial and ethnic disparities in birth outcomes: a life-course perspective. *Maternal and Child Health Journal* 2003, 7:13–30.

расширение прав и возможностей, расширение полномочий (empowerment)

Это понятие применяется в различных значениях, варьирующих в широких пределах. В наиболее общем плане, речь идет о возможности принимать решения, влияющие на личную и коллективную ситуацию. В контексте Здоровья-2020 расширение прав и возможностей людей — это процесс, позволяющий им осуществлять более полный контроль над принятием решений и действиями, оказывающими влияние на их здоровье. Для того, чтобы эффективно использовать на практике свои полномочия, отдельные граждане и сообщества должны развивать соответствующие навыки, иметь доступ к информации и ресурсам, а также располагать практическими возможностями для реального воздействия на факторы, влияющие на их здоровье и благополучие.

> Адаптировано и расширено из: *Глоссарий терминов по вопросам укрепления здоровья*. Женева, Всемирная организация здравоохранения, 1998 (http://whqlibdoc.who.int/hq/1998/WHO_HPR_HEP_98.1_rus.pdf).

ресурс здоровья (health asset)

В широком смысле ресурс здоровья можно определить как любой фактор (или ресурс), который повышает возможность индивидуума, местного сообщества или более широкой группы населения защищать, укреплять и поддерживать свое здоровье и благополучие. Такие ресурсы могут функционировать на индивидуальном уровне, на уровне группы, сообщества и/или всего населения в качестве защитных факторов для противостояния жизненному стрессу и в качестве содействующих факторов для достижения максимальных возможностей в отношении здоровья.

> Адаптировано из: Ziglio E et al. *Maximizing health potential: the asset model for health and development*. Копенгаген, Европейское региональное бюро ВОЗ (готовится к публикации).

ресурсы общественного здравоохранения, потенциал общественного здравоохранения (public health capacity)

Ресурсы (физические, финансовые, кадровые и другие), необходимые для осуществления основных оперативных функций общественного здравоохранения.

> *Developing a framework for action for strengthening public health capacities and services in Europe.* Copenhagen, WHO Regional Office for Europe, 2011 (document EUR/RC61/Inf. Doc./1; http://www.euro.who.int/__data/assets/pdf_file/0009/148266/RC61_einfdoc01.pdf).

руководство, стратегическое руководство, стратегическое управление (governance)

Стратегическое руководство касается механизмов взаимодействия органов государственной власти и других организаций общества, их взаимоотношений с гражданами и путей принятия решений в многогранном глобализованном мире.

> Graham J, Amos B, Plumptre T. *Principles for good governance in the 21st century*. Ottawa, Institute on Governance, 2003 (Policy Brief No.15; http://unpan1.un.org/intradoc/groups/public/documents/UNPAN/UNPAN011842.pdf).

система здравоохранения (health system)

Совокупность всех государственных и частных организаций, учреждений, структур и ресурсов, предназначение которых — улучшать, сохранять или восстанавливать здоровье людей. Системы здравоохранения включают предоставление как индивидуальных, так и общественных услуг, а также действия по оказанию влияния на политику и деятельность других секторов, с тем чтобы в них уделялось необходимое внимание социальным, экологическим и экономическим детерминантам здоровья.

> *Таллиннская хартия: Системы здравоохранения для здоровья и благосостояния*. Копенгаген, Европейское региональное бюро ВОЗ, 2008 (http://www.euro.who.int/__data/assets/pdf_file/0007/88612/E91438R.pdf).

социальная сеть, социальная структура (social network)

Совокупность общественных взаимоотношений и связей между людьми, которые могут обеспечивать получение или мобилизацию социальной поддержки в интересах здоровья.

> *Глоссарий терминов по вопросам укрепления здоровья*. Женева, Всемирная организация здравоохранения, 1998 (http://whqlibdoc.who.int/hq/1998/WHO_HPR_HEP_98.1_rus.pdf).

социальные детерминанты здоровья (social determinants of health)

Социальные детерминанты здоровья — это условия, в которых люди рождаются, растут, живут, работают и стареют, включая систему здравоохранения. Эти обстоятельства формируются в зависимости от распределения денежных средств, властных полномочий и ресурсов на глобальном, национальном и местном уровнях, которые, в свою очередь, находятся под влиянием проводимых мер политики. Именно социальные детерминанты здоровья лежат в основе большинства несправедливостей в отношении здоровья, то есть дискриминационных и устранимых различий в показателях здоровья, наблюдаемых в странах и между странами.

> Комиссия по социальным детерминантам здоровья. *Ликвидировать разрыв в течение жизни одного поколения. Соблюдение принципа справедливости в здравоохранении путем воздействия на социальные детерминанты здоровья. Заключительный доклад Комиссии по социальным детерминантам здоровья.* Женева, Всемирная организация здравоохранения, 2008 (http://whqlibdoc.who.int/hq/2008/WHO_IER_CSDH_08.1_rus.pdf).

социальные неравенства (social inequalities)

Социальные неравенства — это различия в распределении социальных и экономических факторов или социальных детерминант здоровья в пределах страны или между странами. Социальные неравенства обычно измеряются такими параметрами, как доход, образование и трудовая деятельность. Социальные неравенства содействуют возникновению различий по показателям здоровья (неравенств в отношении здоровья) и часто являются первичным источником или причиной неравенств в отношении здоровья. Поэтому меры, направленные на сокращение неравенств в отношении здоровья, должны также включать воздействие на социальные детерминанты, такие как уровень образования, условия проживания и работы, трудоустройство и доход. Так, например, когда совместными действиями в секторах здравоохранения и образования добиваются, чтобы девушки не бросали школу и завершали среднее образование, это одновременно улучшает как их здоровье, так и жизненные возможности и сокращает неравенства в отношении здоровья и в социальном плане, связанные с более низким уровнем образования или незавершенным обучением.

социальный градиент здоровья (social gradient in health)

Ступенчатое улучшение показателей здоровья по мере улучшения социально-экономического положения. В качестве шкалы отсчета используются такие параметры, как доход, характер трудовой деятельности или уровень образования. Аналогичным образом, социальный градиент здоровья можно определить как ступенчатое или линейное снижение показателей здоровья, которое возникает по мере ухудшения социального положения.

> Kawachi I. A glossary for health inequalities. *Journal of Epidemiology and Community Health*, 2002, 56: 647.

> Marmot M. *The status syndrome: how social standing affects our health and longevity*. London, Bloomsbury Publishing PLC. 2004.

социальный капитал (social capital)

Социальный капитал отражает степень социальной сплоченности, существующей в сообществе. Речь идет о процессах создания сетей, формирования общественных норм и обстановки доверия, которые способствуют координации и сотрудничеству между людьми в имя общего блага.

> *Глоссарий терминов по вопросам укрепления здоровья*. Женева, Всемирная организация здравоохранения, 1998 (http://whqlibdoc.who.int/hq/1998/WHO_HPR_HEP_98.1_rus.pdf).

справедливость в отношении здоровья, социальная справедливость в отношении здоровья (health equity, equity in health)

Социальная справедливость (equity) — это отсутствие предупреждаемых, несправедливых или устранимых различий между группами людей, объединенных по социальным, экономическим, демографическим или географическим признакам. "Социальная справедливость в отношении здоровья" предполагает, что в идеале каждый человек должен иметь достойную возможность достижения своего полного потенциала здоровья и, в более практическом смысле, что никто не должен находиться в менее благоприятном положении, чем другие, в плане достижения этого потенциала.

> Тематические разделы по системам здравоохранения — социальная справедливость [веб-сайт, на англ. яз.] Женева, Всемирная организация здравоохранения, 2012. (http://www.who.int/healthsystems/topics/equity/en) и Глоссарий Справедливость в отношении здоровья [веб-сайт, на англ. яз.] Копенгаген, Европейское региональное бюро ВОЗ, 2012 (http://www.euro.who.int/observatory/Glossary/TopPage?phrase=Equity).

стратегическое руководство в интересах здоровья (governance for health)

действия органов государственного управления и других структур, направленные на руководство сообществами, странами или группами стран в их усилиях по достижению здоровья как неотъемлемой составляющей благополучия, с применением как "общегосударственного подхода", так и принципа "участия всего общества".

Kickbusch I, Gleicher D. *Governance for health in the 21st century*. Copenhagen, WHO Regional Office for Europe, 2012 (http://www.euro.who.int/__data/assets/pdf_file/0019/171334/RC62BD01-Governance-for-Health-Web.pdf.

Стратегическое руководство в интересах здоровья в XXI веке: исследование, проведенное для Европейского регионального бюро ВОЗ Копенгаген, Европейское региональное бюро ВОЗ, 2011 (документ EUR/RC61/Inf. Doc./6; http://www.euro.who.int/__data/assets/pdf_file/0004/149971/RC61_rInfDoc06.pdf).

стратегическое руководство здравоохранением (health governance)

Стратегическое руководство и управление системами здравоохранения и процессом их укрепления.

Kickbusch I, Gleicher D. *Governance for health in the 21st century*. Copenhagen, WHO Regional Office for Europe, 2012 (http://www.euro.who.int/__data/assets/pdf_file/0019/171334/RC62BD01-Governance-for-Health-Web.pdf.

Стратегическое руководство в интересах здоровья в XXI веке: исследование, проведенное для Европейского регионального бюро ВОЗ Копенгаген, Европейское региональное бюро ВОЗ, 2011 (документ EUR/RC61/Inf. Doc./6; http://www.euro.who.int/__data/assets/pdf_file/0004/149971/RC61_rInfDoc06.pdf).

услуги общественного здравоохранения (public health services)

Услуги, связанные с осуществлением основных оперативных функций общественного здравоохранения. Эти услуги могут предоставляться силами системы здравоохранения либо других секторов (за пределами данной системы), деятельность которых оказывает влияние на здоровье.

Developing a framework for action for strengthening public health capacities and services in Europe. Copenhagen, WHO Regional Office for Europe, 2011 (document EUR/RC61/Inf. Doc./1; http://www.euro.who.int/__data/assets/pdf_file/0009/148266/RC61_einfdoc01.pdf).

устойчивость (sustainability)

Способность выдерживать испытание временем, долговечность. В литературе по экологии и вопросам развития понятия "устойчивость" (sustainability) и "устойчивое развитие" (sustainable development) часто применяются как синонимы. Наиболее широко известное определение "устойчивое развитие" дано Международной комиссией по окружающей среде и развитию, которая определила это понятие как развитие, "которое подразумевает удовлетворение потребностей нынешнего поколения, не угрожая способности будущих поколений удовлетворять их собственные потребности". В экономике здравоохранения термин "устойчивость" также употребляется для обозначения потенциала поддержания благоприятных показателей здоровья на заранее согласованный период при приемлемом уровне ресурсного обеспечения в рамках допустимых колебаний организационных и общественных обстоятельств. Все в большей мере предпринимаются усилия для подчеркивания синергизма между повесткой дня общественного здравоохранения и устойчивой политикой.

Доклад Международной комиссии по окружающей среде и развитию. Резолюция Генеральной Ассамблеи A/RES/42/187, 11 декабря 1987 г. Нью-Йорк, Организация Объединенных Наций, 1987 (http://daccess-dds-ny.un.org/doc/RESOLUTION/GEN/NR0/518/77/IMG/NR051877.pdf).

Глоссарий по укреплению систем здравоохранения [веб-сайт, на англ. яз.]. Женева, Всемирная организация здравоохранения, 2013 (http://www.who.int/healthsystems/hss_glossary/en/index6.html).

устойчивость (к внешним воздействиям), прочность, стойкость (resilience)

Динамический процесс эффективной адаптации и индивидуального либо коллективного реагирования в ответ на возникновение неблагоприятных обстоятельств, таких как экономический кризис, психологический стресс, травма, трагические события и другие существенные источники стресса.

Способность противостоять таким обстоятельствам, справляться с ними и восстанавливаться после их воздействия, а также определение и задействование необходимых ресурсов и благоприятствующих факторов. В политике Здоровье-2020 придается особая важность созданию прочных, устойчивых сообществ и содействию людям в наращивании их потенциала самопомощи. Понятие "прочное, или стойкое, сообщество" также часто применяется в контексте снижения рисков (например, таких как наводнение) и важности создания соответствующих инфраструктур, систем и процессов принятия решений.

Адаптировано из следующих источников:

Resilience [web site]. London, The Young Foundation, 2013 (http://www.youngfoundation.org/our-ventures?current_venture=2036).

Community resilience and co-production. Getting to grips with the language. A briefing paper. Edinburgh, Scottish Community Development Centre, 2011 (http://www.scdc.org.uk/media/resources/assets-alliance/Community%20Resilience%20and%20Coproduction%20SCDC%20briefing%20paper.pdf).

Empowering lives, building resilience. Development stories from Europe and central Asia. Volume 1. New York, United Nations Development Programme, 2011 (http://www.undp.org/content/dam/undp/library/Cross-Practice%20generic%20theme/RBEC_Empowering%20Lives%20Building%20Resilience.pdf).

учет интересов здоровья во всех стратегиях, учет интересов здоровья во всех направлениях политики. (Health in all policies)

Существует множество определений данного принципа, основная суть которого заключается в необходимости четкого включения аспектов охраны здоровья в политику, проводимую каждым сектором. В контексте политики Здоровье-2020 принцип "учет интересов здоровья во всех стратегиях" направлен на то, чтобы стратегическое руководство в интересах здоровья и благополучия стало приоритетом не только для сектора здравоохранения, но и для других секторов. Данный принцип работает в обоих направлениях, обеспечивая, с одной стороны, чтобы все секторы осознавали свою роль в охране здоровья и действовали сообразно этой роли, а с другой — учет влияния здоровья людей на деятельность соответствующих секторов. Сектор здравоохранения может оказывать активную помощь другим секторам государственного управления в выработке политики и достижении поставленных целей.

Чтобы укрепить здоровье и благополучие, правительствам необходимы регламентированные процессы, поддерживающие принцип решения проблем на межсекторальном уровне и способствующие устранению дисбалансов в распределении властных полномочий. Это включает предоставление лидерства, мандата, стимулов, бюджетных обязательств и устойчивых механизмов, которые содействуют совместной работе государственных органов над комплексными решениями.

Адаптировано из: *Аделаидское заявление "Учет интересов здоровья во всех направлениях политики".* Женева, Всемирная организация здравоохранения, 2010 (http://www.who.int/social_determinants/publications/isa/russian_adelaide_statement_for_web.pdf).